BASTEI
LÜBBE

Über die Autorin:

Andrea Zapla wurde 1963 geboren und studierte an der Universität Erlangen Romanistik und Jura. Die vergangenen 18 Jahre verbrachte sie an wechselnden Schauplätzen in Südeuropa und Asien, heute lebt sie mit Ehemann und vier Hunden in Shanghai. 2005, ein Jahr nachdem sie die Diagnose »Multiple Sklerose« erhalten hatte, begann sie zu schreiben. Lebensbejahend, voller Humor und Selbstironie beschreibt sie ihre Erfahrungen und eröffnet so ungewöhnliche Einblicke in das Leben mit einer Krankheit, deren Hintergründe trotz intensiver Forschung bislang weitgehend verschlossen blieben.

Andrea Zapla

Außer mir

Mein neues Leben
mit Multipler Sklerose

BASTEI
LÜBBE

BASTEI LÜBBE TASCHENBUCH
Band 61635

1. Auflage: September 2008

Haftungsausschluss
Dieses Buch beruht auf wahren Begebenheiten, die sich zum größten Teil 2004 ereignet haben. Medizinische Fakten wurden von Autorin und Verlag mit größtmöglicher Sorgfalt recherchiert, nachgeprüft und beschrieben. Dennoch können weder Autorin noch Verlag eine Haftung für alle Angaben im Buch übernehmen.
Zum Schutz der Rechte aller Personen wurden einige Namen, Orte und Details verändert.

Originalausgabe

Bastei Lübbe Taschenbücher und Ehrenwirth
in der Verlagsgruppe Lübbe

Originalausgabe

Textredaktion: Sybille Auer, München
Titelbild: Kirstin Osenau
Umschlaggestaltung: © Tera/Masalili, Shanghai
Satz: Textverarbeitung Garbe, Köln
Gesetzt aus der Stempel Garamond
Druck und Verarbeitung: CPI – Ebner & Spiegel, Ulm
Printed in Germany
ISBN 978-3-404-61635-0

Sie finden uns im Internet unter
www.luebbe.de
Bitte beachten Sie auch: www.lesejury.de

Der Preis dieses Bandes versteht sich einschließlich
der gesetzlichen Mehrwertsteuer.

Es greift nach mir ich wehr mich nicht
Springt mir mit Krallen ins Gesicht
Es beißt sich fest es schmerzt mich sehr
Ich spring im Zimmer hin und her
Oh weh die Flamme fässt das Kleid
Die Jacke brennt es leuchtet weit
Es brennt die Hand es brennt das Haar
Ich brenn am ganzen Leib sogar
Immer wenn ich einsam bin
Zieht es mich zum Feuer hin
Warum ist die Sonne rund
Warum werd ich nicht gesund –
Das Feuer liebt mich
Hilf mir

RAMMSTEIN, aus dem Album »Rosenrot«

Inhalt

Ich möchte mich ganz herzlich bei meiner Entdeckerin und Agentin Frau Erika Stegmann bedanken.

Ein großer Dank für ihren unermüdlichen Einsatz für dieses Buch geht an Susanne Haffner, meine Lektorin von der Verlagsgruppe Lübbe.

Ein dickes Lob gebührt Frau Sibylle Auer, die mit mir jeden Stein umgedreht hat.

Ein großes Dankeschön geht an Herrn Dr. Jiri Bernatik und seine Praxis, die nichts erschüttern kann, und die den Patienten nicht im Dunkeln tappen lassen.

... und einen ganz besonderen Dank verdient Frau Ursula Moussa-Aepiam, meine Frequenzerhalterin.

Gewidmet allen Menschen mit neurologischen oder immunologischen Erkrankungen

Ganz besonders für Johann Konrad Kammerer (1915–2000)

Ein Wort vorweg

Das vorliegende Buch beruht auf Tatsachen, alles, was darin geschildert wird, ist wahr, und ich habe es im Lauf des Jahres 2004 selbst erlebt. Natürlich habe ich – wie es so schön heißt – Namen, Orte und Details zum Schutz der Rechte sämtlicher Personen verändert. Schließlich wollte ich niemandem zu nahe treten, der sich nicht selbst dazu entschlossen hat. Dieses Buch zu schreiben bedeutet für mich viel: einen Abschluss für einen langsamen Prozess der Annäherung an meine Krankheit, Multiple Sklerose, zu finden. Eine Auseinandersetzung mit mir selbst herbeizuführen, dabei zurückzublicken auf mein Leben und nach Ursachen zu forschen, warum ausgerechnet ich betroffen bin? Vor allem aber möchte ich all denen helfen, die auch unter einer autoimmunologischen Erkrankung leiden, deren Symptome unerklärt bleiben, die sich nicht ernst genommen fühlen von einem System aus Medizinern, die nur zu gern auf »seelische Unausgeglichenheit« setzen, wenn sie buchstäblich mit ihrem Latein am Ende sind. Ich möchte sie ermutigen, auf ihre innere Stimme zu hören, sich selbst zuzuhören, wenn das Gefühl auftaucht, dass sie »außer sich« geraten sind.

»Außer mir« ist mein erstes Buch, und ein persönlicheres wird es niemals geben können. Und dennoch habe ich es nicht fertiggebracht, über mich selbst unter meinem Namen zu schreiben. Im Buch bin ich Claudia Valesa, ich betrachte es als mein erzählerisches Mittel, zu dem ich greifen musste, um meine Zeilen zu Papier zu bringen.

Erster Teil

Im Bauch des gelben Drachen

Sonntag, 15. August

Der Asphalt kocht, und mein Gehirn unter der schwarzen Baseballmütze ebenso.

Es hat mindestens vierzig Grad im Schatten, aber Hardy und ich treten unverdrossen in die Pedale unserer Mountainbikes und strampeln, den Blick stur nach vorn gerichtet, durch die chinesische Provinz. Hardy hat mich abgehängt, wie so oft in den letzten Monaten. Neuerdings kann ich einfach nicht mehr mit ihm mithalten, aber aufgeben kommt auch nicht in Frage. Wir haben schließlich schon weitaus härtere Etappen hinter uns gebracht, wie zum Beispiel die schweißtreibenden Radtouren durch den tropischen Hexenkessel Thailands.

Beim Verlassen unserer Haustür im Königreich Thailand standen wir damals jedes Mal vor zwei Alternativen: Nach links ging es zum Jomtien Beach und in die City. Wandte man sich nach rechts, fand man sich bald im Dschungel wieder, und wir radelten häufig vergnügt an zahmen Elefantentrupps vorbei, durch unwegsames Gelände bergauf, bergab, respektlos quer über mondäne Golfplätze, bescheiden und ehrfürchtig durch Tempelanlagen, weiter entlang endloser, glühend heißer Reihen von Ananasfeldern und durch zahllose freundliche, noch urwüchsige Dörfer im Umkreis Pattayas, das fünf Jahre lang unsere Heimat war.

»Hallo Ausländer, wo fährst du denn hin? Bist du blöd? Hast du kein Auto?«, riefen die Thais uns oft verständnislos, aber lachend hinterher.

Damals, Anfang des neuen Jahrtausends, war ich noch fit wie ein Paar Turnschuh, nahm sogar erfolgreich an Straßenrennen teil. Was war denn jetzt bloß los mit mir?

»Mensch, Claudia, du bist echt eine Pfeife. Eine verfluchte Memme bist du geworden, schäm dich! Kaum über vierzig, schon geht's bergab!«, schimpfe ich jetzt laut mit mir selbst, hefte mich fluchend an Hardys Hinterrad und gebe unter größten Anstrengungen nochmals Gas. Ich ziehe keuchend an einer Bäuerin vorbei, die auf dem Gepäckträger ihres altersschwachen Drahtesels bedächtig eine Ladung Wassermelonen balanciert, für die ein westliches Pendant normalerweise einen Kombi mit großem Laderaum benötigen würde. Sie winkt mir kopfschüttelnd und gänzlich zahnlos, aber wohlwollend lächelnd zu. Ich winke hechelnd zurück. Endlich bin auf gleicher Höhe mit meinem Mann und krächze das Wort »Pause!« heraus.

Hardy grinst und sagt: »Claudia, Schatz, du warst auch schon mal besser in Schuss. Es sind doch erst zwanzig Kilometer!«

Wir versuchen, samstags und sonntags jeweils fünfzig Kilometer Rad zu fahren, zur sportlichen Ertüchtigung, um Kalorien zu verbrennen und um die Zeit in China totzuschlagen. Normalerweise machen wir frühestens nach fünfundzwanzig Kilometern Pause und stärken uns dann mit einem mitgebrachten Picknick für den ebenso langen Rückweg. Dummerweise finden wir auf unserer heutigen Tour überhaupt keine landschaftlich schöne Route, keinerlei lohnenswerten Pitstop. Wir fahren entlang bedrückend langweiliger, staubiger Landstraßen voll heulendem Verkehr. Hunderte von Lastwagen stoßen im Vorbeifahren schmetternd ins Horn und pusten uns voll mit Straßendreck, so dass unsere schweißbedeckte Haut bald von einer dichten Staubschicht überzogen ist. Ich sehe verkrustet und grau aus und fühle mich entsprechend.

Wir sind im weiteren Radius um Song Jiang unterwegs, unserer so genannten Kreisstadt. Das Dorf Xin Qiao, dem unsere kleine, fast ausschließlich von Deutschen bewohnte Villensiedlung zugeordnet ist, gehört zu diesem Distrikt. Das »Dorf« hat ungefähr eine Viertelmillion Einwohner, die Kreisstadt vermag ich nicht einmal einzuschätzen. Eine Million, vielleicht auch mehr. Das sind jedoch alles nur Peanuts im Vergleich zu den rund zwanzig Millionen Einwohnern des Molochs Shanghai, der ungefähr fünfunddreißig Kilometer von unserer Haustür entfernt beginnt und täglich weiter auf uns zu metastasiert.

Nach zwei weiteren schweißtreibenden Kilometern finden wir dann immerhin eine Art öffentlichen Park mit einem künstlichen See und einer hoch aufsteigenden Wasserfontäne in der Mitte, an dessen Ufer wir uns schließlich niederlassen. Ich beiße herzhaft in mein Baguette, schlürfe Cola, als wäre es ein Jungbrunnen, und genieße dankbar stöhnend die Kalorienaufnahme, eine einfache Freude nach der Tortur der letzten anderthalb Stunden.

Hardy ist gar nicht so sehr an Essen und Trinken interessiert und schraubt irgendetwas an seinem Fahrrad herum. Ich sitze zwar gesättigt, aber letztendlich unzufrieden im Gras und betrachte abschätzend den menschenleeren, makellos gepflegten Park und die zahllosen Reihen von nagelneuen und noch unbewohnten Apartmenthochhäusern in der näheren Umgebung. Die sollen sich bald füllen, Shanghais unaufhaltsames Wachstum in die Außenbezirke ist propagiertes Programm. Wenigstens sind wir diesmal nicht in einem der weitläufigen Industriegebiete um Song Jiang gelandet, die, wenn man sich einmal darin verfangen hat, einen so leicht nicht mehr freigeben. Um Irrfahrten zu vermeiden, hat Hardy sich ein Mini-GPS-Gerät aus den USA kommen lassen, mit dem er jetzt spielt, glücklich wie ein kleiner Junge. Nach Hause finden wir immer, das ist nicht das Problem. Wenn ich nur schon dort wäre …

Hardy lässt sich neben mich auf die mitgebrachte Bastmatte fallen. Aber anstatt sich zu entspannen, schlägt er beschwingt etwas Entsetzliches vor: »Schatz, ruh dich noch ein bisschen aus, und dann lass uns auf dem Rückweg einen kleinen Umweg fahren. Das ist eine viel schönere Strecke, und wir kriegen unsere fünfzig Kilometer voll, vielleicht sogar etwas mehr. Dann haben wir uns später auch das Abendessen verdient.«

Ich plädiere entschlossen gegen weitere, kräftezehrende Kalorienverbrennung und für den kürzeren und hässlichen Nachhauseweg. Hardy ist leicht verstimmt, sieht aber ein, dass mit mir kein Staat mehr zu machen ist, und wir brechen auf. Er fährt wie ein junger Gott, und ich versuche gar nicht mehr, zu ihm aufzuschließen. Er wartet auch nicht auf mich. Wahrscheinlich ist er jetzt ein bisschen eingeschnappt, weil ich mich nicht zu seinem gut gemeinten Vorschlag aufraffen konnte. Er denkt manchmal, dass ich mich neuerdings sportlich gesehen zu sehr hängen lasse. Was soll's? Ich will eigentlich nur, dass dieser Rückweg ein Ende nimmt. Die heutige Fahrt ist sowieso schon eine Tour de Force für mich. Vielleicht sollte ich Hardy einfach mal ehrlich sagen, dass ich nicht mehr so viel Power habe. Ich will aber mit ihm mithalten können. Er ist acht Jahre älter als ich, wo bleibt mein Jugendbonus?

◆ ◆ ◆

»Endlich daheim!«, frohlocke ich.

Aufatmend betreten wir das wunderbar kalte Haus, und sogar Hardy stöhnt erleichtert auf. Meine Poren jubilieren, mein gar gekochtes Gehirn registriert Erlösung und schaltet augenblicklich auf Cool down. Die Klimaanlage läuft in den Sommermonaten pausenlos, um das Haus auf angenehme vierundzwanzig Grad herunterzukühlen. Umgekehrt läuft im Winter die Zentralheizung ebenso pausenlos, denn Shanghai hat lange, kalte Winter und tropisch heiße Sommer. Zwei Monate im Jahr ist das Wetter richtig schön. Das sind der Oktober und der April.

Unsere vier Hunde verkünden dem sonst leeren Haus lautstark unsere Rückkehr, umtänzeln uns und verlangen aufdringlich ihre Nachmittagskekse. Zu sechst stolpern wir in die Küche. Gar nicht so einfach, die ganze Truppe auf einmal durch die Küchentür zu quetschen! Hardy stürmt zuerst an den Kühlschrank, ich an die Hundekeksdose. Mit der eisgekühlten Bierflasche in der Hand steht er dann am Küchenfenster und schaut in den von der Hitze gebeugten Garten.

»Wir müssen später dringend gießen«, befindet er und klingt mäßig begeistert. Ich reiße mich auch nicht darum, noch mal nach draußen zu gehen.

Die Hunde haben sich nach Größe geordnet im Halbkreis um mich herum aufgestellt. Porthos, das gedrungene Alphamännchen, das nach deutschen Maßstäben mühelos das Täterprofil »Kampfhund« erfüllt, wartet zu meiner Linken. Thelma, ein rothaariges, elfenhaftes und schreckhaftes Geschöpf, steht neben ihm, gefolgt von Louise, ihrer eigenen, völlig andersgearteten Tochter, nämlich einer Rottweilerin im Kleinformat, und *last, but not least*, unser Baby Paciencia. Das »Baby« ist bereits im fortgeschrittenen Hundealter, hat aber in seinem langen Leben niemals etwas von seinem entwaffnenden Kindchenschema eingebüßt. Selbst ausgewachsene Männer gehen vor ihr in die Knie und beginnen dummes Zeug zu reden.

Ich verabreiche eine befriedigende Menge an Keksen und schleppe mich dann hoch in mein Badezimmer. Oben angekommen, mache ich augenblicklich eine Kehrtwendung und torkele die Stufen wieder nach unten in die Küche: Ich plane einen längeren, entspannenden Wellness-Aufenthalt im Bad und habe vergessen, etwas zu trinken mit hinaufzunehmen. Mein Kehlkopf signalisiert, dass ich kurz vorm Verdursten bin. Besser ausgerüstet, ziehe ich mich einen Moment später die Treppe ein zweites Mal hoch.

»Wir sollten das nächste Mal versuchen, etwas Ebenerdiges anzumieten«, beklage ich mich lautstark, aber bei niemand Bestimmtem. Selbst die Treppe ist mir schon zu viel, komisch.

Beschweren kann ich mich eigentlich wirklich nicht. Hardys Arbeitgeber, ein multinationaler Weltkonzern, sorgt sehr gut für seine Mitarbeiter und mietet feudale Objekte zur Unterbringung derselben in Shanghai und allen anderen Firmenstandorten an. Wir haben schon in einigen dieser Städte gelebt. Meistens sind es Orte, an denen andere Leute Urlaub machen.

Hardy ist bereits einen Arbeitsgang weiter als ich und steht in seinem Badezimmer fröhlich pfeifend unter der Dusche. An meinem Bestimmungsort angekommen, reiße ich mir endlich die patschnassen, engen Radfahrerklamotten vom Leib. Die Mütze hingegen muss ich fast operativ entfernen, da sie mit vielen Haarnadeln festgepinnt ist, damit sie mir nicht bei Gegenwind davonfliegt. Dann betrachte ich mich nackt, wie Gott mich schuf, im Spiegel. Eine Einundvierzigjährige schaut mich mit belämmerten Augen ungläubig an.

Meine feinen blonden Haare liegen eng angeklatscht, fast helmartig am Kopf. Das Gesicht ist ein aufgedunsener roter Ballon. Ein unschönes Stadium, aber das wird vorübergehen. Mein Körper, zwar athletisch und idealgewichtig dank eines anspruchsvollen Fitnessprogramms, ist hingegen dauerhaft grotesk verfärbt.

Ich sehe einen braunen Hals und ein ebensolches Dekolleté, einen rotbraun verbrannten Nacken, einen sonst weißen Oberkörper und Rücken, braune Arme, weiße Hände, ein weißes Becken, weiße Oberschenkel, dann, nach einer scharfen Abgrenzung an der oberen Schenkelhälfte, braune Beine, gefolgt von weißen Füßen. Als hätte ein wahnsinniger, moderner Dr. Frankenstein ein Mischwesen zwischen Schneewittchen und Beyoncé Knowles erschaffen. Fairerweise hätte er mir wenigstens Beyoncés Haarfülle mitgeben können …

Auch wenn es im Moment nicht ganz nachvollziehbar ist, findet mich Hardy nach fünfzehn Jahren Partnerschaft offenbar immer noch schön. Zumindest sagt er das, und die Beweislage spricht durchaus für seine Aussage. An wirklich guten Tagen gelingt es mir mit entsprechender Aufmachung immer noch, den Verkehr in unserem Dorf Xin Qiao fast zum Erliegen zu bringen.

Im Moment pfeife ich allerdings auf jegliches Schönheitsideal, es gelüstet mich lediglich nach einer ausgiebigen, erst sehr heißen, dann sehr kalten Dusche, gefolgt von einer Huldigung meiner diversen Cremetiegel. Nach Beendigung dieser Rituale ist Ruhe angesagt, der Dresscode für den Rest des Tages lautet »hundefreundlicher Schlabberlook«. Hauptsache bequem.

Gesalbt und duftend, die paar nassen Haare in einem strengen Wet Look fixiert und lässig gekleidet, mache ich mich auf die Suche nach Hardy. Ich hadere immer noch mit meinem heutigen Leistungstief und möchte ihm sagen, dass ich für das kommende Wochenende jegliche Herausforderung anzunehmen gewillt bin. Mit guten Vorsätzen schwebe ich nach unten ins Erdgeschoss und suche nach dem Etappensieger. Die Hunde sitzen teils auf den Sofas, teils auf Teppichen und Hundekissen verteilt im Wohnzimmer herum und erwarten weitere Anweisungen von mir. Lediglich Louise, mein persönlicher Bodyguard, ist mir seit meiner Ankunft keine Sekunde von der Seite gewichen. Ich frage die drei anderen Hunde nach unser aller Ernährer Verbleib, bekomme aber keine schlüssige Antwort. Wir verteilen uns schließlich im Haus auf der Suche nach Hardy.

Ich durchsuche das weitläufige Erdgeschoss und gehe sogar in den heißen, durstigen Garten hinaus. Schließlich entdecke ich, dass Hardy mit dem Wagen weg sein muss. Er ist sicherlich zur Massage ins »Dorf« gefahren. Wahrscheinlich hat er mir dieses Vorhaben auch durch die geschlossene Badezimmertür hindurch verkündet, als ich selbstvergessen unter der Dusche stand. Ich habe es wohl nicht gehört, und Louise anscheinend auch nicht.

Den Garten vertröste ich gedanklich auf später, viel später, denn ich habe wirklich keine Lust, schon wieder zu schwitzen. Dann durchforste ich den Kühlschrank, um zu sehen, was er fürs Abendessen hergibt. Wir könnten etwas auf den Grill legen und dazu Salat und gebratenen Knoblauchreis essen. In Vorfreude fische ich zwei Flaschen australischen Rotwein aus dem Weinregal und fange an, Grünzeug zu waschen, zu schälen und zu schneiden. Ich werkele gerne in meiner Küche und fühle mich jetzt auch wieder wohl in meiner Haut. Alle Systeme laufen normal, denke ich.

Aus dem Unterbewusstsein erreicht mich jedoch eine ebenso ungebetene wie gegenteilige Meldung, die besagt: »Freu dich nicht zu früh, das dicke Ende kommt schon noch.«

Ich kenne die Urheberin der Meldung nur zu gut, schätze sie sonst sehr, versuche sie heute aber auszublenden und gehe weiter meinen gewohnten Tätigkeiten in der Küche nach.

›Was willst du denn heute von mir?‹, denke ich verärgert und spreche bewusst laut: »Vergiss es, alles Quatsch, alles ist normal.«

Wie ein Mantra singe ich das mehrfach vor mich hin und genieße die einfachen, vertrauten Handgriffe, aus denen in kurzer Zeit dann ein schmackhaftes Abendessen und ein schön gedeckter Tisch resultieren werden. Schon vorab wähle ich die passenden CDs zur Untermalung und beschließe, heute ausnahmsweise die Kristall-Rotweingläser zu nehmen. Sie stammen noch aus Thailand, wie so viele unserer Einrichtungsgegenstände und Utensilien. Ich halte sie in Ehren, anders als die Erinnerung an die lange Zeit in Pattaya, auf die ich stets mit gemischten Gefühlen zurückblicke.

◆ ◆ ◆

Hardy kommt schließlich glücklich und entspannt von der Massage zurück und freut sich über das Grillvorhaben. Wir grillen draußen und essen drinnen, das ist der Plan. Es herrschen nämlich immer noch stolze sechsunddreißig Grad.

Mit entschlossener Miene trage ich mein Plädoyer in eigener Sache vor: »Sorry wegen heute. Nächste Woche machen wir die fünfzig Kilometer wieder voll, ich werd's schon packen. Ich hatte heute irgendwie einen Durchhänger.«

Hardy grinst und entgegnet: »Ach, Schatz, das macht doch nichts, so wichtig ist das doch alles nicht. Ich hab gar nicht mehr dran gedacht! Vergiss es.«

Ich bin erleichtert. Hardy scheint wieder richtig gut gelaunt zu sein, und der Abend wird bestimmt nett ausklingen. Die erste Flasche Wein versiegt noch vor dem Hauptgang, die zweite schafft es gerade mühsam, den Hauptgang mitzuerleben. Von einer dritten sehen wir dann doch lieber ab, im Hinblick auf mögliche Spätwirkungen am folgenden Montagmorgen. Es ist mir auch lieber so, denn unsere Gespräche scheinen in letzter Zeit, mit zunehmendem Alkoholkonsum, immer in eine bedrohliche Ecke abzudriften. Das leidige Thema »Standort China« ist eine solche Ecke.

Hardys Firma arbeitet, wie alle anderen ausländischen Industriebetriebe, mit der chinesischen Regierung zusammen in einem Joint Venture in China. Die Chinesen kontrollieren natürlich einen großen Anteil an der Firma und machen es den Ausländern auf freundliche Art unmöglich, in gewohnter mitbestimmender Art zu arbeiten. Die Mühlen des totalitären Staates mahlen zwar im Hintergrund, dafür aber gründlich und sehr langsam. Hardys Ding ist das eigentlich nicht, denn welcher Spitzenmann sitzt schon gern auf der Ersatzbank? Das ist so, als hätte man Oliver Kahn auf die Reservistenliste gesetzt. Undenkbar!

Nachdem unser Einsatz in Thailand 2003 zu Ende gegangen war, war ich es, die sich für Shanghai einsetzte, denn interessante, verantwortungsvolle Jobs, wie Hardy sie macht, nämlich Anlagenbau an neuen Standorten, sind dünn gesät. Trotzdem wollte er nicht unbedingt nach China. Viele internationale Großinvestoren meinen, im »neuen« Kommunismus und in einem Dritte-Welt-Land wie China könne man heute noch richtig groß absahnen, und wollen nicht wahrhaben, dass sie es eigentlich sind, die gezielt gesteuert werden. Die Schaltstellen der Macht und des Fortschritts liegen im Osten des Landes, mehrere Flugstunden von den miserablen Verhältnissen in den entlegenen Provinzen entfernt, wo der Großteil der Milliardenbevölkerung nach wie vor in Armut und Unkenntnis lebt.

Hardy tendierte vielmehr dazu, erst mal nach Deutschland zurückzukehren, an den Rhein, ins Mutterschiff der deutschen Organisation. Ein Entschluss, der mir aus einer Vielzahl von Gründen richtige Angst machte. Heute Abend jedoch gibt es keine Standort-Grundsatzdiskussion, und wir bringen den Tag friedfertig, gesättigt und angenehm müde zu Ende.

Ich räume oberflächlich auf, schalte die Spülmaschine an und erkläre meine persönliche Jobbeschreibung damit für erfüllt. Um das große Saubermachen wird sich morgen früh das Hausmädchen kümmern.

Die Hunde folgen uns nach oben in den Schlafbereich. Die Damen klettern die Treppe unterschiedlich schnell hinauf. Paciencia und Thelma, ihrem Alter angemessen, langsam und mehr oder weniger elegant. Louise rast hoch, drei Stufen auf einmal nehmend, um oben die ordnungsgemäße Aufteilung der Hundeschlafkissen zu überwachen. Porthos ersteigt die Treppe bedächtig, fast mit päpstlicher Würde. Sein Pontifikat währt auch schon entsprechend lange. Man verteilt sich: Hardy erst ins Bad, dann mit einer Zeitschrift ins Bett, die Hunde auf ihre Schlummerkissen. Lediglich Louise folgt mir unaufgefordert wie ein langer schwarzer Schatten ins Bad und lässt sich auf meinen Badezimmerläufer plumpsen. Sie ist ebenso unattraktiv wie sie mir bedingungslos treu ergeben ist, und es amüsiert mich immer wieder, wie sehr sie sich für mich einsetzt.

Ich ziehe mich aus, mache eine erfrischende »Unterbodenwäsche« mit meinem aus Thailand mitgeführten Klobrausekopf. Ein ebenso hygienisches wie simples Utensil, das den Chinesen eher fremd ist. Als ich mich abtrockne und mir gerade mein Nacht-T-Shirt überstreifen will, habe ich jedoch mit einem Mal das Gefühl, meinen Stringtanga immer noch zu tragen. Etwas dümmlich blicke ich an mir herunter. Kein Tanga, da ist eindeutig nichts. Ich bin splitternackt. Ich fühle aber ganz deutlich ein Druckgefühl zwischen den Pobacken.

»Was zum Teufel geht da vor?«, frage ich laut und verrenke mich vor dem Spiegel wie ein Yogi, um zu sehen, ob es da etwas zu sehen gibt. Der weiße Po leuchtet auf wie der Spiegel eines Rehs, sieht ansonsten aber völlig normal aus. Dennoch scheint sich das Gefühl zu verstärken. Es fühlt sich an, als würde ein großes Korn zwischen meinen Pobacken klemmen.

»Ein Gerstenkorn am Arsch, das kann ja wohl nicht wahr sein!«, sage ich zu Louise.

Die legt kritisch den Kopf schief. Ich greife mir einen Handspiegel und gehe darüber in die Hocke. Die Hündin betrachtet meine Unternehmungen interessiert, robbt bäuchlings auf ihrer Matte ein Stück näher und blickt mich schließlich zweifelnd an. Auch in dieser Haltung sehe ich nicht mehr als zuvor. Schließlich rufe ich Hardy zu Hilfe. Er klettert sofort aus dem Bett, als er den unsicheren Ton in meiner Stimme hört, und stellt sich hinter mich. Ich beuge mich nach vorn über meinen Schminktisch, und wir grinsen uns im Spiegel an. In Anbetracht der Ernsthaftigkeit unseres Tuns lassen wir den durchaus interessanten Gedanken jedoch fallen, und Hardy studiert meinen Allerwertesten.

»Ich sehe nichts, da ist nichts«, verkündet er schließlich.

Er versetzt mir noch einen freundlichen Klaps auf den Po, dann folge ich ihm zögerlich ins Bett. Vergeblich versuche ich, das drückende, dumme Gefühl zu ignorieren. Geht aber nicht. Eine meiner inneren Stimmen – an dieser Stelle sei erwähnt, dass ich eigentlich zwei habe, und dies ist zweifellos die schlauere von beiden – versucht mir wieder eine Botschaft zu schicken, wie schon am Nachmittag in der Küche.

»Dein Leben, so wie du es kennst, ist heute zu Ende gegangen, meine Liebe«, prophezeit sie mir ungerührt. Ich versuche, diese wirklich gruselige Nachricht zu ignorieren, aber ich schlafe mit ihr ein, wie mit einem schlechten Geschmack auf der Zunge.

Dienstag, 17. August

Es ist Dienstag, und am Dienstag habe ich immer Chinesisch-Unterricht in Hongqiao, einem lebhaften Geschäftsviertel Shanghais. Meine Hausaufgabe habe ich ausnahmsweise einmal nicht auf den letzten Drücker fertiggestellt. Sie ist umfangreich geworden, sehr viel umfangreicher, als es Miss Grace Zhang, meine persönliche Lehrerin, *wode lao shi*, verlangt hat. Sie fordert nicht nur viel Einsatz, sondern fordert mich auch immer wieder persönlich heraus.

Grace ist gut zehn Jahre jünger als ich, aber es gibt keinen Zweifel daran, wer die Autorität innehat. Sie weiß genau, wo meine Schwachstellen liegen, und sie lässt nicht locker, bis sie mich dazu bringt, den Mund aufzumachen und tatsächlich Chinesisch zu sprechen. Im »passiven« Sprachgebrauch bin ich super, nach rund zwei Monaten Training mit ihr an der »Mandarin4U«-Akademie. Passiv heißt, dass Grace Fragen auf Chinesisch stellt und ich stur wie ein Esel auf Englisch antworte. Wenn ihr das zu dumm wird, schweigt sie einfach und schaut mich unverwandt lächelnd, aber auch züchtigend an. Ich könnte sie mir gut als Domina in der entsprechenden Verpackung vorstellen.

Diese langen Schweigeminuten werden mir dann doch irgendwann unbehaglich, und ich eröffne notgedrungen einen Satz mit der Standardfloskel *wo juede*, »ich bin der Meinung, dass«. Dann reihe ich eine mehr oder weniger passende Reihenfolge der circa dreihundert Wörter Chinesisch aneinander, die ich tatsächlich behalten habe, und bilde einen halbwegs intelligenten Satz. Der Esel spricht, und Grace freut sich mit ihm. Wenn das Eis einmal gebrochen ist – und wir müssen es jedes Mal aufs Neue durchbrechen –, plappere ich munter drauflos, teils Schwachsinn, teils Sinnvolles, und versuche, einen unverfänglichen Kurs durch den Urwald meines beschränkten Wortschatzes beizubehalten. Früher oder später stoßen wir aber auf Ungereimtheiten und fehlendes Vokabular, das Grace dann zu meiner endlos langen Liste neuer Wörter hinzufügt. Diese Liste, mein Vokabelordner, enthält inzwischen sicherlich zweitausend Wörter. Den meisten davon verweigert mein Gehirn eigensinnig Zutritt zu meiner Gedächtnisfestplatte. Manche kommen nach zähen Verhandlungen mit meinem Gedächtnis-Türsteher dann doch hinein und setzen sich erleichtert aufatmend fest.

Die heutige Hausaufgabe ist mir nicht leichtgefallen. Das seltsame pickende Gefühl zwischen den Pobacken stört mich seit Sonntagabend gewaltig, und ich hoffe, dass es bald wieder von selbst verschwindet. Hardy und ich sind schließlich zu dem Schluss gekommen, dass diese empfindliche Körperregion durch das Radfahren wohl etwas irritiert wurde. Wir pudern zwar regelmäßig vor jeder Tour unsere Allerwertesten und andere Weichteile großzügig ein, aber manchmal kommt es doch zu kleinen Hautreizungen, die oft tagelang anhalten. Meine merkwürdige Irritation ist nach wie vor mit bloßem Auge nicht zu erkennen, aber das hält sie nicht davon ab, sich ungünstig auf mein Wohlbefinden auszuwirken. Meine Konzentration auf die Hausaufgabe hat gestern ebenfalls darunter gelitten, aber ich habe mich schließlich am Thema festgebissen, Spaß daran gehabt und versucht, das dumme Gefühl zu verdrängen. Das hört schon wieder auf, dachte ich überzeugt.

Die Hausaufgabe ist auf vier handgeschriebene DIN-A4-Seiten angeschwollen. Grace hat eigentlich nur zwei Seiten verlangt, aber wenn ich in Fahrt komme, hält mich fast nichts auf. Ich habe eine Inhaltsangabe des Films *I, Robot*, mit Will Smith in der Hauptrolle, angefertigt. Nach acht Wochen Schule schreibe ich Pinyin, die offizielle Umschrift des Mandarin in lateinische Buchstaben, nahezu fehlerfrei, und es verschafft mir eine gewisse Befriedigung, mein oft zögerliches Sprechen durch flüssiges Schreiben wettzumachen.

Hardy und ich kaufen jeden Monat die neuesten Filme auf DVD, in China erscheinen sie meistens ja schon vor dem offiziellen Kinostart. Man könnte es natürlich Piraterie nennen, aber um konsequent zu sein, müsste man dann schon beim Kauf einer elektrischen Zahnbürste darauf achten, ob es sich um Original oder Fälschung handelt. *I, Robot* haben wir am Samstag gesehen, und da ich Will Smith mag, hat mir auch der ganze Film gefallen. Ich weiß, dass Grace ebenfalls auf ihn steht, daher habe ich diesen Film bewusst ausgewählt. Manche Wörter weiß ich natürlich nicht, ich setze sie dann notgedrungen auf Englisch ein. Später, während ich die Hausaufgabe vorlese, wird mir Grace die chinesischen Begriffe angeben, und ich werde sie der endlosen Vokabelliste hinzufügen.

Wode lao shi weckt ungeahnte Talente in mir, und ich schreibe begeistert jede Woche Filmkritiken für sie. Manchmal kauft sie sich dann selbst die besprochene DVD, wenn meine Inhaltsangabe sie überzeugt hat. Heute habe ich wieder zahlreiche Wörter auf Englisch einfügen müssen, aber das macht nichts. Fünfundachtzig Prozent meiner Arbeit sind in Pinyin, das ist ein guter Schnitt.

◆ ◆ ◆

Ehe unser Fahrer, Mr Zhang (ja, auch er heißt Zhang, ein überaus häufiger Name in China), mich um 12.15 Uhr abholt für den rund dreiviertelstündigen Trip in die Stadt, schlürfe ich noch einen letzten Cappuccino über dem Vokabelordner und versuche es mit einer Art Last-Minute-Einprägung der Wörter der letzten Stunde. Aber es will jetzt nichts mehr in den Kopf. Ich glotze die dicht beschriebenen Seiten an und rutsche von einer Pobacke auf die andere. Es muss aussehen, als würde ich versuchen, ein Ei zu legen. Ich frage mich, ob es wohl albern wäre, wegen dieses Phänomens einen Arzt aufzusuchen.

Irgendwie kann ich mich nicht konzentrieren. Also lasse ich die Vokabelgeschichte sein, klappe den Ordner zu und gehe mit meinem Hofstaat noch mal in die Küche. Ich habe bereits meine Ausgehuniform an: hohe Sandaletten, eine auf der Hüfte sitzende Jeans, ein leicht durchsichtiges, aber dezentes Top, etwas Schmuck. Mit hochgesteckten Haaren und ein wenig Make-up fühle ich mich gut und kann der Hitze draußen entgegentreten.

Die Gefolgschaft bekommt noch einen Abschieds-Schmacko und einen Klaps, ich bekomme noch ein Glas Saft, ehe ich den Lippenstift auftrage. Ich will das Haus stets in perfektem Zustand verlassen, drunter mache ich es nicht. Da müsste schon ein absoluter Notfall eintreten, und den hatte ich noch nicht. Ausnahmen bilden natürlich unsere Outdoor-Aktivitäten, bei denen eher eine rustikale Garderobe, Käppi und Sportschuhe angesagt sind. Aber ein bisschen Lippenstift geht trotzdem immer.

Als ich nochmals das Treppenhaus in Richtung Bad erklimme, merke ich, dass meine Füße irgendwie vibrieren. Im Bad angekommen, kicke ich die High Heels von mir und gehe barfuß umher. Das Vibrieren hat aufgehört, ich seufze und denke, dass ich mir das nur eingebildet habe. Auf meinem ausladenden Schminktisch finde ich den passenden Lippenstift zum Outfit und trage ihn präzise und lustvoll auf. Ich genieße die Verwandlung, die dieser Vorgang stets hervorruft. Er verleiht meinem Gesicht eine unverwechselbare Note. Selbstvertrauen, Ausdruck, Frische und eine Spur von Glamour.

Dann ziehe ich die Schuhe wieder an und verlasse schließlich mit meiner Schultasche das Haus. Mr Zhang reißt mir den Schlag unserer Limousine auf, und los geht's auf den Highway Richtung Shanghai. Widerwillig hole ich noch einmal das Vokabelungetüm aus dem Ranzen und versuche dem Türsteher in meinem Kopf zu suggerieren, dass er wenigstens ein paar neuen Wörtern Einlass in das Allerheiligste gewähren möge. Vergebens. Er will nicht oder macht Mittagspause, oder was auch immer.

Wieder habe ich die Schuhe abgestreift und bewege die Füße hin und her. Etwas stimmt tatsächlich nicht mit meinen Fußsohlen. Sie fühlen sich pelzig an, ein bisschen wie eingeschlafen. Ich drehe die Füße und spreize die Zehen ab, bis sie lautstark knacken. Mr Zhang beobachtet mich neugierig im Rückspiegel, ist aber zu zurückhaltend, um zu fragen, ob mit mir alles in Ordnung sei. Ich grinse ihn lediglich fröhlich an. Alles klar, signalisiert das, und wir setzen die Fahrt in angenehmer Schweigsamkeit fort. Im Gegensatz zu den peinlichen Schweigeminuten im Unterricht bei Grace ist das Schweigen zwischen Mr Zhang und mir ganz entspannt. Wir kommen auch ohne große Worte gut klar miteinander.

◆ ◆ ◆

Pünktlich kurz vor 13 Uhr treffe ich in der Akademie ein. Mit Mr Zhang verabrede ich mich für 16 Uhr in der Tiefgarage des gegenüberliegenden »Carrefour«, der zu der auch in Asien stark expandierenden französischen Supermarktkette gehört. Nach dem zweistündigen Unterricht werde ich dort unsere Vorräte für zu Hause noch ein wenig aufstocken.

Ungefähr vier verschiedene, fröhliche *ni haos* schallen mir entgegen, als ich durch die Glastüre der Schule trete. Ich gehe ebenso freundlich und lautstark zurückgrüßend am Sekretariat vorbei zu meinem Unterrichtsraum. Grace ist noch in der Küche und kommt mit zwei Tassen grünen Tees für uns beide pünktlich um 13 Uhr zur Tür herein.

»Hallo Claudia, wie geht es dir? Was hast du denn so am Wochenende gemacht?«, fragt sie mich auf Chinesisch.

Damit habe ich gerechnet und habe bereits im Auto die entsprechende Antwort einigermaßen verständlich vorbereitet.

»Heute es mir nicht so gut gehen. Mein Ehemann und ich viel Fahrrad gefahren letztes Wochenende. Letztes Wochenende das Wetter sehr heiß sein und mein Körper nicht so gut fühlen.«

Mir ist klar, dass ich wie ein zurückgebliebener Meister Yoda spreche, aber das macht nichts. Grace ist von meiner Sprachgewalt begeistert und ermuntert mich mit heftigem Nicken fortzufahren.

»Nun einen kleinen Schmerz ich habe und ich bin der Meinung, dass vielleicht diese Woche ich einen Arzt sehen.«

Grace entgegnet: »Vielleicht solltest du einfach mal eine Pause machen. Wenn ich so viel Rad fahren würde wie du, wäre ich schon tot.«

Jetzt trumpfe ich mit einem »Ja, ich bin auch der Meinung, Sport ist Mord!« auf.

Grace kreischt vor Lachen und sagt: »Das habe ich ja noch nie gehört. Sagt man das so in Deutschland?«

Ich suche fieberhaft nach einer Antwort und einige mich mit dem Türsteher auf »Ja, deutsche Menschen sehr oft sagen diese Worte, ein Scherz es ist!«

Grace gluckst: »Das ist kein Scherz! Ich bin der Meinung, die Deutschen liegen vollkommen richtig!«.

Nun brülle ich vor Lachen.

Währenddessen winde ich meine Füße um die Stuhlbeine und versuche meine Fußsohlen zu spüren. Sie sind vollkommen eingeschlafen. Ich versuche mein aufkeimendes Entsetzen zu unterdrücken, aber Grace merkt, dass etwas nicht stimmt, und fragt freundlich: »Tut dir etwas weh? Du sitzt so unruhig auf deinem Stuhl!«

Ich krame tief in der Gedächtnisfestplatte und fördere Kenntnisse aus einer älteren Schulstunde zutage: »Heute Morgen meine Füße plötzlich schlafen tun. Niemals meine Füße tun zuvor, ich ein bisschen Angst nun.«

Grace runzelt die Stirn und wickelt nachdenklich eine Strähne ihres circa einen Meter langen, ebenholzfarbenen Haares zu einer soliden Rolle um den Zeigefinger.

»Ich bin der Meinung, dass das nichts Schlimmes sein kann. Du siehst sehr gesund aus, Claudia, vielleicht solltest du wirklich eine kleine Trainingspause einlegen?«

Den letzten Teil habe ich nicht ganz verstanden, und Grace erklärt mir den Gebrauch des Verbs »sollen« und das Wort für »Training«. Wir vertiefen uns in Grammatik und vergessen für einen Moment meine Füße.

Ich fülle meinen Notizblock mit einer Flut neuer Informationen und lamentiere innerlich über die stetig wachsende Vokabelliste und die umfangreichen grammatikalischen Neuheiten. Endlich aber hören wir damit auf, und ich darf die Hausaufgabe vorlesen.

Grace macht es sich erwartungsvoll in ihrem Stuhl bequem, und eigentlich verlangt der Moment nach einer Tüte Popcorn. Ich nehme Grace mit in eine nahe Zukunft, in der allzeit hilfsbereite Roboter einen festen Bestandteil innerhalb der menschlichen Gesellschaft bilden. Wie so oft endet diese anfangs so beschauliche und freundliche Utopie in Chaos und Gewalt. Mit meinen oft hanebüchenen Wortkonstruktionen und eher kindlichen Ausdrücken beschwöre ich offenbar dennoch eine bedrohliche Zukunftsvision herauf. Während meines Vortrags nickt Grace oftmals anerkennend und lässt mich erst ausreden, ehe sie mich auf diverse Fehler und Ungereimtheiten aufmerksam macht. Danach lobt sie mich aber ausgiebig, denn Kinder brauchen das.

»Das hast du wieder sehr schön gemacht, Claudia. Den Film hole ich mir bestimmt auch nach Hause.« Sie schiebt unser Arbeitsmaterial auf dem Schreibtisch ein bisschen herum. »Und, sah er wieder gut aus?«, fragt sie beiläufig.

»Wer denn?«, ärgere ich sie fast arglos.

»Na, wer schon? Will Smith natürlich!«, erwidert sie ungeduldig.

»Ja, ja, na klar!«, sage ich auf Chinesisch. »Echt geil!«, füge ich auf Deutsch hinzu.

Lao shi Zhang spricht ein ganz klein wenig Deutsch, und ihr Interesse ist geweckt. Die nächste Viertelstunde darf ich dann damit zubringen, die Bedeutung von »echt geil« ins Chinesische zu übersetzen. Es ist schon ein hartes Brot, aber meine Lehrerin lobt meinen Beitrag.

Mir schwillt die Brust vor Stolz. Der Unterricht macht mir eigentlich viel Spaß, und Lob von meiner kritischen Lehrerin geht mir runter wie Öl. Ohne mir dessen bewusst zu sein, tappe ich währenddessen unentwegt mit beiden Füßen auf dem Linoleum herum. Aber da ist überhaupt kein Gefühl. Es klingt wie Morsezeichen.

Grace hat es auch bemerkt und sagt auf Englisch, um mich zu schonen: »Vielleicht machen wir heute ausnahmsweise ein bisschen früher Schluss? Ich sehe doch, dass du dich nicht wohlfühlst.«

Einerseits würde ich gerne noch ein bisschen weitermachen, andererseits bin ich mittlerweile so unruhig, dass ich wirklich kaum noch stillsitzen kann. Grace entlässt mich also in die Freiheit. Eine große Hausaufgabe bekomme ich dienstags nie aufgebrummt, die Zeit bis zur nächsten Doppelstunde am Donnerstag ist zu kurz für geistige Höhenflüge. Das Wiederholen der neuen Vokabeln ist schon genug. Grace wünscht mir zum Abschied noch gute Besserung auf Englisch. Hätte sie es auf Chinesisch getan, hätte ich es wohl nicht verstanden und wir hätten gleich noch einen Satz neuer Vokabeln für den kommenden Donnerstag gehabt.

◆ ◆ ◆

Ich verlasse das Gebäude und mache mich daran, die hektische Yanan Lu, eine der Hauptverkehrsadern Shanghais, zu überqueren. Lediglich fünfzig Meter trennen mich vom Eingang zum »Carrefour«. Diese fünfzig Meter können in Shanghai über Leben und Tod entscheiden. Ich stehe in einem Pulk von anderen todesmutigen Fußgängern, die diese Herausforderung weniger zögerlich als ich in Angriff nehmen. Als sich eine Lücke im Verkehrsfluss auftut, stürzt die Gruppe los. Ich stürze mit ihnen. Gemeinsam sind wir stark. Verbissen weichen wir Mopeds, Fahrrädern und anderem Kleingetier aus. Wichtig ist es, die größeren, rücksichtslos heranpreschenden Geschosse rechtzeitig zu erkennen und entsprechend zu reagieren. Wir rennen, beziehungsweise die anderen rennen. Ich renne wahrscheinlich auch, bekomme dazu aber keine entsprechende Rückmeldung von meinen Füßen. Wohlbehalten treffen die Gruppe, meine Füße und ich am anderen Ufer ein. Wir trennen uns grußlos. Die Zweckgemeinschaft ist beendet. Meine Füße und ich entschwinden Richtung »Carrefour«, und ich genieße die wohltuende Kühle, die mich beim Betreten des klimatisierten Supermarkts gnädig einhüllt.

»Mandarin4U« spart, wie viele andere Firmen und öffentliche Gebäude in den Sommermonaten, an der teuren Energie. Daher ist es mir in der Schule immer etwas zu warm, und mir steht bei meiner Arbeit mit Grace meistens sowieso schon der Schweiß auf der Stirn. Die ungefähr sechs »Carrefours« in Shanghai machen aber offenbar genügend Umsatz, um ihre Kunden kühl zu halten.

Mechanisch arbeite ich meine Einkaufsliste ab. In Gedanken bin ich ein Stockwerk tiefer bei meinen Füßen. Über sie hätte ich beinahe das unsichtbare Gerstenkorn vergessen, das ich im bekleideten Zustand nicht so stark spüre. Ob die beiden Sachen irgendwie zusammenhängen? Langsam zweifle ich an meinem Verstand. Ich wühle in meinem Schulranzen nach meinem Handy und rufe Mr Zhang an, um ihm mitzuteilen, dass ich früher fertig geworden bin.

Er erwartet mich an den Kassen. Wie immer hat er aus den ungefähr fünfzig betriebsamen Kassen die schnellste herausgesucht und winkt mir lebhaft zu. Ich navigiere zielstrebig auf ihn zu. Ungefragt hilft er mir, die Lebens- und Haushaltsmittel aufs Band zu packen. Wir sind ein gutes Team. Die Kassiererin tütet alle Waren geschickt ein, Mr Zhang nimmt ihr die Beutel ab und verstaut sie wieder im Einkaufswagen. Ich darf aber selbst bezahlen und folge dann Mr Zhang zur Tiefgarage. Dort herrschen ungefähr fünfzig feuchtheiße Grad, und wir beeilen uns, dieser Waschküche zu entfliehen. Die verderblichen Sachen kommen nach vorn in eine Kühlbox ins kalte Auto, alles andere darf im Kofferraum braten.

Als wir nach der Ausfahrt wieder das Tageslicht erblicken, wähle ich die Rufnummer des »Medi Center«-Krankenhauses. »Medi Center« ist eines von zahlreichen international geführten Krankenhäusern in Shanghai, das viele ausländische Firmen ihren Mitarbeitern als Anlaufstelle für jedwedes Gesundheitsproblem empfehlen. Ich war schon ein paar Mal dort für Routineuntersuchungen beim Gynäkologen und war ganz zufrieden. Jetzt frage ich nach Frau Kessler, einer Deutschen, die dort als Koordinatorin zwischen ausländischem Patienten und chinesischem Personal fungiert. Frau Kessler steht wohl gerade neben der Telefonistin, denn sie kommt gleich an den Apparat. Wir mögen uns, und sie freut sich, von mir zu hören. Ich schildere ihr kurz meine seltsamen Phänomene, und sie hört auf, sich zu freuen. Wir beide mutmaßen kurz, was der Grund meiner skurrilen Symptome sein könnte.

»Ich habe Angst, dass es Durchblutungsstörungen sein könnten«, erkläre ich. »Ich nehme ja die Pille und bin nicht mehr ganz jung. Blutgerinnsel, Schlaganfall, Thrombosen, mir fällt nur schreckliches Zeug dazu ein!«

»Nein, so schlimm wird es schon nicht sein«, meint Frau Kessler. »Sie fühlen sich offenbar ja sonst ganz normal. Aber einen Termin mit unserem praktischen Arzt sollten Sie für morgen schon vereinbaren. Dr. Ballhaus, auch ein deutscher Kollege, praktiziert seit Kurzem bei uns. Ein netter Mann, mit dem können Sie dann in Ruhe über alles reden.«

»Fein,« antworte ich und mache für Mittwoch Vormittag einen Termin bei Dr. Ballhaus aus. Nach diesem Anruf fühle ich mich fast schon geheilt. Geheilt wovon eigentlich?

◆ ◆ ◆

Zu Hause lädt Mr Zhang meine umfangreichen Einkäufe in der Garage ab. Meine Haushaltshilfe, Mrs Ling, ist auch noch da und kümmert sich um den Transfer der Güter aus der Garage in die Küche. Ich hingegen kümmere mich um den Hofstaat. Die Viererbande bellt und heult erregt und vermittelt mir den Eindruck einer unmittelbar bevorstehenden Hungerkatastrophe. Die Hunde sprechen in ihrem Idiom, und ich antworte in diesem Fall auf Deutsch. Allerdings kommt es manchmal unmittelbar nach dem Chinesisch-Unterricht zu einer komplexen babylonischen Sprachverwirrung zwischen Mandarin, Deutsch und Englisch.

»Ihr habt heute Morgen doch schon leckere Hähnchenbrust mit Reis gehabt«, teile ich meinem Volk gebieterisch mit. »Ihr bekommt besseres Essen als ein hoher Prozentsatz der Weltbevölkerung! Könnt ihr euch eigentlich vorstellen, wie viele Menschen an Hunger gestorben sind, seit ich zur Tür hereingekommen bin?«

Die Menge berät sich kurz, dann fühlt sich Porthos, als Ältester, zum Sprachrohr berufen und stößt ein zweifelndes, kehliges Raunen aus, das in einem hohen Fiepton seinen Ausklang findet. Ich sehe ein, dass in dieser gut bestückten Küche und in diesen Hundeköpfen, die ich über alles liebe, globale Hungersnöte einfach keine Rolle spielen, und fische eine dicke Hundewurst aus einer der zahlreichen »Carrefour«-Tüten. Die Euphorie kennt keine Grenzen. Ich schneide die Wurst flink in kleine Stückchen, und wir nehmen die altbekannte Fütterungsformation ein.

Nach dieser Happy Hour begebe ich mich auf meinen nicht vorhandenen Füßen in mein Büro. Nach meinem Badezimmer ist mein Büro mein liebster Aufenthaltsort. Hardy und ich haben jeweils ein vollständig ausgerüstetes Arbeitszimmer mit eigenem Computer, Drucker, Soundsystemen und DSL-Anschluss. Meines befindet sich im Erdgeschoss, so dass ich dem Hundegeschehen näher sein kann. Seines ist im ersten Stock, so dass er dem Hundegeschehen besser entgehen kann.

Ich kümmere mich um Rechnungen, Überweisungen, Korrespondenz, E-Mails an Freunde und dergleichen. Manchmal schlampe ich ein wenig vor mich hin und vergesse oder verdränge etwas. Es gibt immer irgendwelchen Papierkram, um den ich mich nicht reiße und den ich vor mir herschiebe bis zum Sankt Nimmerleinstag.

Jetzt rufe ich die »Google«-Website auf und beginne Suchbegriffe wie »Taubheitsgefühle« und »Fremdkörpergefühle im Analbereich« einzugeben.

Ein Kosmos unerfreulicher Möglichkeiten tut sich sekundenschnell vor mir auf. Nach kurzem Überfliegen der Treffer bin ich mir nicht sicher, ob ich bereit bin, in diesen Kosmos einzutreten. Die Neugierde aber überwiegt. Ich lese von Ischiasbeschwerden, Diabetes Mellitus, Tumoren, doch dann kommt endlich etwas »Erfreuliches«. Erleichtert studiere ich die Website eines Mountainbike- und Rennradforums. Da wird von zu harten oder falsch eingestellten Sätteln gesprochen, die die verrücktesten Symptome hervorrufen können. Hier ein bisschen zu viel Druck auf den Dammbereich, schwuppdiwupp, schon hat man taube Gliedmaßen. Ich atme geräuschvoll und erleichtert aus. Bis jetzt hatte ich zwar in meiner jahrelangen Radfahrerkarriere niemals irgendwelche Probleme mit meinem Sattel, aber was soll's. Alles passiert irgendwann zum ersten Mal. Vorübergehend bleibe ich noch fasziniert in einem Sadomaso-Forum hängen, das zum Thema analer Fremdkörper empfohlen wird. Ein Pete fachsimpelt darin mit einem Dave und einer Heidi über die Vorzüge eines rätselhaften Latexspielzeugs, das ich mir nur ungenügend bildlich vorstellen kann.

Ungern reiße ich mich von diesem interessanten Szenario los und wandere leichten Fußes zurück in die Küche. Die Hunde freuen sich über mein Wiedererscheinen und meinen, eine neue Runde Hundekekse sei fällig. Ich vertröste sie auf den folgenden Morgen und sehe zu, dass ich für den Abend rechtzeitig Menschennahrung auf den Tisch bringe.

Meine Füße und auch mein malträtierter Po fühlen sich nach meiner Selbstdiagnose schon wesentlich besser an, und ich bin mir sicher, dass der deutsche Arzt morgen zu einem ähnlichen Schluss gelangen wird. Ich habe einfach eine kleine Sportverletzung. Radprofis haben so etwas wahrscheinlich alle zwei Wochen und scheren sich nicht darum.

◆ ◆ ◆

Hardy ruft aus dem Büro an und verkündet sein baldiges Eintreffen zu Hause. Ich bin in bester Stimmung und verkünde meinerseits die bereits eingeleitete Entstehung eines pikanten Pastagerichts mit Meeresfrüchten. Während ich das Abendessen vorbereite, singe ich lautstark mit der ewig jungen Nena mit, deren Musik in der Küche läuft. Meine Füße summen leise mit, wie es scheint, aber ich kümmere mich nicht weiter darum. Sportverletzung eben, wie die Profis. Das heilt schon aus.

Da der CD-Player in der Küche sehr laut spielt und ich ebenso laut mitgröle, verpassen die Hunde und ich Hardys Ankunft. Wir sind alle überrascht, ihn plötzlich grinsend im Türrahmen stehen zu sehen.

Aufgrund der ungewöhnlich beschwingten Stimmung wählen wir den »Triaden *Diner*« als Austragungsort für das heutige Abendessen. Der Raum heißt so, weil es selbst einem chinesischen Mafiaboss Spaß machen dürfte, hier zu tafeln. Er ist vollständig mit traditionellen chinesischen Möbeln und asiatischer Kleinkunst ausgestattet, ein großer runder Tisch darf natürlich nicht fehlen.

An dem lassen wir uns jetzt nieder, das etwas profanere, kleinere Alltags-Esszimmer bleibt heute verwaist, obwohl es den Vorteil eines Fernsehgeräts bietet. Aber wir wollen uns ja unterhalten, da bedarf es nur ein bisschen Hintergrundbeschallung durch »Buddha Bar«-Musik.

Wir wickeln jeder eine dampfende Gabel Nudeln auf und genießen den ersten Bissen. Dann stoßen wir mit Rotwein an. Die zweite Flasche ist schon dekantiert und harrt atmend in der Küche ihrer Hinrichtung. Das Leben ist schön, denke ich mir wieder einmal. Ich denke das oft. Hardy ist nicht so glücklich wie ich, das steht außer Frage. Vielleicht ist mein Glück dann nur geborgt? Egal, jetzt wird erst mal genossen.

»Es gibt Neuigkeiten«, erzähle ich. »Morgen früh habe ich einen Termin im Medi Center. Die haben jetzt einen deutschen Allgemeinarzt. Vielleicht weiß der, was mit meinen Füßen und meinem Hintern los ist.«

»Ja, mach das mal«, erwidert Hardy. »Ist schon besser, wenn du das mit einem Arzt besprichst. Im Internet steht so viel dummes Zeug.«

»Das mit dem Sattel ist aber schon einleuchtend, findest du nicht?«

»Du fährst seit Jahren mit dieser Höheneinstellung und auf weichen Gelsätteln. Was soll denn jetzt plötzlich daran verkehrt sein?«, zweifelt Hardy.

»Vielleicht genügt es ja, den Sattel etwas zu verstellen?«

»Dann kommst du entweder nicht mehr mit den Füßen auf den Boden oder du sitzt wie auf einem Kinderfahrrad. Dann bekommst du wirklich eine schlechte Haltung. Ich halte das alles für Quatsch, aber warten wir mal ab, was der Arzt dazu sagt.«

Nach einem weiteren Bissen und einem bedeutungsvollen und etwas abschätzigen »Hmmmm«, das ich von Angelina Jolie gelernt habe, beschließe ich, das Thema zu wechseln, und erzähle von meiner Unterrichtsstunde.

Hardy ist stolz auf mich, und wir stoßen auf meine erfolgreiche Hausaufgabe an. Dann fällt mir die »Sport ist Mord«-Anekdote ein, und ich erzähle sie grinsend und voller Begeisterung.

Hardys Stimme hat einen leicht verärgerten Klang, als er sagt: »Weißt du was? Du musst nicht mit mir Rad fahren, wenn dir das alles zu viel wird oder keinen Spaß mehr macht. Ich kann genauso gut alleine fahren, oder ich frage Rolf, ob er Lust hat, nächstes Wochenende mitzukommen.«

Ich verschlucke mich vor Überraschung fast an einem Schluck Wein. So sollte die Anekdote eigentlich nicht rüberkommen. Die war doch Spaß! O Mann, zum Entertainer bin ich sicherlich nicht geboren.

Rolf taucht vor meinem inneren Auge auf. Wenn er nicht in Shanghai für seine schwäbische Firma Industrieanlagen baut, dann braust er daheim in der Freizeit mit fünfunddreißig Stundenkilometern auf seinem Rennrad über die Schwäbische Alb. Der Mann ist in Höchstform, so wie ich es vor Kurzem noch war. Meine Eifersucht wallt auf.

»Das war doch nur ein Scherz!«, protestiere ich. »Natürlich will ich am Wochenende wieder rausfahren, der Doc morgen wird mich schon richten!«

Ein neues, unverfängliches Gesprächsthema fällt uns beim Essen nicht mehr ein. Irgendwie sehen wir beide urplötzlich müde aus und sind es wohl auch.

Die Stimmung ist abgeflacht, und wir nehmen die zweite Flasche Wein mit rüber ins Wohnzimmer. Wir beschließen, das Unterhaltungsprogramm des restlichen Abends dem DVD-Player zu überlassen, und ich wähle einen Film aus. Es ist *Blueberry*. Ein irreführender Titel für einen Western. Der Film lenkt uns beide von unseren jeweiligen Sorgen ab, und seine merkwürdige Handlung fesselt uns bis zum Schluss. Ich überlege, ob es mir wohl gelingen wird, diese düstere Geschichte eines Sheriffs, seines indianischen Freundes und ihrer beider Widersacher auf Chinesisch nachzuerzählen.

Während ich unser Geschirr in die Küche räume und eine kleine Vorreinigung für Mrs Ling mache, gehe ich im Geiste bereits Möglichkeiten durch, *Blueberry* auf das erzählerische Niveau einer Fünfjährigen zu bringen. Diesen Kindergartenentwurf kann ich dann vielleicht einigermaßen ins Chinesische übertragen.

Hardy ist schon vor mir ins Schlafzimmer gegangen. Ich rufe das Volk zur kollektiven Notdurftverrichtung zusammen, und wir wagen uns ganz kurz hinaus in den noch immer tropisch heißen Garten. Danach ersteigen meine Seilschaft und ich in unterschiedlichem Tempo das Treppenhaus gen Schlafzimmer.

Louise liegt wie immer rasant und unangefochten in Führung und knallt, unfähig, rechtzeitig zu bremsen, mit dem Kopf gegen die Schlafzimmertür, die Hardy wohl versehentlich zugemacht hat. Thelma und Paciencia hoppeln langsam, aber stetig nach oben und erreichen das Ziel ohne Unfälle. Enttäuscht stehen die drei jetzt vor der verschlossenen Tür und kommen nicht weiter. Porthos und ich kommen langsam nach. Die tauben Füße verunsichern mich treppauf doch ein wenig. Ich öffne die Tür und sehe, dass Hardy das Licht schon gelöscht hat. Meine kleine Leselampe hat er aber angelassen, damit ich nicht vollständig im Dunklen tappe.

Ich gehe ins Bad und mache mich bettfein. Das »Korn« hat sich etwas verlagert. Das Gefühl scheint sich nun irgendwie in der Länge auszubreiten. Die Füße schlafen tief und fest, und ich kann sie nicht wecken. Ich habe eine Scheißangst und tappe trotz der glimmenden Leselampe im Dunkeln.

Mittwoch, 18. August

Mr Zhang und ich sind unterwegs in Sachen Mission Impossible. »Impossible« deshalb, weil ich selbstverschuldet zu spät aus dem Haus gekommen bin und wir nun lediglich magere fünfundzwanzig Minuten Zeit haben, um das »Medi Center« im Stadtteil Hongqiao zu erreichen. Mr Zhang gibt entsprechend Gas, und ich lege hinten auf dem Rücksitz die Ohren an.

Wieder einmal habe ich sehr schlecht geschlafen. Das passiert mir in der jüngeren Vergangenheit immer öfter. Man sagt ja, im Alter brauche man weniger Schlaf. Ob ich wohl schon in diesem Stadium bin? Meine Füße schlafen jedenfalls weiter ihren rätselhaften Schönheitsschlaf, nichts kann sie aus ihrem Schlummer erwecken.

Am Morgen wurde ich beim Einseifen unter der Dusche mit weiterem Unheil konfrontiert. Zumindest kurzzeitig hatte es den Anschein, als würde ich auch an einer Stelle zwischen den Brüsten nichts mehr spüren. Zunächst tat ich das als Einbildung ab, aber damit war es noch nicht genug. Gleich darauf bekam ich eine ähnliche Fehlermeldung aus dem Bereich des rechten Ellenbogens.

Schneller als geplant beendete ich den Duschvorgang und entstieg hektisch und missgelaunt der dampfenden Duschkabine.

»Vielleicht habe ich ja ein bisschen zu heiß geduscht?«, fragte ich die allgegenwärtige Louise, die mir eine Antwort schuldig blieb. Dann betrachtete ich mich ausgiebig und kritisch vor dem Spiegel und kam zu dem Schluss, dass mein

Körper, von der Tapirzeichnung einmal abgesehen, zumindest äußerlich weiterhin normal aussah. Spukte es hier, oder was?

Nach dem Abtrocknen verschwanden die neuen Taubheitsgefühle, und ich hoffte, dass ich sie mir vielleicht doch nur eingebildet hätte.

Den ganzen Morgen über war ich eher einsilbig, und die Hunde zogen sich aufgrund mangelnden Entertainments zurück. Dann vertrödelte ich etwas zu viel Zeit im Internet, denn ich konnte es mir doch nicht verkneifen, vor der Abfahrt nach Shanghai noch mal nach weiteren Treffern für »Taubheitsgefühle« zu suchen.

Ähnlich wie am Vorabend erhielt ich ein Potpourri von Möglichkeiten. Da wurde mir zum Beispiel erneut eindringlich die diabetische Polyneuropathie angeboten, aber nein, ich erkannte mich nicht wieder, da war ich mir gleich ganz sicher.

Dann erschien ein weiteres Mal ein breit gefächertes Angebot zum Thema Ischias. Auch das legte ich nicht in meinen Warenkorb.

Außerdem stieß ich auf ein so genanntes »Mausarm-Syndrom«, das mich zwar zum Lachen brachte, aber auch nicht zum Kauf reizte.

Schließlich entdeckte ich eine plausiblere Offerte: eine Pudendus-Neuralgie. Hurra! Da wären wir ja wieder beim Thema Sportverletzung angelangt! Den Pudendus, ein Nerv, von dem ich noch nie gehört hatte und der in der Beckenregion sitzt, kann man in seltenen Fällen, zum Beispiel durch unsachgemäßes Sitzen auf einem Drahtesel, zur Weißglut bringen. Ergo: Taubheitsgefühle! Am Pudendus blieb ich kleben, leider vergaß ich darüber die Zeit.

Kurze Zeit später waren wir dann aber doch auf dem Highway Richtung City unterwegs. Ich nickte, eingelullt von den monotonen Fahrgeräuschen, etwas ein und träumte ein paar Minuten lang intensiv. Zu intensiv für meinen Geschmack.

♦ ♦ ♦

Thailand, Anfang April 2003

Plötzlich bin ich wieder in Thailand, Mausi ist noch am Leben. Khun Manop, unser Fahrer, hat unsere ältliche, aber geräumige Firmenlimousine schon für den täglichen Gassiausflug hergerichtet. Ich höre den Wagen auf der Straße in der Hitze vor sich hin rödeln, damit er schön kalt für mich und die fünf Hunde ist. Mit Bastmatten und Plastikplanen schützen wir die Lederpolster vor den erbarmungslosen Hundekrallen und dem Schmutz, der zwangsläufig nach einem Spaziergang durch den Dschungel ins Auto geschleppt wird.

Wir leben in Jomtien Beach, in einem bezaubernden, verspielten Thai-Haus namens Baan Sawangjai. Der Name bedeutet frei übersetzt etwa »Heiteres-Herz-Haus«. Baan Sawangjai bietet uns Menschen allen erdenklichen Komfort, den Hunden allerdings zu wenig Auslauf. Auf die Straße kann ich mit ihnen nicht gehen. Zu viel Verkehr, ungeimpfte Straßenhunde und ärgerliche Farang-Nachbarn, die mir jeden Hundehaufen, den sie finden, in die Schuhe schieben wollen. Farangs, das sind Leute wie Hardy und ich: westliche Ausländer, zu denen auch Australier und Neuseeländer zählen. Farangs sind unermesslich reich und geben ihr Geld auch ungehemmt aus. Das Erste ist meistens ein Märchen, das Zweite trifft leider dennoch fast immer zu.

Die Luft flimmert, und die Straße scheint aus matt glänzendem Öl zu bestehen. Geübt laden Khun Manop und ich die aufgeregten Hunde in den Wagen. Ich sitze mit vieren auf der Rückbank, Mausi hat den Alters- und Gewichtsbonus und darf vorne neben Khun Manop sitzen. Mit »Khun« werden in Thailand eigentlich nur Personen und der Hund seiner Majestät angesprochen. Khun Manop jedoch erweist seiner Beifahrerin gerne aus Spaß Respekt und nennt sie »Khun Mausi«.

Wir machen unsere Gassi-Expedition, mit wenigen Ausnahmen seit rund 1250 Tagen, es ist ein Routineeinsatz. Die Fahrt zu »unserem« See dauert normalerweise maximal fünfzehn Minuten. Wenn auf der Sukhumvit Road, einer Landstraße, die bis nach Bangkok führt, zu dichtes Treiben herrscht, kann aber schon mal mehr daraus werden. Am See angekommen, öffnen wir jedes Mal erleichtert die Türen, und die Hundemeute ergießt sich ekstatisch jubelnd in die Natur.

Lake Land ist ein künstlich angelegter See, auf dem man Wasserski fahren kann. Es gibt eine Schleppanlage, die die Wasserskifahrer auf einer Ellipsenbahn über den See zieht. Wir wollen den meist spärlichen Betrieb nicht stören und halten uns von der Uferböschung fern. Ich trage schwere Wanderstiefel, zwei Paar Socken, eine lange, robuste Jogginghose, ein kleines Top und eine Art Piratenkopftuch, um mein feines Haar vor dem sicheren Verbrennen in der Gluthitze zu bewahren. Obenherum sehe ich also aus wie eine Seeräuberbraut, untenherum eher wie ein Mitglied einer Dschungel-Spezialeinheit auf Patrouille. Lake Land ist gerodeter Dschungel, aber die Schlangenpopulation ist trotzdem sehr dicht. Porthos steigt jedes Mal panisch auf wie ein Hengst, wenn er aus Versehen eine aufstöbert. Er hasst Schlangen. Ich hasse die Hitze mehr.

Mausi gibt das Tempo der Gruppe vor. Sie ist eine wuchtige, freundliche Mischlingshündin, die mich und Hardy seit fünfzehn Jahren durch die Welt der verschiedenen Standorte unserer Firma begleitet. Sie hat kürzlich einen Schlaganfall überlebt und ist nun halbseitig leicht gelähmt. Ich frage mich immer wieder, ob sie wohl Schmerzen hat. Es sieht nicht danach aus. Sie will weiterhin spazieren gehen, fressen, uns lieben und leben. Ich möchte auch noch ein bisschen Zeit mit ihr verbringen, ehe es nach China geht. Mausi kann nicht mehr mitkommen. Sie würde weder die Reise nach Shanghai überleben, noch würden die chinesischen Behörden dem schwerkranken Tier die Einreise gestatten.

Unsere kleine Prozession begibt sich zu einem abgelegenen Teil des Seeufers. Dort gehen die Hunde saufen und baden. Meistens tun sie beides gleichzeitig. Ich sitze am Ufer im Schatten einer Palme und betrachte versonnen das kleine Vierbeiner-Idyll.

Mausi stapft schließlich breitbeinig die Böschung hoch und lässt sich zufrieden grunzend neben mich fallen.

»Was mache ich denn nur mit dir? Sollten wir jetzt wirklich am Ende unserer Reise angekommen sein? Was wird bloß noch aus uns allen?«, frage ich sie besorgt.

Statt einer Antwort verströmt Mausi lediglich ihren vertrauten erdigen Geruch. Er scheint von einem geheimnisvollen Pheromon durchsetzt zu sein, das in mir für den Moment etwas Zuversicht weckt.

♦ ♦ ♦

Mit einem Ruck kommen wir an einer roten Ampel, unweit meines Zieles, zum Stehen. Ich schüttle den Traum ab und bin beruhigt, dass wir nur mit ein paar Minuten Verspätung am »Medi Center« ankommen werden. Dort haste ich gleich an die Rezeption. Frau Kessler steht wieder neben einer der Telefonistinnen.

Die bedenke ich mit einem freudigen *ni hao*, Frau Kessler begrüße ich mit »Schönen guten Morgen, leider bin ich etwas zu spät!«.

Frau Kessler beruhigt mich: »Das macht überhaupt nichts. Dr. Ballhaus flickt gerade noch einen häuslichen Unfall zusammen, er ist also auch nicht ganz pünktlich.«

Der Mann kann was, denke ich anerkennend und setze mich mit einem Magazin in die Lobby.

»Ich schaue mal, wie weit er ist!«, ruft mir Frau Kessler zu und entschwindet in Richtung Behandlungsräume. Ich vertiefe mich gerade genüsslich in die Eheprobleme der Familie Beckham, als Frau Kessler zurückkommt und mich bittet, noch einen Augenblick im Sprechzimmer Platz zu nehmen.

Dort angekommen, schaue ich mich um – keine Regenbogenpresse – und setze mich auf den Patientenstuhl. Wieder lasse ich den Blick durchs Zimmer schweifen, diesmal auf der Suche nach etwas Persönlichem, das Aufschluss über Herrn

Dr. Ballhaus gibt. Da ist nichts, alles neutral, er teilt sich das Zimmer wahrscheinlich mit anderen Kollegen.

Anschließend gehe ich quer durchs Zimmer zum Waschbecken und dem dazugehörigen Spiegel darüber. Ich will prüfen, ob während meiner Träumerei die Frisur verrutscht ist und ob sich vielleicht mein blutroter Lippenstift hässlich in die noch kleinen, aber für mich ärgerlichen Fältchen an den Lippen abgesetzt hat. Nein, sieht alles noch okay aus.

Da fliegt die Tür auf, und Dr. Ballhaus tritt entschlossen ein.

»Frau Kramer-Valesa«, sagt er gedehnt. Offiziell und in Dokumenten bin ich eine »Bindestrich«-Ehefrau. »Nicht da«, murmelt er dann enttäuscht, bevor ich hinter der Tür hervortrete und fröhlich »Hallo, hier bin ich!« rufe.

Verdutzt dreht er sich zu mir um, und wir schütteln uns die Hände. Auf meinen hochhackigen Sandalen überrage ich Dr. Ballhaus fast um Haupteslänge. Er ist ein zierlicher, bebrillter Mann, allerdings trägt er einen beeindruckenden Vollbart, der ihm körperlich etwas mehr Wucht verleiht. Wohlerzogen setze ich mich nun wieder auf den dafür vorgesehen Stuhl und mache einen erwartungsvollen Eindruck.

»Da haben Sie aber einen schönen, komplizierten Doppelnamen«, eröffnet er. »Spricht man das Valesa mit einem Nasallaut in der zweiten Silbe?«

Ich rücke meinerseits vor mit »Ohne Nasallaut ist in Ordnung, und Valesa allein reicht auch vollkommen! Nur in meiner Heimatstadt bin ich mehr unter dem Namen Kramer bekannt.«

Dr. Ballhaus ist neugierig geworden. »Dem Klang Ihrer Stimme nach kommen Sie aus Süddeutschland, nicht wahr? Und ihr Mann, woher stammt der, wenn ich fragen darf?«

»Ich komme aus Erlangen«, bestätige ich.

»Ah, die Siemens-Stadt!«, ruft Dr. Ballhaus anerkennend aus.

Ich denke mir, dass Erlangen sicher nicht nur aus der Firma Siemens besteht, behalte das aber im Moment für mich. Irgendwie bin ich mir nicht ganz sicher, ob ich diesen Dr. Ballhaus mag oder nicht. Er wirkt auf mich ein bisschen wie eine Kreuzung aus Sozialkundelehrer und Versicherungsvertreter. Aber wahrscheinlich ist es noch zu früh für ein Urteil. Also beantworte ich brav den zweiten Teil seiner Frage.

»Mein Mann kommt aus Düsseldorf, mein Schwiegervater war aus Kattowitz. Die Valesas entstammen aber nachweislich einem zwar verarmten, aber einflussreichen osteuropäischen Adelsgeschlecht.«

Dr. Ballhaus schaut mich verblüfft an, und ich fahre grinsend fort: »Ich zitiere nur meine Schwiegermutter. Sie war immer sehr stolz auf die mutmaßlichen Wurzeln ihres Ehemanns.«

Erleichtert, nicht unvorbereitet einem Mitglied des Flachadels begegnet zu sein, nimmt Dr. Ballhaus die Partie wieder auf: »Was machen Sie und Ihr Mann in Shanghai?«

»Mein Mann ist als Direktor für einen der großen Multinationalen hier tätig.« Ich nenne den Namen des Konzerns. »Und ich bin bereits im Ruhestand.«

Dr. Ballhaus kann sich ein Lachen nicht verkneifen und studiert belustigt meine Patientenunterlagen.

»Sie sind 1963 geboren, also einundvierzig Jahre, wenn ich richtig rechne. Verraten Sie mir mal, wie Sie das mit der Rente gemacht haben, dann versuche ich es auch.«

Das wird nicht funktionieren, denke ich mir und erwidere: »Ich habe Jura studiert, aber letztendlich nie in meinem Beruf gearbeitet. 1989 bin ich nach Spanien ausgewandert, ich war dort so beschäftigt, an Arbeit war gar nicht mehr zu denken.«

Eher würde ich mir die Zunge abbeißen, als Dr. Ballhaus gegenüber zuzugeben, dass ich nach elf Semestern Jura, mangels der nötigen Hingabe an die Materie, das Studium vor dem Staaatsexamen einfach abgebrochen habe und mehr oder weniger mittellos auf Abenteuersuche nach Barcelona aufgebrochen bin.

Dr. Ballhaus lacht lauthals und sagt: »Sie machen mir ja Spaß! Sie sind also eine glückliche und zufriedene Expat-

Hausfrau. Wo sind Sie denn überall herumgekommen mit Ihrem Mann?«

Ich zähle auf: »Fünf Jahre Spanien, fünf Jahre Portugal, fünf Jahre Thailand …«

»Thailand!«, unterbricht mich Dr. Ballhaus. »Hat Ihre Firma da auch ein Werk? Das wusste ich gar nicht!«

Du weißt vieles nicht, denke ich mir und sage aber stattdessen: »Ja, es gibt ein Werk in Rayong, das ist ein großes Industriegebiet, ungefähr achtzig Kilometer von Pattaya entfernt. Dort haben wir fünf Jahre lang gewohnt.«

»In Pattaya?«, fragt Dr. Ballhaus gierig.

»Ja, im Sündenpfuhl«, bestätige ich cool und fahre in einem geschäftsmäßigen Ton fort: »Rayong bietet für Ausländer wenig Infrastruktur. Die Expats wohnen also bevorzugt in Pattaya, in unserem Fall war es Jomtien. Das ist ein Ortsteil von Pattaya.«

»Ja«, sagt Dr. Ballhaus, »ich kann mir schon vorstellen, worin die bessere Infrastruktur besteht. Die Männer haben da bestimmt ihren Spaß!«

Arschloch, denke ich mir, gebe ihm aber im Stillen recht.

»Es gibt aber auch Expat-Frauen, die dort zu ihrem Spaß kommen!«, gebe ich souverän zurück. Damit lassen wir die Vergangenheit endlich ruhen und wenden uns der Gegenwart zu.

»So, nun aber zum Grund Ihres heutigen Besuchs«, eröffnet Dr. Ballhaus aufs Neue. »Was kann ich denn für Sie tun?«

Emotionslos erkläre ich: »Seit letztem Sonntag habe ich ein Fremdkörpergefühl im Analbereich, und meine Füße sind seit gestern eingeschlafen. Völlig taub. Ich meine, dass auch noch ein paar andere Stellen am Körper, zumindest zeitweilig, ebenfalls betroffen sind.«

»Hmmm«, macht Dr. Ballhaus. »Stehen Sie doch bitte mal auf, und ziehen Sie die Schuhe aus.«

Ungern folge ich seinen Anweisungen, und wir stehen uns nun Aug in Aug gegenüber. Er kann sich ein Schmunzeln nicht verkneifen, ich eigentlich auch nicht, und so fühle ich mich wieder versöhnlicher gestimmt.

»Stellen Sie sich doch bitte mal auf die Zehenspitzen«, fährt er fort, »und danach direkt auf die Hacken. Dann gehen Sie bitte ein paar Schritte abwechselnd auf den Spitzen und auf den Hacken.«

Ich gehorche und wechsle zwischen Zehen- und Fersengang ab, als hätte ich mein ganzes Leben lang nichts anderes getan.

»Prima«, sagt er anerkennend und bittet mich nun, die Augen zu schließen und wie eine Seiltänzerin auf einem gedachten Seil ein paar Meter zu gehen. Auch diese Prüfung gelingt. Es beginnt Spaß zu machen, und als Dr. Ballhaus nun verlangt, dass ich mit geschlossenen Augen und ausgestreckten Armen mit beiden Zeigefingern meine Nasenspitze treffen soll, ist der Jubel groß.

»Das machen Sie sehr schön. Jetzt schauen wir mal Ihre Reflexe an!«

Gehorsam folge ich Dr. Ballhaus zu einer Behandlungsliege und soll mich erst einmal daraufsetzen und die Beine baumeln lassen. Er zückt ein silbriges Hämmerchen und legt noch ein paar andere, niedlich aussehende kleine Folterwerkzeuge neben mir auf der Liege ab.

»Bitte ganz locker lassen«, sagt Dr. Ballhaus und schlägt kurz und entschlossen mit dem Hämmerchen nacheinander an meine Knie. Beide Male schnellen meine Unterschenkel mit Schwung nach vorne und in die Höhe.

»Na, das funktioniert ja super!«, rufe ich enthusiastisch.

»Ja, das funktioniert fast ein bisschen zu gut«, konstatiert Dr. Ballhaus. »Ihre Reflexe sind sehr lebhaft.«

Jetzt bin ich gespannt, was er als Nächstes mit mir vorhat.

»Legen Sie sich doch bitte mal auf den Rücken, und schließen Sie die Augen. Ich werde jetzt Ihre großen Zehen nacheinander nach oben und nach unten bewegen. Sie sagen mir dann jeweils, ob es nach oben oder nach unten geht.«

Ich konzentriere mich mit geschlossenen Augen und verkünde, ohne Zögern, die Richtung, die mein Zeh jeweils genommen hat.

»Das machen Sie gut! Jetzt kommt etwas Schwierigeres«, sagt Dr. Ballhaus. »Ich werde Ihre Fußsohlen abwechselnd mit einem scharfen und einem stumpfen Gegenstand berühren. Sie sagen mir bitte, wann es stumpf ist und wann es scharf ist.«

Ich lasse die Berührungen jeweils einen Moment lang auf mich einwirken und sage dann manchmal etwas unentschlossen, welcher Art mein Eindruck war. Dr. Ballhaus lässt das unkommentiert, und wir gehen zur nächsten Übung über. Er schlägt eine kleine Stimmgabel an, hält Sie an den linken Fuß und erklärt: »Sie sagen mir, wann Sie die Vibration nicht mehr spüren, okay?«

Jetzt sitze ich in der Patsche und antworte verdrossen: »Ich spüre jetzt schon keine Vibration mehr.«

Dr. Ballhaus nickt unzufrieden, und wir versuchen es am anderen Fuß. Wieder Fehlanzeige. Ich sehe mein Punktekonto dahinschwinden und hoffe, noch einen Joker im Ärmel zu haben für den nächsten Test. Habe ich, denn wir machen Grimassenschneiden. Dr. Ballhaus streckt mir brüsk die Zunge raus und befielt dann: »Machen Sie mir alles nach, was ich tue!«

Ich darf ihm also die Zunge rausstrecken, sie dann schnell im geöffneten Mund hin- und herbewegen und dann noch die Zähne fletschen – ich knurre dazu, weil ich es von zuhause nicht anders kenne.

Wir freuen uns beide, dass ich das alles so gut kann. Dann schaut er mir noch mit einem Taschenlämpchen in die Augen und bittet mich anschließend, der Bewegung seines Zeigefingers nur mit den Augen zu folgen. Der Kopf soll sich dabei nicht bewegen. Zum Schluss darf ich zum Sehtest antreten. Ich bleibe dazu auf der Liege sitzen und soll abwechselnd, jeweils ein Auge abgedeckt, Buchstabenreihen von einer Tafel an der gegenüberliegenden Wand ablesen. Ich lese und lese, bis ich bei der winzig klein geschriebenen untersten Reihe ankomme.

Da stocke ich kurz, bis Dr. Ballhaus sagt: »Ist schon gut! Die letzte Reihe brauchen wir nicht, Sie sehen ja besser als eine Vierzehnjährige!«

In der letzten Runde habe ich also wieder Punkte gutgemacht und erwarte des Doktors Verdikt.

»Die neurologischen Tests sind fast einwandfrei«, erklärt er jetzt, »bis auf die Vibrationsgeschichte. Ihre Füße sind kurioserweise beinahe unempfindlich für Reize, aber der Lagesinn funktioniert sehr gut.«

»Und das Fremdkörpergefühl, was sagen Sie dazu?«, frage ich ungeduldig. »Im Internet habe ich von einer so genannten Pudendus-Neuralgie und einer möglichen Schädigung des Dammbereichs durch zu viel Sport gelesen. Ich fahre überdurchschnittlich viel Fahrrad«, füge ich hilfsbereit hinzu.

Dr. Ballhaus hat wieder hinter dem Schreibtisch Platz genommen, und ich bin ihm willig zu meinem Patientenstuhl gefolgt. Nun schaut er mich strafend über den Rand seiner dicken Brille hinweg an.

»Durch das Internet müssen wir armen Ärzte uns nun täglich mit falsch informierten oder auch überinformierten Patienten herumschlagen. Die kommen oft schon mit einer Selbstdiagnose zu uns und ärgern sich dann, wenn wir ihnen widersprechen müssen. Manche nehmen es einem schon übel, wenn aus einem selbst diagnostizierten Krebsleiden nur eine harmlose Hämorride wird.« Er pausiert kurz und führt sich mein Patientenblatt nochmals zu Gemüte. »Sie haben keine Kinder, sehe ich hier. Ist das so gewollt?«, nimmt er den Faden wieder auf.

»O ja, absolut!«, entgegne ich. Er könnte es nun ruhen lassen, tut er aber nicht.

»Sie wissen sicherlich, dass es noch nicht zu spät ist dafür. Sie sind in bester körperlicher Verfassung«, ermuntert er mich.

»Mein Mann und ich sind uns da ganz einig«, sage ich in einem Tonfall, der das Thema abhaken müsste.

»Was machen Sie denn so den ganzen Tag über in Ihrem Xin Qiao? Wo liegt das überhaupt?«, fragt er mich interessiert.

»Kennen Sie die große Nissin-Nudelsuppenfabrik auf dem Weg nach Hangzhou?«, teste ich sein Wissen.

»Ich dachte, dort wäre mehr Plastik- und Metallindustrie angesiedelt«, antwortet Dr. Ballhaus.

»Ja«, entgegne ich trocken, »das passt da schon mit rein.«

Er lächelt mich kopfschüttelnd an. »Humor haben Sie!« Dann fragt er nochmals nach: »Fällt Ihnen so weit draußen nicht die Decke auf den Kopf?«

»Überhaupt nicht«, erwidere ich und meine es ehrlich. »Ich mache, wie gesagt, viel Sport mit meinem Mann. Wir sind zwei bis drei Mal pro Woche in der Stadt in unserem Fitnessstudio, und am Wochenende fahren wir manchmal bis zu hundert Kilometer Rad. Ich habe vier Hundesenioren, denen ich ihren Lebensabend versüße, und ich koche und lese sehr gern. Zudem arbeite ich viel am Computer, halte Kontakte und informiere mich über Neuralgien und alles Mögliche.«

Ich sage ihm nicht, dass ich außerdem ein Mal in der Woche zum Friseur, zur Maniküre und Pediküre fahre, jede Woche mindestens ein neues Kleidungsstück erstehe und einen Kosmetikkult treibe. Er soll mich ja schließlich nicht für oberflächlich halten.

»Ist bei Ihnen zu Hause denn alles in Ordnung?«, fragt Dr. Ballhaus prüfend.

»Ja, wir haben fließendes Wasser, Strom und Gas …«

Er winkt ab und sagt lachend: »Kommen Sie, Sie wissen schon, was ich meine!«

Ich überlege kurz. Entweder ich halte die Klappe und sage nichts dazu, und er soll bitte schön die medizinischen Gründe für meine Beschwerden herausfinden, oder ich räume ein, dass es durchaus manchmal Probleme gibt. Dann verleiht er mir wahrscheinlich das Gütesiegel »psychotische Hausfrau«.

Ich habe hier eine Konfliktsituation vor mir, und in Konfliktsituationen melden sich gerne meine beiden inneren Stimmen zu Wort. Die intellektuellere der beiden hatte ja bereits am Sonntag unerwartet mit mir Kontakt aufgenommen. Das »Dummerchen« hat sich dagegen bislang mit irgendwelchen Kommentaren zur Thematik zurückgehalten. Jetzt bekommt sie leider den Zuschlag und plappert erst einmal drauflos. Die Intellektuelle zieht sich angewidert zurück, lauert aber im Hintergrund mit einer imaginären Peitsche und ebensolchem Knebel.

»Meinem Mann gefällt die Arbeit in China nicht besonders. Er mag die Einschränkungen, die das Joint-Venture-Verfahren mit sich bringt, nicht, und an Shanghai gefällt ihm so gut wie gar nichts. Wir haben deswegen manchmal Meinungsverschiedenheiten. In seiner Freizeit versucht mein Mann möglichst viel Sport zu machen, dabei kann er sich gut abreagieren«, erzählt das Dummerchen. Klar, sie sagt die Wahrheit, aber die Wahrheit ist manchmal auch fehl am Platz.

Die Intellektuelle schüttelt den Kopf über so viel unangebrachte Auskünfte und knallt mit der Peitsche. Dr. Ballhaus spricht zum Dummerchen: »Sie sind also zu Hause nicht wirklich ausgelastet, haben häufig Streit mit Ihrem Mann und absolvieren zum Ausgleich ein anspruchsvolles Sportprogramm um der Harmonie willen.«

»Zack!«, bekommt Dummerchen einen Warnschuss vor den Bug verpasst. Die Intellektuelle hat genug, Dummerchen verstummt und hält sich mit weiterem Geplauder aus dem Nähkästchen vorläufig zurück.

Die Intellektuelle meint jetzt: »Nein, nein, ich tue schon, was ich selbst für richtig halte, und das sehr gerne. Sicherlich habe ich kein psychisches Problem. Man muss ja nicht immer einer Meinung sein, und für mich ist es ganz gut, wenn mich jemand antreibt. Ich entwickle mich sonst zu einem Dreizehenfaultier mit zwei Buchstaben.«

»Das wäre dann das Kreuzworträtselfaultier Ai, nehme ich an?«

»Genau!«, bestätige ich, beziehungsweise die Intellektuelle. Sie liebt Wortspielchen.

»Haben Sie irgendwelche Essstörungen?«, fragt Dr. Ballhaus jetzt lauernd.

»Nein, überhaupt nicht«, entgegnet die Intellektuelle scharf. Dummerchen zupft sie zaghaft am Ärmel und gibt zu bedenken, dass sie beide manchmal abends hungrig schlafen gehen müssen, um mühsam die zweiundfünfzig Kilo ihrer Wirtin zu halten. Die Intellektuelle schüttelt sie ab und gibt zu bedenken, dass noch niemandem die Füße wegen ein bisschen Magenknurren eingeschlafen seien.

»Wie schlafen Sie denn?«, bohrt Dr. Ballhaus weiter.

»Siehst du, der Mann will uns helfen und tut nur seine Arbeit«, murmelt Dummerchen und drängelt sich wieder vor.

»Ich schlafe nicht besonders viel«, gibt sie zu und brabbelt weiter: »Manchmal nur drei Stunden pro Nacht.«

»Das reicht nun wirklich nicht!« Dr. Ballhaus freut sich ehrlich, endlich etwas gefunden zu haben. »Sie müssen mehr Schlaf bekommen. Versuchen Sie, Ihre häuslichen Probleme locker anzugehen, und gehen Sie beim Sport nicht über Ihre Belastungsgrenze. Ich schreibe Ihnen ein Schlafmittel auf, das nehmen Sie jetzt mal vierzehn Tage, und dann schauen wir weiter.«

»Ich lehne Schlafmittel eigentlich ab«, wirft die Intellektuelle schnippisch ein.

»Mit nur drei Stunden Schlaf pro Nacht hätte ich auch neurologische Beschwerden«, entgegnet Dr. Ballhaus knapp.

Ich merke, dass er meinen Besuch für beendet ansieht, und frage: »Sie meinen also, das ist nichts Ernstes? Nur eine psychosomatische Sache?«

»Mein Rat: Lesen Sie nicht so viel im Internet, Frau Valesa. Da steht viel dummes Zeug drin«, erwidert Dr. Ballhaus.

Das haben die Intellektuelle, das Dummerchen und ich schon mal gehört und sagen nichts.

Dr. Ballhaus freut sich, uns endlich zum Schweigen gebracht zu haben, und fügt noch hinzu: »Sie haben bestimmt auch über Multiple Sklerose gelesen. Vergessen Sie das mal ganz schnell wieder!«

Habe ich nicht. Ich weiß eigentlich noch nicht einmal genau, was Multiple Sklerose ist, beeile mich aber zu sagen: »Ja, sicher.« Ich nehme mein Schlafmittelrezept entgegen, zögere aber immer noch zu gehen.

Dr. Ballhaus bemerkt meine Unsicherheit und lenkt ein: »Wenn es in vierzehn Tagen nicht besser wird, können wir ja noch mal einen Neurologen hinzuziehen. Wir haben einen guten Mann hier an der Klinik, einverstanden?«

Er klopft mir auf die Schulter und geleitet mich hinaus.

»Kopf hoch, Frau Valesa! Sie sind das blühende Leben!«

Er schüttelt mir aufmunternd lächelnd die Hand und lässt mich an der hauseigenen Apotheke zurück. Ich lese meinen »Laufzettel«, auf dem als Befund »neuromuskuläre Hypersensibilität« eingetragen ist, und reiche der Apothekerin zögernd mein Schlafpillenrezept.

»Der Mann hat sich den einen Strohhalm gegriffen, den du ihm gegeben hast, du blöde Kuh!«, schimpft die Intellektuelle und zieht sich zurück. Dummerchen kauft die Tabletten und ruft Mr Zhang auf dem Handy an.

»Wir sind hier fertig«, sagt sie.

Donnerstag, 19. August

Heute Morgen habe ich keine Zeit mit Internet-Pathologie verplempert, sondern den jungen Tag umarmt und gleich mit sinnvollen Tätigkeiten begonnen. Nach meiner ersten, widerstrebenden Schlafmitteleinnahme am Vorabend konnte ich tatsächlich ein bisschen besser schlafen und bin, nachdem Hardy um sieben Uhr aus dem Haus gegangen ist, gleich fit wie ein Turnschuh in den Hausfrauenmodus übergegangen. Die Zeit vor acht, ehe Mrs Ling kommt und die eigentliche Arbeit von mir übernimmt, ist für mich eine der schönsten Stunden des Tages, denn dann habe ich das riesige Haus für mich alleine, wenn man von meinem Gefolge einmal absieht.

Deutsche Welle TV läuft heute lautstark mit den täglichen Berichten zur Olympiade auf allen TV-Geräten im Haus, und in meinem Badezimmer hat Norah Jones zusätzlich den Blues. Die Hunde sind faul und liegen, bis auf Louise, müde im Schlafzimmer herum. Im Freien ist es noch nicht zu heiß, lediglich dreiunddreißig Grad, und ich gönne unserem weitläufigen Garten eine Berieselung. Auf meinen immer noch imaginären Füßen stapfe ich über den Rasen und schalte sämtliche Sprinkler ein. Dann sammle ich die Endprodukte der Hundeverdauung mit Plastiktüten auf und trage sie zum Mülleimer vor der Garage. Wieder zurück im Haus, stopfe ich mein bereits nassgeschwitztes T-Shirt zusammen mit einer ersten Ladung Wäsche schwungvoll in die Waschmaschine. Dann haste ich in mein Büro, es ist kurz vor acht, und lasse den Computer hochfahren. Ich will noch schnell meine E-Mails checken, ehe ich wieder nach oben entschwinde.

Unsere Freundin Hedi aus Langenfeld hat eine witzige Mail über ihren ähnlich gelagerten Hausfrauenalltag geschrieben. Unser schwuler Freund Gideon aus Pattaya mit dem Sinn für wirklich derben Humor hat mir ein Attachment namens »Extreme Bondage« zugeschickt, das selbst mir für einen Moment den Atem verschlägt. Gut, dass ich noch nichts im Magen habe, und zu dumm, dass Mrs Ling ihr Fahrrad gerade in diesem Moment quietschend vor der Tür abbremst. Ich sehe sie durch mein Bürofenster auf den Hauseingang zueilen und bin noch mitten in Gideons Anschauungsmaterial vertieft. Aber ich kann nicht unten bleiben, da ich nur in Shorts und BH am Computer sitze. Der Schlüssel sperrt in der Tür, ich haste die Treppe hinauf.

◆ ◆ ◆

Ich beschließe, heute vor der Fahrt zum Chinesisch-Unterricht ein anregendes Bad zu nehmen. Vielleicht weckt es ja wie durch ein Wunder meine Füße wieder auf und öffnet außerdem einem regen Gedankenfluss Tür und Tor. Bis zum Kinn versinke ich in meditativem, blubberndem Schaum. Alle Düsen meiner Jacuzzi-Wanne arbeiten auf höchster Einstellung. Ruckartig setze ich mich wieder auf. Eigentlich fühlt sich das Baden gar nicht so gut an wie erhofft. Statt sensationellem Wohlgefühl habe ich sensationellen Brechreiz.

Ich lasse einen Schwall kalten Wassers nachlaufen und massiere hoffnungsvoll meine Füße, rede freundlich, aber bestimmt auf sie ein. Sie freuen sich über die Zuwendung, lassen sich aber nicht zu einer echten Gefühlsregung hinreißen. Also lasse ich Füße Füße und Brechreiz Brechreiz sein und kümmere mich um meine Beine. Die bedürfen dringend einer Rasur. Ich untersuche meinen Körper gründlich nach weiteren barbierpflichtigen Zonen. Das brasilianisch geschorene Bikini-Areal ist noch ordentlich getrimmt und hübsch anzusehen, lediglich die Unterarme bekommen den Zuschlag, und ich schäume sie nochmals kräftig ein. Links fühlt sich alles normal an.

Rechts ist gar keine Achselhöhle. Eben war sie doch noch da! Zur Sicherheit schaue ich genau nach. Mein Rasierer gleitet fröhlich durch den Schaum und weiß gar nicht, welches Entsetzen sein unbekümmerter Arbeitsfortschritt bei mir hervorruft. Die Haut ist vollkommen druckunempfindlich. Der rechte Ellenbogen und die Stelle zwischen den Brüsten fallen ebenfalls wiederum durch Nichtvorhandensein auf. Beim Betasten sind sie nicht zu spüren.

Ich bin von der Situation überwältigt und stehe abrupt auf. Aber das ist zu schnell für mein armes Hirn, der Türsteher signalisiert Blutleere. Wiederum abrupt lasse ich mich ins Wasser zurückplumpsen und verharre einen Moment einfach nur still. Nur nicht ausflippen! Mechanisch greife ich mir den Duschkopf und lasse kaltes Wasser über mich fluten. Ich zerre den Wannenstöpsel aus seiner Halterung und beginne das schöne, eben noch so verheißungsvolle Wasser abzulassen. Sämtliche Missempfindungen versuche ich mit einem Schwall kalten Wassers einfach wegzuspülen, und es scheint zu gelingen.

Ich bleibe in der fast leeren Wanne sitzen, bis ich zu zittern anfange. Ob aus Furcht oder weil es mir zu kalt wird, weiß ich nicht. Langsam stehe ich auf – der Türsteher gibt grünes Licht – und klettere an Land in die Sicherheit meines Badezimmers. Die Füße bleiben in ihrem seltsamen, wattierten Stadium, aber der Rest fühlt sich tatsächlich wieder etwas normaler an. Siehe da, sollte es mir sogar gelungen sein, mich des Gerstenkorns zu entledigen? Es ist nicht da. Wo mag es nur hingekommen sein? Eigentlich will ich es nicht suchen, aber es findet mich wenig später von selbst: auf dem Weg zur »Mandarin4U«-Akademie auf dem Highway Richtung Gubei. Donnerwetter, es hat sich eine neue Strategie ausgedacht, nicht minder beeindruckend. Jetzt sitzt es an einer ganz anderen Stelle, irgendwo in meinem Inneren, und fühlt sich an wie ein schlecht sitzender Tampon. Statt von einer Pobacke auf die andere rutsche ich nun auf meiner Rückbank vor und zurück. Wahrscheinlich wirkt es ziemlich lasziv. Mr Zhang beobachtet mich nachdenklich im Rückspiegel, und ich versuche, meinen Bewegungsdrang zu kontrollieren.

Ich werde mich doch von diesem Blödsinn nicht unterkriegen lassen! Dr. Ballhaus hat das vielleicht schon richtig eingeschätzt: Ich habe zu viel Zeit, um mich selbst zu beobachten, und rede mir vieles vielleicht bloß ein. Ich sollte mich besser auf meine bevorstehende Unterrichtsstunde konzentrieren.

Sicherlich wird mich Grace eingangs fragen, wie es mir geht und ob ich beim Arzt gewesen bin. Ich denke angestrengt über eine clevere Antwort nach und fange an, in meinen alten und neuen Vokabeln zu wühlen. Am besten wird es sein, wenn ich mir eine Antwort aufschreibe. Trotz der nicht unerheblichen Bewegungen des Fahrzeugs versuche ich, einigermaßen leserliche Notizen auf meinem Block zu machen. Der Stift fühlt sich heute auch komisch an, denke ich.

◆ ◆ ◆

Pünktlich komme ich in der Akademie an. Ich versuche alle Missempfindungen vor der Glastür stehen zu lassen und ohne sie hineinzugehen. In meinem »Klassenzimmer« packe ich meinen Ranzen aus. Ich fördere zutage: mein Schulbuch, es nennt sich *China Panorama 2* (die »2« steht für fortgeschrittene Kursteilnehmer), meinen sich im Wachstum befindlichen Vokabelordner und meinen Notizblock. Obenauf steht meine vorverfasste Antwort auf die Frage, die mir Grace gleich stellen wird.

Sie schwebt pünktlich um 13 Uhr mit ihren beiden Teetassen herein, sieht mich in freudiger Erwartung am Pult sitzen und sagt auf Chinesisch: »Claudia, du siehst heute aber sehr sexy aus!«

Auf diese Art der Begrüßung, obwohl sehr erfreulich, war ich nicht gefasst, aber diesmal bringt sie mich nicht aus der Fassung. Langsam durchschaue ich Grace' Offensivtricks.

Das Wort für »sexy« hatten wir vor ein paar Wochen im Zusammenhang mit Viggo Mortensen erarbeitet, und ich habe es mir sogar direkt gemerkt.

Sie stellt die Tassen ab und fährt fort: »Die gleiche Jeans habe ich heute in einem Magazin an Victoria Beckham gesehen.« Sie denkt kurz nach und hat eine Idee. »Wir machen jetzt ein Spiel. Du sagst mir, was für Kleidung du anhast und wo du sie gekauft hast. Und los geht's! Denk nicht so viel, sprich einfach!«

Ich winde mich kurz wie ein Wurm und bedaure die Nutzlosigkeit meines so schön vorgefertigten Anfangssatzes. Aber ich entkomme meinem Schicksal nicht und beginne: »Meine Schuhe Thailandschuhe sind. In diesem April in Pattaya-Urlaub ich sie kaufe.«

Grace nickt und treibt die Konversation voran: »Deine Schuhe sind sehr schön und sehr hoch. Warum tragen Frauen in Pattaya gerne so hohe Schuhe?«

Ich grinse hämisch und will entgegnen, dass die Frauen in Pattaya so hohe Schuhe bräuchten, weil sie dann damit wenigstens über den Bauchnabel ihrer Freier hinwegsehen könnten und auch viel leichter an deren Brieftasche herankämen. Die Antwort würde Grace gut gefallen. Sie ist ihren chinesischen Geschlechtsgenossinnen, die auf das Ausnehmen von Ausländern spezialisiert sind, ähnlich freundlich gesinnt. Doch der Spaß würde mir mindestens drei neue Vokabeln einbringen, nämlich »Bauchnabel«, »Freier« und »Brieftasche«. Das kann ich unmöglich riskieren und belasse es bei einem eher drögen »Ich bin der Meinung, dass Pattaya Frauen es halt gefällt, sehr sexy zu sein«.

Grace nickt dennoch anerkennend und deutet auf meine Jeans. Mit Jahreszahlen bin ich sehr gut und streue nun souverän eine ein: »Im Jahr 2002 diese Jeans ich kaufe in Seoul in Korea. In Korea es gibt sehr sexy Jeans.«

Grace verfolgt gerne alle möglichen Sportsendungen im Fernsehen. Sie kennt den Olympia-Medaillenspiegel auswendig und liebt Mannschaftsspiele. Ich ahne also, was als Nächstes kommt.

»So, so, in Korea hast du die Jeans gekauft. Warst du denn da etwa zur Fußball-Weltmeisterschaft?«

»Nein«, heuchle ich Bedauern. »Mein Mann damals eine Geschäftsreise macht und ich komme auch mit. Mir gefallen Reisen sehr.«

Grace nickt heftig und seufzt: »Mir gefallen Reisen auch sehr, aber mich nimmt leider keiner mit.«

Ich schüttle den Kopf und sage: »Das ich verstehe nicht. Du siehst sehr sexy aus!«

Grace lacht verlegen und freut sich sichtlich über das Kompliment. Sie wirft ihr schweres Haar zurück – sehr sexy – und freut sich noch eine Weile weiter. Ich mache mir eine gedankliche Notiz, dass ich Grace in Zukunft mehr Komplimente machen sollte. Das gibt schon mal einen kleinen Sympathiebonus, und den kann man als Schülerin immer gebrauchen.

Wir vergeuden weiter keine Zeit mit Nettigkeiten, und Grace deutet auf mein farbenprächtiges Oberteil. Ich weiß nicht, was »Oberteil« heißt, und benutze deshalb den übergeordneten Sammelbegriff.

»Dieses Kleidungsstück ein Italien-Kleidungsstück es ist, aber 2003 ich kaufe hier in Shanghai.«

»Dieses Oberteil sieht sehr teuer aus«, konstatiert Grace und fährt fort: »Italienische Mode ist überall auf der Welt sehr teuer, stimmt's?«

Ich wittere einen Joker und erkläre selbstbewusst: »Ja, stimmt. Ich aber kaufe als Sonderangebot dieses Oberteil.«

»Sehr gut! Sehr gut!«, freut sich Grace, sichtlich begeistert, dass ich mir aus dem letzten Monat das Wort für »Sonderangebot« gemerkt habe. Viel mehr sichtbare Kleidung habe ich nicht an, daher deutet Grace nun auf meine Uhr.

»Das ist eine sehr schöne Armbanduhr! Woher hast du denn die?«

Ich schaue wie eine Idiotin auf meine Uhr, als hätte ich sie noch nie gesehen, und lächle dann versonnen.

»Ah, die hat dir bestimmt dein Mann geschenkt«, mutmaßt Grace.

Ich seufze und antworte: »Ja, meines Ehemanns Geschenk das ist. 1991 er schenkt sie mir, vor unserer Hochzeit noch.

Das ist eine Frankreich-Uhr, aber damals er in Barcelona sie kauft für mich.«

Grace weiß um unser Nomadendasein und seufzt nun ihrerseits versonnen.

»Du hast einen sehr guten Ehemann, Claudia, und führst ein tolles Leben! Ich beneide dich!«, sagt sie, jedoch ohne eine Spur von Neid in der Stimme.

Wir seufzen beide im Duett, und ich sage in schönstem, fehlerfreiem Chinesisch: »Stimmt, ich bin auch der Meinung, dass ich sehr viel Glück im Leben habe!«

Einen Moment lang verfallen wir beide in nachdenkliches Schweigen, dann erinnert sich Grace plötzlich meiner tauben Füße, und ich komme endlich doch noch zu meiner Ouvertüre.

»Was machen denn eigentlich deine Füße? Warst du schon beim Arzt?«

»Gestern im Medi Center in Hongqiao ich war. Ich habe mit einem neuen Deutschland-Arzt über meine Probleme gesprochen. Er ist der Meinung, dass ich sehr wenig Schlaf habe, daher er gibt mir Medizin für mehr Schlaf«, erkläre ich ohne zu stocken.

Grace lässt meine kleine Rede kurz auf sich wirken und urteilt dann: »Medi Center ist natürlich die erste Wahl für Leute wie dich. Eine sehr teure Privatklinik für reiche Chinesen, die keine Lust haben, Schlange zu stehen, und für Ausländer, die verständlicherweise Scheu vor dem Betrieb in den Unikliniken oder den öffentlichen medizinischen Einrichtungen haben. Gut ausgebildete Ärzte haben wir schon auch, die arbeiten zum Beispiel in Krankenhäusern und Unikliniken wie dem Huashan oder dem Ruijin Hospital. Leider sind die Bedingungen eher dürftig, Sprechzimmer sind nicht privat, man hockt da mit anderen Patienten. Die Mediziner verdienen meist nicht besonders viel, aber dort trifft man schon erfahrene Professoren und Fachärzte an.«

Sie sieht, dass ich jetzt erhebliche Schwierigkeiten habe, ihr zu folgen, und fährt freundlicherweise auf Englisch fort: »Ich gehe gerne mal mit dir dorthin und übersetze für dich. Ehrlich.«

Dieses Angebot freut mich sehr, und ich will gerade den Mund öffnen, um mich zu bedanken, als Grace noch hinzufügt: »Ich bin der Meinung, dass du mit deinem deutschen Arzt hier nicht weiterkommst. Entweder weiß er nichts oder er will nichts wissen.«

»Die ziehen aber auch einheimische Spezialisten zu Rate, hat er mir gesagt«, versuche ich den Ruf des »Medi Centers« zu retten.

»Ja, wenn sie für ein Spezialgebiet keinen ansässigen Arzt haben, holen sie so genannte Moonlighter dazu. Das sind oft Fachärzte, die gut Englisch sprechen und die neben ihrer Festanstellung in einem öffentlichen Krankenhaus zwischen ihren Schichten noch ihre Haushaltskasse mit Consulting in teuren Privatkliniken aufbessern. Von der Methode halte ich auch nur bedingt was, weil sie dich für weiterführende Untersuchungen mit teuren Apparaten ja dann doch in eine öffentliche Klinik überweisen müssen.«

»Also lande ich irgendwann sowieso in der Massenabfertigung«, werfe ich müde ein.

»Die Privatklinik stellt dann so eine Art Bodyguard für dich ab«, fährt Grace fort. Ich weiß, was sie meint, und nicke. »Eine zweisprachige Schwester, die dir mit Körpereinsatz einen Weg durch die Massen bahnt, einen Kittel, Desinfektionszeug und deine Unterlagen dabeihat. Die parkt dich dann am richtigen Apparat, reinigt ihn für dich, hält deine Klamotten, trägt deine Handtasche, spricht mit dem Techniker und holt dich zum Schluss wieder raus. Wenn unterwegs nicht allzu viel durch Übersetzung und Missverständnisse verloren geht, kommst du vielleicht wirklich zu einer guten Diagnose.«

Ich nicke etwas geknickt. Das Stimmungsbarometer in unserem kleinen Klassenzimmer ist merklich gesunken, und es ist definitiv Zeit für ein kleines Späßchen auf Chinesisch »made by Claudia«.

»Ich bin der Meinung, dass es immer besser ist, jung und gesund zu sein, als alt und krank!«, formuliere ich mit einem todernsten Gesichtsausdruck.

Grace gluckst vor Lachen, zieht immer noch kichernd ein kleines Buch aus ihrer Aktentasche und legt es zwischen uns auf den Schreibtisch. Wir betrachten es andächtig. Es ist eine Schreibfibel für chinesische Grundschüler. Kleine Chinesen lernen damit, die Schriftzeichen ihrer Sprache zu malen. Das Büchlein enthält cirka fünfundzwanzig »einfache« Alltagsschriftzeichen und eine bildliche Anleitung zum Nachmalen.

»Ich schenke dir heute dieses Übungsbuch«, erklärt Grace. »Bitte male bis zum nächsten Mal die Schriftzeichen auf den ersten sechs Seiten nach. Ich erkläre dir jetzt, was sie bedeuten.«

Ich fühle mich geehrt, dass ich schon in die Kunst des Lesens und Schreibens eingeweiht werden soll, und freue mich riesig über meine fernöstliche ABC-Schützen-Fibel.

Grace meint: »Wir benutzen im täglichen Leben so ungefähr hundert Schriftzeichen. Du siehst also, es ist gar nicht so schwierig. In einer anspruchsvollen Tageszeitung finden sich um die zehntausend Schriftzeichen. Wenn du richtig gut bist, sagen wir mal nach einem abgeschlossenen Hochschulstudium, packst du locker fünfunddreißigtausend Zeichen.«

Nichts leichter als das, denke ich und sehe mich täglich acht Stunden über meinen Hausaufgaben brüten. Ich habe ernsthafte Bedenken ob des raschen Voranschreitens meines Pensums und meine zaghaft: »Ich arbeite schon an meiner Filmbesprechung, die wird wieder ziemlich lang.«

»Das schaffst du beides bis Dienstag, ich sehe da kein Problem!«, weist Grace meine Klage zurück.

Zum Schluss bekomme ich von ihr noch die Schriftzeichen für die Begriffe »Leute«, »groß«, »klein«, »und«, »Himmel«, »Sonne«, »Mund«, »ich«, »du«, »1«, »2«, »3«, »Wasser«, »rein« und »raus« erläutert.

»Du großer Himmel, liebe Leute, ich bin 1-2-3 ein klein wenig fertig, brauche Wasser im Mund und will raus in die Sonne«, grummele ich und bitte Grace demütig um Erlösung.

Sie gewährt sie mir schließlich. Wir verabschieden uns fröhlich voneinander, beide in der angenehmen Gewissheit, etwas Sinnvolles vollbracht zu haben. Ich verlasse die Akademie beschwingt und gut gelaunt durch die Glastür. Meine dort abgestellten Missempfindungen warten bereits auf mich und fallen nach und nach wie lästiges Rattenpack über mich her. Ehe ich das Gebäude durch den Hauptausgang auf der Yanan Lu verlasse, haben sie sich meiner wieder bemächtigt. Ich bin traurig darüber, aber es lässt sich nicht ändern. Die Ratten und ich fahren nach Hause.

Samstag, 21. August

Heute machen wir uns einen ruhigen Tag zu Hause. Das ist ganz im Sinne meines inneren Faultiers.

Eigentlich hatte ich befürchtet, dass Hardy gleich um acht Uhr morgens voller Tatendrang das Haus verlassen wollen würde, sei es zum Radfahren oder um in die Stadt ins Fitnessstudio zu fahren. Aber es kam ganz anders.

»Ich glaube, ich lasse den Sport heute mal ausfallen. Draußen nieselt es, das ist kein Fahrrad-Wetter, und ich bin sowieso zu faul«, verkündet Hardy zu meiner großen Freude und grenzenlosem Erstaunen. »Es sei denn, du bestehst auf einer Fahrt zum Gym nach Shanghai«, fügt er fragend hinzu. Er wartet mit hochgezogenen Augenbrauen auf meine vorhersehbare Antwort.

»O nein! Schonung liegt voll auf meiner Wellenlänge!«, beeile ich mich zu sagen und freue mich über das bisschen Regen, denn dann brauchen wir uns nicht um den Garten zu kümmern. Selbst Duschen erscheint uns im Moment noch viel zu anstrengend, und wir beschäftigen uns erst einmal mit anderen, leichten Tätigkeiten. Hardy setzt sich vor seinen Computer und liest die Wochenzeitung *Pattaya Mail online*. Nichts ist interessanter als Klatsch und Tratsch von der alten thailändischen Heimatscholle.

Ich gehe erst einmal die Hunde füttern, dann, nach einem kleinen Frühstück für Hardy und mich, gedenke ich meine Hausaufgabe über *Blueberry* für Grace fertigzustellen. Das erfüllt zugegebenermaßen nicht den Tatbestand einer »leichten Tätigkeit«, aber meine voraussichtlich vierseitige Filmbesprechung ist schon ziemlich weit gediehen. Ich muss nur noch kleine Korrekturen vornehmen und einen schönen Schlusssatz finden.

Am frühen Nachmittag bin ich endlich fertig. Draußen gießt es in Strömen, aber das macht nichts, wir sind ja heute faul und häuslich. Wir haben sogar ein kleines Fitnesszimmer im Haus eingerichtet für Tage wie diesen. Aber selbst dahin zieht es Hardy heute nicht. Er sitzt lieber mit Pokerface vor seinem Computer und ersteigert Elektronikgeräte über eBay. Ich frage ihn, ob er sich mein Westernepos einmal auf *zhong wen*, auf Chinesisch, anhören möchte.

»Na klar!«, erwidert er. »Du musst mir aber vorher noch mal kurz auf Deutsch erzählen, worum es ging, ich habe den Film schon wieder vergessen.«

Ich trage also meinen deutschen Kleinkind-Entwurf kurz vor. Darüber müssen wir beide schon genug lachen, und dann lege ich selbstbewusst auf Chinesisch los. Hardy nickt anerkennend wie Grace, mustert mich beeindruckt und lauscht den fremden Klängen und der eigenwilligen Intonation der Sprache.

»Das machst du klasse! Ich verstehe zwar kein Wort, aber ich bin echt begeistert!«, sagt er schließlich, nimmt mich fest in den Arm und gibt mir einen Kuss. »Du darfst dir etwas Schönes wünschen! Wie wär's mit einem schicken Abendessen in der Stadt?«, fragt er mich. Ich liebe Restaurants, besonders die schicken. Natürlich würde ich gerne essen gehen.

»Wie wär's mit dem Vabene in Xintandi?«, schlage ich vor. Xintandi ist eine der schönsten restaurierten Fußgängerzonen in Shanghai mit guten Restaurants und gepflegtem Nachtleben. In diesem Viertel aus den zwanziger Jahren des vergangenen Jahrhunderts treffen sich das Heute und das Gestern, wie die Chinesen sagen.

»Soll ich Herbert und Lorna fragen, ob sie mitkommen möchten?«, fragt Hardy.

Jenseits der Nissin-Nudelsuppenfabrik finden nicht viele soziale Kontakte statt. Unsere kleine Villensiedlung in

Xin Qiao wird von Volkswagen-Familien dominiert. Hardys Konzern und VW sind zweierlei Paar Schuhe, die sich naturgemäß meiden. Wir haben in China bei Weitem nicht so viele Bekannte wie an unseren früheren Standorten. Die paar, die wir uns erarbeitet haben, wollen wir auch pflegen.

»Na klar«, erwidere ich deshalb spontan.

Einige Zeit später stehe ich ordinär fluchend in meinem Badezimmer. Ich fluche eigentlich immer nur auf Englisch, und das sehr gerne. Meist ist es lediglich ein sehr kurzes Wort, das mit »F« beginnt. Das F-Wort passt einfach in allen Lebenslagen. Zur Feier des Tages montiere ich mir ein kompliziertes Haarteil in meine eigenen schulterlangen Haare. Wenn ich mir keine große Mühe damit gebe, funktioniert es sofort und sieht fantastisch aus. Heute gebe ich mir unklugerweise große Mühe und bin schon beim vierten Montageversuch angelangt. Immer wieder löse ich die Frisur und fange von vorne an. Ich habe auch kein richtiges Fingerspitzengefühl dafür. Ring- und kleiner Finger der rechten Hand fühlen sich komisch an. So, als wären die Fingerkuppen irgendwie hart, wie verbrannt. Ich gehe frustriert zu Hardy in sein Badezimmer und erzähle ihm davon.

»Also, vom Radfahren oder von Schlaflosigkeit kommt das alles bestimmt nicht«, kommentiert er kopfschüttelnd meine neueste Beobachtung. »Willst du diesen deutschen Arzt denn überhaupt noch mal sehen? Ich meine, das ist reine Geldverschwendung.«

»Ich glaube auch nicht, dass der mich weiterbringt, aber vielleicht hat der Neurologe vom Medi Center ja mehr drauf. Ich rufe die Klinik nächste Woche noch mal an.« Nun bin ich doch wieder ein bisschen deprimiert.

»Sei doch nicht traurig!«, versucht mich Hardy zu trösten. »Nach deiner ganzen Arbeit heute hast du dir einen schönen Abend mehr als verdient. Amüsier dich einfach mal wieder!«

♦ ♦ ♦

Mr Zhang setzt uns gegen Viertel nach sieben in Xintandi ab, und wir schlendern gemütlich in Richtung Restaurant. Es sind ungefähr zweihundertfünfzig Meter bis zum »Vabene«. Mir fällt auf, dass ich in den letzten Tagen keine so weite Strecke mehr zu Fuß zurückgelegt habe, und der Zustand meiner Füße stört mich gewaltig. Sie gehorchen zwar den Befehlen des Gehirns anstandslos, geben aber keinerlei Rückmeldung. Meine Fesseln fühlen sich nach den ersten hundert Metern plötzlich eingeengt an, so, als würde ich enge Socken tragen. Argwöhnisch schaue ich an mir herunter, sehe aber nur das Übliche: Sandaletten, schwarz, hoch, irgendwann in Thailand gekauft – definitiv keine Socken.

»Hattest du jemals bei einem deiner Tumoren Gefühlsstörungen?«, frage ich jetzt Hardy.

Er schaut mich prüfend an. »Du machst dir doch hoffentlich keine Gedanken, dass du einen Tumor hast? Für Tumoren bin in dieser Familie ich zuständig, schon vergessen?«, witzelt er.

Wir bleiben stehen und betrachten die Auslagen von »Shanghai Tang«, einer Trend-Boutique für chinesische Mode und Einrichtungsgegenstände. Steven Seagal lässt hier gerne seine bauchkaschierenden Mao-Kittel anfertigen, sie haben im Laden zahlreiche Fotos mit ihm. Ich dagegen kaufe hier manchmal eher figurbetonende Qipaos. Vielleicht das schönste Kleidungsstück, das das Land der Mitte je für das weibliche Geschlecht erfunden hat. In der Dekoration entdecke ich das neueste Modell, das überall in der Stadt auf riesigen Reklametafeln zu sehen ist. Feuerrot, hoher Kragen, passgenaue Hüftpartie, attraktive lange Schlitze im Rockteil. Arg teuer. Ein Traum!

»Es war einfach jedes Mal ein Albtraum«, greift Hardy das noch offene Thema wieder auf. »Meine Tumoren haben mir immer nur brutale Schmerzen bereitet, an weitere Symptome kann ich mich gar nicht erinnern. Den letzten Tumor hast du doch live miterlebt. Wann war die Operation gleich wieder? 1997?«, fragt Hardy und rechnet zurück.

»März 1996, kurz vor deinem Geburtstag«, helfe ich nach. Der Gedanke an diese Zeit in unserem Leben lässt uns beide verstummen, und wir setzen unseren Weg schweigend fort.

»Kauf dir in diesem Chinaladen doch nächste Woche etwas Schönes, dann geht es dir bestimmt gleich viel besser«, schlägt Hardy schließlich tolldreist vor.

Da hat er nicht unrecht, denke ich und beschließe, mich nach dem Unterricht am kommenden Dienstag zu belohnen, wenn Grace mit meinem *Blueberry* zufrieden ist.

Als wir das Restaurant betreten, merken wir, dass Herbert schon eingetroffen ist. Wir hören ihn, bevor wir ihn sehen. In fürchterlichem Chinesisch scheucht er das Personal durch die Gegend. Man hat uns einen Tisch in der Nähe der Toilettentüren zugedacht, etwas, das Herbert unter keinen Umständen sang- und klanglos akzeptieren würde. Er ist Ende fünfzig und Bauleiter der schwäbischen Firma Nuhr, demselben Unternehmen, für das auch unser Radprofi Rolf hier tätig ist. Während Rolf sich als Projektleiter vor Ort gepflegt mit Ingenieuren und mittlerem Management herumschlägt, ist Herbert derjenige, der bei Wind und Wetter draußen auf dem Bau herumläuft und seine chinesischen Arbeiter in ebendiesem fürchterlichen Kauderwelsch herumscheucht.

Zurückhaltung ist Herberts Sache nicht. Als vierschrötiger Westfale, wie er im Buche steht, kann er aber auch sehr charmant sein und verfügt über gewaltigen Schlag bei der Damenwelt auf allen Kontinenten. Er ist in dritter Ehe mit einer früheren Miss Austria verheiratet, die jetzt zu Hause in Kärnten Heim, Hunde und Kinder hütet. Währenddessen frönt Herbert gerne ausgiebig seinem zeitweiligen »Single-Status«.

Lorna Lopez würde ihm auch gefallen. Die aber hat von Schwerenötern aller Kontinente gestrichen die Nase voll. Sie marschiert kurz nach uns ins Lokal und ruft uns ein lautes »Ni hao, wie geht's euch, lange nicht gesehen!« zu. Lorna kann nicht einfach ruhig und unauffällig irgendwo eintreten, leise Töne sind ihr von Natur aus fremd.

Als Filipina sei es ihr aber von Geburtrechts wegen gestattet, einen gewissen Wirbel zu verursachen. Filipinos sind gewissermaßen die Latinos unter den Asiaten. Lorna ist Anfang dreißig und stieß bereits im Sommer 2001 zu Hardys Ingenieurteam in Thailand. Sie ist hübsch und, wie gesagt, sehr temperamentvoll. Zunächst hatte ich sie als potentielle Konkurrentin und Nebenbuhlerin im Visier und gab mich ihr gegenüber entsprechend ruppig. Nach einiger Zeit musste ich mir allerdings eingestehen, dass sie nicht auf Männerfang aus war. Ihr Leben war gar nicht so einfach, und tatsächlich musste sie zu Hause auf ihrer kleinen Insel ein halbes Dorf finanziell unterstützen, nämlich ihre beiden Kinder, ihre Mutter, ihre Schwester, ihren Bruder, ja zeitweilig sogar ihren Exehemann, von dem sie sich nicht rechtskräftig scheiden lassen kann. Sie hat ein gutes Herz und kann nicht Nein sagen. Ich gab meine Eifersucht schließlich zerknirscht auf. Wie viele ihrer Landsleute tingelt Lorna nicht zum Spaß als Gastarbeiterin durch die Welt. Sie braucht den Broterwerb dringend. Ein vergleichbares Einkommen ist bei den Niedrigstlöhnen in ihrem Heimatland, auch bei guter Qualifikation, nur schwer zu erreichen.

Anfang 2004 kam Lorna uns nach Shanghai nach, wo eine Stelle für sie frei geworden war, und arbeitet nun weiter für Hardy. Sie singt auf Betriebsfeiern fürchterliches Karaoke und versucht permanent, sich Herberts Avancen zu entziehen. Der lässt sich jetzt vom Personal in verheißungsvoller Vorfreude verschiedene Flaschen köstlicher Weinjahrgänge vorführen.

»Ma'am, was ist los mit dir?«, fragt mich Lorna, nachdem sie Platz genommen hat. »Hardy sagt, dass du Probleme hast und beim Arzt warst, aber dass der dir nur dummes Zeug weismachen will?«

Sie nennt mich aus alter Gewohnheit »Ma'am«, ich hingegen nenne sie aus Tradition »Pretty Lady«. In groben Zügen erzähle ich ihr von meinen merkwürdigen Phänomenen.

»Ma'am, du hast einfach zu viel Sport gemacht«, mutmaßt Lorna nun und erntet von Hardy prompt einen visuellen Rüffel.

»Wir machen ja schließlich keinen Zehnkampf zu Hause!«, meint er etwas ärgerlich. »Manchmal komme ich mir echt vor wie der Buhmann!«

Herbert lenkt uns ab. Er schnalzt laut mit der Zunge, denn er ist fündig geworden. »Mensch Mädels, seid nicht so ernst, lacht doch mal, was ist denn heute los mit euch, wo bleibt eure gute Stimmung?«, fragt er arglos. Ich halte mich mit weiteren Kommentaren zurück, schließlich soll ich mich doch heute amüsieren.

Die Vorspeisen halten Einzug, wir empfangen sie begeistert. Der Wein, den Herbert ausgesucht hat, ist ein blutroter, verführerischer Sizilianer mit satten 14,5 Prozent. Genau die richtige Wahl für uns vier standfeste Trinker. Selbst die eins sechzig Körpergröße, auf die Lorna es an einem guten Tag bringt, haben ein enormes Fassungsvermögen für alkoholische Getränke jedweder Art.

Ich schaue mich am Tisch um und freue mich über jeden Einzelnen. Bald sind wir alle angetrunken und rundherum glücklich. Hardy und ich halten Händchen, es könnte von mir aus immer so weitergehen. Irgendwann ist der Sizilianer jedoch erledigt, und wir haben keine Lust, uns nach der fünften Flasche mit einem leichteren Tropfen zu begnügen. Die Intellektuelle klopft mir boshaft auf die Schulter und prophezeit, dass ich den heutigen Abend morgen sicherlich mit Kopfschmerzen zu büßen hätte. Ich bedenke sie nur mit einem lässigen: »Ja, ja, ich weiß, aber Spaß hat es trotzdem gemacht!«.

Sonntag, 22. August

Vorsichtig öffne ich ein Auge und luge über die Bettkante. Alles schnarcht mit sanft sich blähenden Nüstern. So stelle ich mir den Stall zu Bethlehem vor. An Hardys regelmäßigen Atemzügen merke ich, dass er noch fest schläft. Das ist gut, das ist sehr gut! Jetzt bloß nicht bewegen. Jedes Rascheln des Bettzeugs kann zu einer Katastrophe führen.

Die Welt ist noch völlig in Ordnung. Ich selbst bin auch noch völlig in Ordnung. Selbst meine skurrilen Empfindungen scheinen in tiefem Schlummer zu liegen. Bloß nichts und niemanden aufwecken. Bitte nicht.

In diesem Augenblick bewegt sich Hardy unmerklich, jedoch nicht unmerklich genug. Er weckt damit die Hunde und schließlich sich selbst vollständig auf. Aus der Traum!

So früh ist es aber auch wieder nicht, stelle ich überrascht beim Blick auf den Wecker fest. Schon Viertel vor zehn. Wir sollten also aufstehen und etwas tun. Sport, Radfahren, Frühstück …

Solcherlei Gedankengut ist mir normalerweise an einem Sonntagmorgen zuwider, ich habe also fraglos einen gewaltigen Kater. Aber davon abgesehen fühle ich mich sehr gut. Ich bin geradezu übermütig und aufgedreht. Es macht mir nichts aus, dass ich meine Füße nicht richtig spüre, das komische Druckgefühl an den Waden lässt mich kalt, die tauben Fingerspitzen scheren mich einen Dreck, und wer sagt eigentlich, dass man zwischen den Brüsten Gefühl haben muss?

◆ ◆ ◆

»Vielleicht hast du später ja sogar Lust auf ein bisschen Bewegung?«, meint Hardy. »Wir können probeweise deinen Sattel ein bisschen verstellen, und dann fahren wir nur so lange, wie du Spaß hast. Die Temperatur ist heute ideal, fünfundzwanzig Grad und bewölkt, was meist du?«

Wir haben uns ein üppiges Katerfrühstück gegönnt, danach im Bett einen Film angesehen, ein Nickerchen gemacht, anschließend etwas Entspannungssex genossen und alles in allem den Kater erfolgreich in seine Schranken gewiesen.

»Ja, warum nicht?«, töne ich souverän. »Ich habe das Nichtstun und das Gejammere auch satt. Ich will mal wieder vor die Tür an die frische Luft, wenn's auch staubige Landstraßenluft ist. Was soll's?«

Hardy ist begeistert und verschwindet sofort in der Garage, um die Räder startklar zu machen. Ich richte in der Küche ein kleines Picknick her und fülle die Thermoskannen mit kühlen Getränken. Alles Routine, jeder Handgriff sitzt, und ich freue mich, die Welt der eingebildeten Krankheiten und albernen Gefühlsstörungen zu verlassen und wieder in mein normales, aktives und glückliches Alltagsleben einzutauchen. Man muss nur wollen und sich gegen den inneren Schweinehund behaupten, denke ich befriedigt.

»Fertig?« Hardy streckt fragend den Kopf zur Küche herein, und ich nicke lächelnd.

»Na, dann lass es uns angehen!«, meint er erfreut und nimmt mir den fertigen Proviant ab. »So gefällst du mir!«, freut er sich weiter, »du solltest öfter mal einen trinken, mein Schatz!«

Hardy schließt das Garagentor hinter mir per Fernbedienung. Ich schicke noch einen prüfenden Blick gen Himmel. Es sieht gut aus. Der Regen hat die Temperatur um fast zehn Grad gesenkt, die Wolkendecke ist geschlossen, dennoch sieht es nicht nach weiterem Regen aus. Perfekt. Ich schwinge mich auf meinen nun etwas höher eingestellten Sattel und werde eins mit meinem Fahrrad, das mich schon beim »Giro di Pattaya« über die Ziellinie getragen hat.

»Es würde mich nicht wundern, wenn das deine, oder besser gesagt unsere, letzte Radtour wäre«, spricht die Intellektuelle. Aber ich habe jetzt einfach keine Lust, mich mit ihr zu unterhalten, und so zieht sie sich zurück, vermutlich in meinen Bauch. Im Kopf ist kein Platz, da haust ja seit eh und je Dummerchen.

Montag, 23. August

Sieben Uhr morgens. Scheinbar agil begleite ich Hardy bis zur Haustür, wir küssen uns und wünschen uns gegenseitig einen schönen Tag. Ich bleibe noch an der Haustür stehen und winke ihm und Mr Zhang lange nach. Als die schwarze Limousine um die Ecke verschwunden ist, schlurfe ich saft- und kraftlos wieder ins Haus. Müde und abgeschlafft lasse ich mich auf eines der einladenden Wohnzimmersofas fallen. Gut, aber nicht gut genug. Sitzen leistet keinerlei Abhilfe, und so lege ich mich gleich flach auf den Rücken und verschließe meine Augen mit beiden Fäusten vor dem hellen Sonnenlicht des Morgens.

Dieser Tag fängt schon wieder komisch an, und ich habe eine unbestimmte Angst, er würde von nun an eine unbegrenzte Anzahl von dieser Sorte im Schlepptau mit sich bringen.

»Was immer es ist, ich lass mir das nicht gefallen!«, sage ich laut und stehe entschlossen auf. »Ich bin in meinem ganzen Leben noch nie ernsthaft krank gewesen, da wollen wir doch jetzt nicht damit anfangen!«, teile ich der überraschten Paciencia mit, die es sich gerade bei mir auf dem Sofa bequem machen wollte.

»Na, komm her, Hase, hast ja recht. Lass uns hier noch ein bisschen liegen bleiben, bis unsere Mrs Ling kommt. Liegen tut gut, und du bist ja auch schon ein altes Mädchen.« Liebevoll drücke ich sie an mein Herz.

Heute steht eigentlich nicht viel auf dem Programm. Montags gilt es, Wäsche zu sortieren und sie nach und nach in die Waschmaschine einzufüttern. Mrs Ling mag Maschinen nicht, geht ihnen nach Möglichkeit aus dem Weg und traut sich lediglich, sie auszuräumen, wenn sie ihr Werk vollendet haben.

Obwohl ich heute überhaupt keinen Drang zum Einkaufen verspüre, habe ich Mr Zhang gebeten, mich am Nachmittag zum etwa dreißig Autobahnminuten entfernten City Supermarket zu fahren. Das ist ein mittelgroßer, internationaler Lebensmittelladen, der mit gut sortierten Importen und saftigen Preisen aufwartet. Die Expats lieben ihn, ich gehe auch häufig hin und befriedige dort unser Verlangen nach französischem Käse, deutschen Gurken, italienischer Pasta, bayerischem Bauernbrot, Sauerkraut und ähnlichen Produkten. Nach dem Wochenende ist unser Kühlschrank immer wie leergefegt, wir haben keinen Tropfen Wein mehr im Haus, und selbst die Hundefuttervorräte sind stark dezimiert.

Wenigstens muss ich nicht selbst fahren und kann mich auf dem Rücksitz entspannen. Lustlos schaue ich an mir herunter, um mich nach dem Handy auf meinem Schoß umzusehen. Mit dieser Bewegung löse ich ein eigenartiges Gefühl in meinem Unterleib aus. Da steckt ja schon der imaginäre Tampon, an den habe ich mich fast schon gewöhnt. Aber was jetzt passiert, ist brandneu. Ich setze mich wieder kerzengerade auf und senke den Kopf nochmals vorsichtig nach vorne, starre mit angehaltenem Atem auf meine Oberschenkel und muss nicht lange warten. Wie auf Knopfdruck ist das Gefühl wieder da. Eigentlich ist es zu blöd, um ernst genommen zu werden, also lächle ich ein bisschen ungläubig. Es fühlt sich an wie eine unsichtbare Hand, die meine Gebärmutter krault. Anscheinend habe ich ein Alien in mir!

Ich provoziere das Gefühl noch zwei-, dreimal, dann ist es meiner anscheinend überdrüssig und antwortet nicht mehr. Trotz des gekühlten Wageninneren steigt in mir plötzlich eine massive Hitzewallung auf. Das Blut pocht zwischen den Ohren, Adrenalin pumpt durch meinen Kreislauf, und mir wird leicht übel. Ich fasse mir mit der Hand an den Kehlkopf und schlucke heftig. Dann greife ich zielsicher in meine Handtasche und fördere die kleine Flasche mit Magentropfen zutage, ohne die ich niemals das Haus verlasse.

Die Erleichterung stellt sich fast augenblicklich ein, der schlimme Moment ist vorüber. Jetzt gilt es, ruhig Blut zu bewahren. Noch bin ich am Leben, ich muss mich nicht übergeben und sollte die Einkaufsfahrt fortsetzen wie geplant. Nur eine Mimose würde jetzt Mr Zhang zur Rückkehr nach Hause auffordern. Oder?

Vielleicht sollte die Mimose wenigstens ihrer Eingebung folgen und im »Medi Center« einen neuen Termin ausmachen. Die Eingebung bekommt den Zuschlag, als Mr Zhang mit dem Wagen kühn eine Bodenwelle nimmt, wobei mein Nacken unvorhergesehen vehement nach vorne knickt.

»Fuck!«, fluche ich erbost. Das sich prompt einstellende Kitzelgefühl in meinem Unterleib ist schmerzlos, aber erschreckend. Es ist obszön, erschreckend obszön. Es hat da nichts verloren.

Mr Zhang blickt mich im Rückspiegel fragend an. Er macht sich wohl Gedanken, ob ich etwas an seinen Fahrkünsten auszusetzen habe. Ich lächle ihn lahm an und murmle: *»Bao qian!«* – Entschuldigung.

Entschlossen wähle ich die Nummer des »Medi Center«. Nach zwei Mal Läuten ist Frau Kessler höchstpersönlich am Apparat. Ich muss ob ihrer Allgegenwärtigkeit grinsen.

»Hallo Frau Kessler, hier Claudia Valesa! Sind Sie jetzt Telefonistin geworden?«

»Ja, das könnte man so sagen«, erwidert Frau Kessler. »Zwei der Mädchen sind heute krank, da komme ich von der Telefonzentrale kaum weg. Was kann ich für Sie tun?«

»Leider haben sich meine Beschwerden verschlimmert, die Schlafmedizin von Dr. Ballhaus kann da wohl nichts ausrichten.« Den kleinen Vorwurf kann ich mir nicht verkneifen.

»Schlafmittel gegen Gefühlsstörungen, sagen Sie?«, fragt Frau Kessler. Einen Moment lang ist sie offensichtlich verwirrt. »Einen Moment bitte!«, verkündet sie jetzt zu meinem Entsetzen. »Da kommt Dr. Ballhaus gerade herein, ich gebe Sie direkt an ihn weiter.«

Damit habe ich jetzt nicht gerechnet und wappne mich nur notdürftig.

»Ja, ähm, Frau Valesa. Guten Tag, Ballhaus hier. Ähm, geht es Ihnen denn noch nicht besser?«, maßregelt er mich zur Begrüßung.

»Auch guten Tag, Herr Doktor. Nein, ähm, es geht leider überhaupt nicht besser, merkwürdige Beschwerden treten an neuen Stellen auf. Ich würde dann doch gerne schnellstmöglich Ihren Neurologen konsultieren.«

»Ich schaue mal, ob ich Dr. Zhang erreichen kann, und lasse Sie dann wegen eines Termins zurückrufen. Können Sie diese Woche noch kommen?«

Natürlich würde ich alles stehen und liegen lassen für einen Termin bei Dr. Zhang. Nomen est omen. Alle Zhangs, die mir bisher begegnet sind, haben sich als fähige Leute erwiesen.

»Ja, danke, ich kann jederzeit kommen«, beeile ich mich zu sagen. Dann beende ich das Gespräch, sinke in die Polster zurück und zähle leise zwecks Bestandsaufnahme meine Beschwerden an den Fingern ab.

»Also, wir haben zwei eingeschlafene Füße, zwei eingeengte Waden, einen surrealen Tampon in der Vagina, zwei taube Fingerkuppen, einen gefühlsarmen Ellenbogen, eine taube Stelle zwischen den Brüsten und neuerdings einen Gebärmutter-Alien.«

Vorsichtig blicke ich nochmals an mir herunter. Ja, definitiv, das Alien ist da. Urplötzlich kommen mir die Tränen. Das kommt weder von Schlafmangel noch vom Radfahren, denke ich bestürzt. Gestern fühlte ich mich auf dem Sattel eigentlich ganz gut, nur ein bisschen langsam war ich wieder. Hardy war extrem rücksichtsvoll und hielt immer mal an, um auf mich zu warten. Das geschah leider ziemlich häufig, aber ich hab mein Klassenziel doch noch erreicht. Einmal She Shan Mountain und zurück. Viel, viel weniger als fünfzig Kilometer. Eigentlich ein Klacks für unseren Zwei-Personen-Rennstall.

She Shan ist ein beliebtes Naherholungsziel für die Städter. Luxusvillen mit britischem oder auch mediterranem Flair für die allerobersten Zehntausend entstehen auf weitläufigen, landschaftlich wunderschön gestalteten Parzellen. Ein Luxushotel ist im Bau, und es gibt einen künstlichen Strand mit begehbaren Kunstobjekten und ungewöhnlichen Erlebniswelten. Man kann mit einer Seilbahn auf den Berg fahren. Oben gibt es eine gewaltige christliche Kirche, ein Observatorium, diverse Vogelgehege und eine Art Minizoo. Der geht mir etwas an die Nieren. Ich würde die Exponate lieber heimlich freilassen, sie haben es dort nicht besonders gut. Dann wäre im Song-Jiang-Distrikt halt mal der Kragenbär los ...

◆ ◆ ◆

Und heute: einmal City Supermarket und schnell zurück. Ich hab's überstanden und fühle mich erleichtert. Das Gütertransfer-Geschehen überlasse ich zu Hause der wie immer aufmerksamen Mrs Ling und kümmere mich um mein kleines, ebenfalls aufmerksames Volk.

Ich bin nicht so enthusiastisch wie sonst, und die Viererbande merkt das sofort. Enttäuscht trotten sie hinter mir her und warten auf meine Liebesbekundungen.

Etwas müde teile ich ihnen mit: »Ja, ich hab euch wahnsinnig lieb! Hier kommen die Schmackos, die Wurst mache ich ein bisschen später, okay? Frauchen muss sich kurz hinsetzen, mir geht's heute nicht so gut.«

Wieder lasse ich mich im Wohnzimmer auf einem der Sofas nieder. Die mannshohe Buddhastatue im Eingang lächelt mich gütig und wohlmeinend an. Mein Thai-Dämon, eine prächtige, kindsgroße Marionette auf dem gegenüberliegenden Sofa lächelt auch, aber bei ihm weiß man nie so recht, was dahintersteckt. Ob er es wohl gut mit mir meint?

Im Unterbewusstsein warte ich ungeduldig auf den Rückruf vom »Medi Center«. Die Zeit vergeht, es ist schon fast 16 Uhr, und ich sitze hier faul rum. Langsam sollte ich das Abendessen vorbereiten, die Hundewurst verteilen, eigentlich sollte ich auch noch mal im Internet nach Selbstdiagnosen suchen. Eigentlich ...

Wieder kommen mir die Tränen. Was ist nur los mit mir? Bin ich vielleicht doch eine psychotische Hausfrau mit zu viel Freizeit und zu wenig Interessen? Habe ich keine Freunde, habe ich keine sozialen Verpflichtungen? Denke ich zu viel an mich? Warum rufe ich jetzt nicht einfach jemanden an, der mir nahe steht, und plaudere ein wenig, so wie andere Menschen das auch tun? Normale Menschen, keine Hypochonder, die über Gefühlsstörungen Buch führen.

Ich hole mir das Telefon aufs Sofa und mache es mir bequem, so gut es geht. Dann wähle ich Kay Somboons Handynummer in Thailand.

Es läutet lange. Endlich geht jemand dran. Dann plötzlich wieder Stille.

»*Sawadthih-kaaahh*. Kann ich bitte mit Khun Kay sprechen?«, grabe ich mein verrostetes Thai aus. Immer noch Stille. Dann ein lautes Schnaufen. Ich merke, wie ich hochgehoben und herumgetragen werde.

»Rex? Bist du das?«, frage ich belustigt. »Wo ist das Frauchen? Such das Frauchen!«, bitte ich den hochintelligenten und der deutschen Sprache mächtigen Schäferhund meiner Freundin Kay.

Weiteres Schnaufen, Grunzen, atmosphärisches Knacken. Ich werde scheinbar nach links, nach rechts und geradeaus durch Kays Villa getragen und kurzzeitig wohl fallen gelassen. Ein kurzes Japsen ertönt, gefolgt von einer Art Kratzgeräusch. Dann werde ich wieder hochgehoben und erreiche anscheinend das Ziel.

»Hallo, ich bin's, Claudia!«, rufe ich lachend in den Hörer. Das Lachen tut gut.

»Ja, mei, Claudia, griass di, ja servus!«, dröhnt Kay erfreut.

»Wie geht es dir? Was macht die Schule? Was macht mein Grab?«, setze ich die für einen uneingeweihten Zuhörer wahrscheinlich mehr als rätselhafte Unterhaltung fort.

◆ ◆ ◆

Kay Somboon ist wahrscheinlich eine der wenigen Thais auf der Welt, die fließend Bayerisch spricht, flucht, zum heiligen Franz von Assisi betet und auch sonst über sehr ungewöhnliche Fähigkeiten verfügt. Dafür gibt es eine einfache Erklärung: Sie wuchs am Tegernsee auf. Ihr Vater Khun Narong Somboon, ein ehemaliger thailändischer Politiker und begnadeter Hundeflüsterer, betrieb dort nach Niederlegung seiner Ämter in den siebziger Jahren eine erfolgreiche Schäferhundzucht, ein Hundeinternat und eine Ausbildungsstätte für Hunde.

Nach einem tödlichen Unfall ihrer Eltern kehrte Kay Mitte der neunziger Jahre mit gemischten Gefühlen in die ihr fremde Heimat Thailand zurück. Sie hatte ein Diplom in der Tasche und glücklicherweise jede Menge Kapital. Mit Mitte dreißig gründete sie auf ihrem eigenen Grund und Boden in Jomtien Thailands einzige internationale Hundeakademie mit angegliederter Schäferhundzucht und einem Hundehotel. Glücklicherweise hatte sie von ihrem Vater sowohl die Gabe des Hundeflüsterns als auch die guten Kontakte zu Politikern und zum Militär geerbt. Fast jeder Thai, der im öffentlichen Leben steht und etwas auf sich hält, hat zu Hause einen teuren importierten Rassehund, mit dem er letztlich nichts anzufangen weiß. Diese Leute landen dann häufig in Kays Akademie, wo sie bei einem Singha-Bier oder einem Mekong-Whiskey den weiteren Werdegang und die Bildungspolitik ihrer Lieblinge besprechen.

Wir lernten uns kennen, als Hardy und ich eines Tages eine neue Dschungelroute auf den Rädern abfuhren und dabei auf die uns bis dahin gänzlich unbekannte Hundeakademie stießen. Kay schaufelte gerade eigenhändig im Garten der weitläufigen Anlage ein Grab für ihren kürzlich verstorbenen Lieblingsschäferhund, Spitzname Oma Happy. Dazu sang sie ein stark bayerisch eingefärbtes »Ave Maria«, das uns verschwitzte Radler einen Moment lang ergriffen und staunend verharren ließ. Ungewöhnlich war auch, dass diese kleine, dunkelhäutige Thai-Bayerin offensichtlich die Chefin einer tatenlos herumstehenden Gruppe junger, starker Thai-Männer war, die ihr auf Zuruf diesen harten Job bestimmt abgenommen hätten.

Sie sei es ihrer Oma Happy einfach schuldig gewesen, diese tiefe Grube selbst auszuheben, erklärte Kay uns wenig später redselig und freundlich bei einem eisgekühlten Bier in ihrer lauschigen Wohnstube mit Ausblick aufs frische Grab. Sie würde noch Blumen und ein Bäumchen pflanzen und bei einem Steinmetz im Dorf eine Statue nach Fotos von Oma Happy in Auftrag geben. Hardy und ich schlossen diese merkwürdige kleine Frau sofort ins Herz und nickten verständnisvoll.

Im Lauf der Jahre stand Kay mir immer mal wieder mit Hundeverstand sowie Rat und Tat zur Seite. Sie konnte ihr Bayerisch rauslassen und trank gerne mit Hardy und mir ein Bier auf ihrer Veranda. Dann prosteten wir Oma Happy zu, und oft fiel uns auf, dass ein neues Grab in der Anlage dazugekommen war. Immer wieder baten thailändische Freunde und Farangs Kay darum, ihren toten Vierbeinern eine letzte Ruhestätte zu gewähren. Mit ihrem großen Herz für Hunde und ausreichend Grund und Boden konnte Kay solche Bitten nie abschlagen, und im Lauf der Jahre entwickelte sich eine Art Hunde-Grab-Tourismus. Ende Mai 2003 wurde auch ich dann zur Wallfahrerin nach Baan Somboon.

♦ ♦ ♦

Ende Mai 2003, Baan Sawangjai

Meine einst stolze, gewaltige Mausi liegt flach atmend im Wohnzimmer. Die anderen wahren respektvoll Abstand, wollen aber bei ihr sein. Sie war lange die Chefin. Im Halbkreis liegen sie um sie herum, ungewöhnlich wach und aufmerksam. Ich komme gerade mit Khun Manop von einem schnellen Einkauf in Pattaya zurück. Khun Toy, mein gemütliches Hausmädchen, sitzt neben Mausi auf den Fliesen und hat den Kopf der Hündin auf ihren Schoß gebettet. Die Infusion tropft langsam, aber stetig in Mausis Vene am rechten Hinterlauf. Seit einer Woche fahre ich jeden Vormittag mit ihr zum Tierarzt, um ihn die Nadel für die Infusion setzen zu lassen. Drei Monate nach ihrem Schlaganfall und nach ebenso langer Zeit medikamentöser Behandlung sind ihre Nieren kaputt. Wir müssen ihr pro Tag zwei bis drei Liter Infusionsflüssigkeit verabreichen, um sie am Leben zu halten. Wofür? Weil ich sie liebe und mir ein Leben ohne sie nach vierzehn Jahren schlecht vorstellen kann. Weil sie immer für mich da war, weil sie meine Zeitzeugin ist. Weil sie meine beste und zweifelsohne dickste Freundin ist.

»Ich weiß nicht, was ich tun soll. Soll ich morgen bei Dr. Sukit darauf bestehen, dass er es endlich macht?«, schluchze ich am späten Nachmittag lautstark und hilflos ins Telefon.

»Schatz, wir können sie nicht mit nach Shanghai nehmen. Sie wird nicht mehr gesund, aber von selbst stirbt sie auch nicht«, erwidert Hardy am anderen Ende. »Du kennst Mausi, die ist zäh. Und du kennst meine Antwort. Wir warten schon viel zu lange. Das hat sie nicht verdient!«

»Ich kann mir aber nicht vorstellen, nach Hause zu kommen, und sie ist nicht da!«, heule ich in den Hörer. Ich bringe kaum mehr einen Ton raus.

»Triff die Entscheidung, wenn du morgen früh aufstehst«, entgegnet Hardy, auch hörbar gequält. »Ich komm gleich nach Hause!«

Ein paar Stunden später sitze ich zitternd und schluchzend im Wohnzimmer auf Hardys Schoß, und wir beraten uns.

»Es hat keinen Sinn«, sagt Hardy eindringlich. »Ich für meinen Teil wäre auch froh, wenn mir jemand eine Spritze geben würde, bevor ich jämmerlich eingehe. Meine Einstellung zu dem Thema kennst du ja bereits seit Jahren.«

»Vielleicht will sie aber noch weiterleben, trotz ihrer Beschwerden? Wie werde ich je wissen, ob es richtig war, sie einschläfern zu lassen?«, greine ich verzweifelt.

»Sie kann kaum gehen, kann fast nichts mehr sehen, kann nicht mehr kauen, kann nicht richtig schlucken, ihr Organismus ist kaputt. Würdest du so leben wollen, Schatz?«, fragt er leise.

»Nein!«, sage ich jetzt bestimmt. Ich muss gar nicht erst überlegen. »Mausi hat lange Jahre sehr gut gelebt und war so glücklich. Jetzt vegetiert sie nur noch vor sich hin. Sie ist am Lebensende angekommen, ab jetzt wird es täglich schlimmer … Ich würde dann auch gehen wollen«, füge ich nach kurzem Zögern hinzu.

»Dann machst du es morgen, okay?«, fragt Hardy sanft. Ich nicke heftig und breche gleichzeitig wieder in stoßweises, heftiges Schluchzen aus.

»Aber vorher werde ich sie fragen, ob sie einverstanden ist«, murmle ich, einer plötzlichen Eingebung folgend.

◆ ◆ ◆

Kays lautes Organ bringt mich wieder in die Gegenwart zurück. Ich muss den Hörer vom Ohr weghalten, Kay überwältigt jedes Mal mein Trommelfell.

»Mei, das Grab schaut superschön aus! Deins ist das schönste!«, informiert sie mich schwärmerisch. »Und der Gipshund drauf, der ist ein Gedicht! Der ist echt so schön, wie deine Mausi früher war …«

»Machst du Witze?«, unterbreche ich lachend Kays Redefluss, »Mausi war nie so schlank wie der Gipshund! Posthum würde sie sich aber bestimmt über das Kompliment freuen.«

Kay lacht vergnügt über meine Bemerkung und fährt fort: »Und deine Blumen sind echt riesengroß geworden! Und schön sind sie auch!«

Ich muss irgendwie an Else Kling von der *Lindenstraße* denken. Vom Lachen zum Weinen ist es bei mir nur ein kleiner Schritt.

»Ich vermisse sie immer noch, eigentlich jeden Tag, ich hab sie doch getötet«, schluchze ich plötzlich und bringe kein weiteres Wort mehr heraus.

Kay wird ernst. »Du hast's doch vorher gefragt«, erinnert sie mich.

»Ja, schon, freilich hab ich sie gefragt!«, entgegne ich und verfalle nun langsam auch ins Bayerische. Es ist sehr ansteckend.

»Und was hat's gesagt?«

»Gesagt hat sie freilich nichts, aber ich hab schon verstanden, was sie meint. Dass ich ihr helfen soll und dass sie jetzt nimmer mag.«

Kay ist zufrieden.

»Da haben wir's doch! Deine Mausi schläft jetzt gut bei mir, das hast du alles richtig gemacht. Jetzt hör bloß auf zu greinen!«, tröstet sie mich.

Ich hoffe, du hast recht, denke ich mir und wische mir die Tränen mit dem Handrücken weg. Es hilft nichts, es kommen immer neue. Heute ist nicht mein Tag, ich entwickle mich zur Heulsuse.

Schneller als geplant verabschiede ich mich von Kay und lege auf. Warum wollte ich gerade sie sprechen?, überlege ich. Kay ist ein Bindeglied zwischen mir und meinem früheren Leben in Thailand. Wünsche ich mich dorthin zurück oder wünsche ich mir nur die Freunde aus dieser Zeit zurück?

Während meiner Grübeleien klingelt das Telefon. Die einzige noch gesunde Telefonistin des »Medi Centers« teilt mir mit, dass ich am Mittwoch um zehn einen Termin beim Neurologen Dr. Harry Zhang habe.

Dienstag, 24. August

Es ist noch früh am Morgen. Hardy ist schon ins Büro gefahren und hat mir nochmals viel Glück für meine Western-Präsentation, oder vielleicht besser gesagt, meine Western-Parodie, gewünscht. Und eigentlich sollte ich mich wirklich auf die Unterrichtsstunde freuen. Eigentlich sollte ich mich überhaupt meines schönen, unbeschwerten Lebens freuen. Ich sollte mich über meine zahlreichen Privilegien in diesem Teil der Erde freuen. Weit über eine Milliarde Menschen leben im Bauch des gelben Drachen, der Großteil muss mit weniger als fünfzig Euro im Monat auskommen. Nur rund vierzig Millionen Chinesen erleben jetzt so etwas wie moderaten Wohlstand, und eine kleine, undurchschaubare Elite ist superreich.

Doch statt mich meines Lebens zu erfreuen, stehe ich gänzlich unerfreut, unprivilegiert und unschlüssig vor meiner Arzneimittelschublade im Ankleidezimmer und mache eine Bestandsaufnahme. Viel ist da nicht drin. Ich bin ja kerngesund, wie man mir immer wieder versichert hat, und Hardy macht leider nicht viel Aufhebens um seinen eigenen Gesundheitszustand, obwohl er es eigentlich sollte. Ein Vorrat Antibabypillen für zwölf Monate, preisgünstig in Thailand beim letzten Urlaub im April gekauft; ein Standard-Kopfschmerzmittel; ein ebensolches Grippepräparat; Multivitamintabletten; Schlaftabletten für Hardy, neuerdings auch meine. Und, siehe da, ganz weit hinten einige glänzende Streifen eines lilafarbenen Medikaments, auf das mein Blick jetzt fällt. Soll ich, oder soll ich besser nicht? Ich schaue in meinen Wandspiegel, als würde dort die Antwort liegen, hole die Tabletten aus der Schublade und schaue sie abwägend an. Alprazolam, ein Abkömmling der Valiumfamilie.

Es sind noch zweiundsechzig Stück, ein durchaus stattlicher Vorrat. Mit einer wird es nicht getan sein, das ist klar. Das letzte Mal habe ich sie mehr als drei Monate genommen, ehe ich den Schneid hatte, sie abzusetzen. Das letzte Mal, das war vor rund einem Jahr, kurz nach Mausis Beerdigung und vor unserem aufreibenden Umzug nach China. Ich war zu einem Nervenbündel geworden, konnte wochenlang nicht richtig schlafen, die Trauer wollte nicht vergehen, mir war ständig speiübel, ich bekam eine Nesselsucht, ich kam mit den Umzugsvorbereitungen in Verzug, Hardy und ich lagen im Clinch, und wir hatten auf unserer Orientierungsreise im Juli noch kein geeignetes Haus in Shanghai gefunden. Mit vier Hunden zieht man nicht einfach mal eben in eine problemlose Stadtwohnung. Mit vier Hunden reisen vernunftbegabte Ausländer auch eigentlich nicht in China ein. Man muss einen professionellen Haustierspediteur anheuern, der im vorher zu erzielenden finanziellen Einklang mit offiziellen Stellen eine Einfuhrlizenz plus Duldung im Land erwirkt. Normalerweise zu viel Logistik für meinen Geschmack, und wenn's problematisch wird, ziehe ich, wie meine Louise, gerne den Schwanz ein und baue auf meinen Mann.

Hardy aber ließ seinerseits keinen Moment lang Zweifel daran, dass er den blassen Managerjob in Shanghai sowieso nicht wollte, ihn nur auf mein Drängen hin annahm und sogar lieber ohne konkretes Jobangebot einfach mal eine Weile nach Deutschland gegangen wäre. Nach Hause sozusagen. Der Haken war nur: Es gab kein »Zuhause« in Deutschland. Es hatte dort für uns beide nie ein gemeinsames Leben gegeben. Und in Deutschland hätte es auch vieles andere nicht gegeben: keine Auslandsprämien, keine so genannten Härtefall-Zulagen, keine Sondervergütungen und natürlich keine Haushälterinnen, Gärtner und Fahrer, die für ein paar Euro im Monat täglich zur Stelle waren, diese Heinzelmännchen, an die wir uns schnell und gerne gewöhnt hatten.

Ich bekam es echt mit der Angst zu tun. Und um nicht vollends den Überblick zu verlieren, griff ich nach den Tabletten. Es gibt nichts Schöneres, als wenn Angst und Anspannung endlich nachlassen.

In Thailand wird Alprazolam, wie so viele andere Arzneimittel auch, verlockenderweise ohne Rezept über die Ladentheke verkauft. Es dauerte nicht einmal zwei Tage, und ich funktionierte wieder, kam meinen Aufgaben nach, hörte auf zu weinen und ärgerte mich nicht mehr über den gärenden Standortdisput. Er war mir egal. Ich wollte nach China, koste es, was es wolle, und zog das Umzugsprogramm gegen Hardys Widerstand und zu seinem großen Erstaunen auch weitgehend in Eigenregie durch. Im letzten Moment fanden wir ein Haus, und Hardy trat am 1. Oktober mäßig begeistert seinen Job in Shanghai an. Ich setzte das Beruhigungsmittel ab und atmete erst einmal auf. Meine Schäfchen hatte ich fürs Erste ins Trockene gebracht, was brauchten wir eigentlich mehr? Der Rest würde sich schon finden …

◆ ◆ ◆

»Na, Claudia, heute wollen wir mal über Autos reden!«, empfängt mich Grace übermütig. »Dein Mann ist doch im Automobilsektor tätig, da musst du wissen, wie wir in China über Autos denken!«

O weh, muss ich das?, denke ich entsetzt. Warum können wir nicht einfach Indianer spielen und meine geheimnisvolle Hausaufgabe besprechen? Grace macht mich echt fertig. Andererseits suche ich doch den Schlüssel zum »echten« China, also denn …

»Jaaa«, antworte ich enthusiastisch.

Grace tritt an die Tafel und schreibt *mei you qian de ren*. Da haben wir's ja schon!

»Das sind Leute, die kein Geld haben«, sagt sie emotionslos. Ich weiß. *Mei you*, »nicht haben« ist im täglichen Leben in China ein sehr gängiger Begriff.

Dann schreibt sie *you qian de ren.*

»Leute, die Geld haben!«, trompete ich stolz.

»Gut!«

Schließlich schreibt sie *you hen dou qian de ren.*

Easy. »Leute, die sehr viel Geld haben!«, stoße ich wiederum triumphierend hervor.

»Was für einen Wagen fährt die erste Gruppe?«, fragt Grace jetzt auf Chinesisch

»Einen VW Santana?«, antworte ich eher scherzhaft. Es kann unmöglich ein Japaner sein, die Kriegsvergangenheit beider Länder wirkt sich eher ungünstig auf den Anteil japanischer Fahrzeuge im Straßenbild aus. Selbst der friedfertige Mr Zhang scheint sich zu ärgern, wenn ich beim Japaner auch nur Sushis kaufe.

»Gut!«, lobt mich Grace. Als sie wieder ansetzen will, frage ich sie schüchtern, wie man denn die Leute nennt, die gar kein Auto haben. Das ist bei über einer Milliarde Chinesen ja immer noch die Mehrzahl.

Sie schaut mich einen Moment lang mit schief gelegtem Kopf an. Dann nehme ich Anlauf und verkünde: »Meine Eltern haben nie ein Auto gehabt, ich selbst habe erst mit dreiundzwanzig den Führerschein gemacht!« Ich spreche Englisch, aber sie stört sich nicht daran.

Sie setzt sich mir gegenüber und macht wieder eine beneidenswerte Haarrolle mit ihrem Stift.

»Meine Eltern haben auch nie ein Auto gehabt, ich habe bis heute keines, und den Führerschein habe ich mit zweiunddreißig gemacht!«

Mal sehen, ob ich noch einen draufsetzen kann.

»Wir lebten zur Miete in einem ehemaligen Bauernhaus ohne jeden Komfort. Als ich sieben Jahre alt war, haben meine Eltern schließlich ein Badezimmer auf eigene Kosten angebaut. Vorher haben wir uns alle in der Küche gewaschen. Da ist Neil Armstrong schon auf dem Mond gewesen!«

Jetzt beginnt es Grace Spaß zu machen, und wir bleiben beim Englischen.

»Ich komme aus den Außenbezirken von Peking, meine Eltern waren einfache Fabrikarbeiter, wir hatten ein Plumpsklo, bis ich neun Jahre alt war. Dann wurde mein Vater Vorarbeiter, und wir konnten eine einfache Wohnung in der Stadt beziehen. Ohne Heizung selbstverständlich.«

»Mein Vater ist ziemlich spät in seinem Arbeitsleben in ein Angestelltenverhältnis übernommen worden, dann konnten wir auch größere Sprünge machen und in dem komischen Haus noch das obere Stockwerk dazumieten. Da bekam ich dann mit elf ein eigenes Zimmer, Telefon gab's erst, als ich zwölf war«, erkläre ich.

»Mist! Du gewinnst! Wir hatten schon ein Telefon, als ich zehn war«, gibt Grace widerstrebend zu, »und ich dachte, du wärst in einem Mercedes zur Welt gekommen.«

»Das denken viele«, tröste ich sie, »aber das war immerhin mein erstes Auto!«

»Wie hast du das denn geschafft?« Sie ist ehrlich begeistert von meiner Lebensbeichte.

»Nach dem Abitur hatte ich Glück und bekam gleich einen Studienplatz in meiner Stadt. Da meine Eltern nicht allzu viel Geld hatten, bekam ich Ausbildungsförderung vom Staat.«

»So etwas gibt es bei uns nicht«, wirft Grace ein. »Wenn du an einer Großstadt-Uni studieren willst, kostet dich das erst mal jedes Jahr eine ganze Menge Geld. Dafür kannst du dann aber unter spartanischen Bedingungen auf dem Campus leben und bekommst auch zu essen. Oder du gehst an eine Provinz-Uni. Das wird finanziell belohnt, aber du findest später kaum einen Job.«

»Ich musste aus diesem Haus raus, bin fast ausgeflippt in der skurrilen Hütte und hab dann zusammen mit einem amerikanischen Soldaten eine kleine, schicke Wohnung gemietet«, fahre ich mit meiner Geschichte fort. »An der Uni war ich natürlich die Außenseiterin vom Dienst. Ich kam aus keinem elitären Stall, hatte keinerlei intellektuellen Familienhintergrund, lebte mit einem Schwarzen zusammen und kam trotzdem daher wie Prinzessin Stefanie von Monaco.«

»Und wie hast du das gemacht?« Grace schaut weiterhin fasziniert drein und vergisst das Chinesische vollkommen.

»Ich habe schon während der Schulzeit jeden Aushilfsjob angenommen, um mein Budget aufzubessern. Bedienung, Fließband, Akkord, alles. Ich wollte immer gut gestylt sein und auch mal in ein Restaurant gehen können. Das war es mir wert, und müde wurde ich fast nie.«

»Reicht aber nicht für einen Mercedes!«, konstatiert Grace kritisch.

»Korrekt!«, gebe ich zu. »Nach zwei Jahren trennten mein Freund und ich uns. Ich kehrte zeitweilig in mein altes Zimmer zurück, flippte wieder aus. Ich mag meine Eltern sehr, aber so wollte ich einfach nicht leben. An der Uni war ich weiterhin die Einzelkämpferin, gerade in der Phase, wo man eigentlich seine Lobby gebildet haben müsste.«

Grace nickt verständnisvoll. »An unseren Unis ergibt sich das von selbst. Du wirst nie allein sein, und wenn du es dir noch so wünschst ...«

»Um einen Ausgleich zwischen Maloche-Jobs, Elternhaus und Unibetrieb zu finden, habe ich mir dann einen zweifelhaften Bekanntenkreis in unserer Nachbarstadt Nürnberg ausgesucht. Ich wollte auch mal abends nett ausgehen nach getaner Arbeit.«

»Auweia!«, ruft Grace, »jetzt kommt bestimmt das dicke Ding!«

»Du ahnst es. Manche in dieser Clique waren etwas zwielichtige Typen. Immerhin verdiente mein neuer Freund sein Geld auf legalem, wenn auch moralisch nicht ganz korrektem Weg. Er verkaufte Sumpfgelände an arglose GIs und ihre Familien.«

Grace sieht mich etwas strafend an.

»Ich hab das erst später erfahren«, sage ich entschuldigend, »nachdem ich selbst mal in Florida war und mir die Dinger angeschaut habe. Ich besitze übrigens auch ein Stück Sumpf am Golf von Mexiko.«

»Weiter!«, sagt Grace jetzt ungeduldig auf Chinesisch.

»Ich sah Dave mittwochs, freitags und am Sonntag. Er hat mir den Führerschein bezahlt und mir einen Mercedes 190 aus seiner Leasingflotte zur Verfügung gestellt. Mein Auto war knallrot, das vom Chef war ein 280er SL, auch knallrot. Partnerlook.«

»Wen hat er denn Montag, Dienstag, Donnerstag und am Samstag gesehen?«, fragt Grace jetzt. Sie denkt mit.

»Dunja aus Sarajevo. Wir haben uns irgendwann sogar kennen gelernt und respektierten uns. Nur anfangs kam es mal zu einem kleinen Eklat. Ich habe Dave gemocht, trotzdem. Er hatte Humor, hat mich beachtet, und wir hatten Spaß. Meine Mutter hasste ihn natürlich. Ich schaue Grace fragend an. »Jetzt denkst du sicher, ich bin keinen Deut besser als die habgierigen Thai-Tussis, über die wir uns zusammen lustig machen, und deine chinesischen Pendants hier in der Stadt, die sich ihren Ausländer für die Altersvorsorge suchen?«

Grace stützt das Kinn in die Hände und sieht plötzlich müder aus als ich.

»Nein, Claudia. Das ist doch kein Vergleich. Ich glaube, du hast nichts Schlechtes getan!«

Ich atme auf, ihr Urteil erscheint mir plötzlich wichtig.

»Wie ging es dann aus?«, fragt Grace und beginnt auf dem Schreibtisch Notizen hervorzuziehen und zurechtzurücken.

»Dunja und ich haben festgestellt, dass keine von uns am Samstag dran war.«

Grace fällt vor Schreck der Stift aus der Haarrolle, die Flut ergießt sich über Wangen und Schultern. Wunderschön.

»Eines samstags fühlte ich mich traurig und einsam. Ich fuhr unaufgefordert zu Dave.« Jetzt breche ich meinen Stift in der Mitte durch und fahre fort: »Sie hieß Gladys und war Aerobic-Lehrerin, eine Nachbarin, ich kannte sie. Sie gackerte übermütig im Haus rum. Ich klopfte wutschnaubend an der Tür, schlug sie fast ein und klingelte Sturm. Dave kam an die Tür, öffnete aber nicht. Gut für Gladys, ich hätte sie aus dem Fenster geworfen. Dave meinte einfach, es sei Samstag, nicht mein Tag, ich solle verschwinden.«

»Du hättest das Auto zu Schrott fahren sollen oder zumindest Zucker in den Tank tun oder eine Weile ohne Getriebeöl fahren!«, knurrt Grace böse.

»Dafür, dass du kein Auto hast, kennst du dich aber gut aus!«, zolle ich ihr Respekt.

»Ich habe Ingenieurwissenschaften studiert, aber nicht an einer Eliteuni. Nach dem Abschluss bekam ich keinen Job. Heute ist es in China, trotz Boom, selbst für qualifizierte Kräfte schwierig, in gute Positionen zu kommen. Ich stand dann bei VW am Fließband und habe Scheinwerfer in Santanas eingesetzt.«

»Scheiße, du gewinnst unseren Underdog-Wettbewerb doch!«, sage ich lachend.

»Nein«, gibt sie ebenfalls lachend zurück. »Durch einen Freund, der Mitglied bei der Kommunistischen Partei ist, bin ich dann hier an der Akademie gelandet. Es ging also noch ganz gut aus. Aber jetzt will ich den Schluss noch wissen. Wie ging es weiter mit dir, Dunja und Gladys?«

»Ich hab ihm die Kiste zurückgebracht und Schluss gemacht. Dunja ging irgendwann auch wieder ihrer Wege. Gladys tanzt vielleicht heute noch. Aber Dunja hat was gut bei mir: Sie war damals am Freitag, an ›meinem‹ Tag, in die Disco gekommen. Sie griff sich einen Campari-Orange – Balkantemperament eben – und wollte ihn Dave ins Gesicht schütten, traf aber einen völlig Unbeteiligten im weißen Miami-Vice-Anzug. Er hieß Hardy Valesa, aber das ist eine andere Geschichte … Wollen wir dann mal die Hausaufgabe anschauen?«

»Ja«, erwidert Grace, »her damit! Und jetzt wird nur noch Chinesisch gesprochen.«

»Gott bewahre!«, sage ich und beginne zu lesen. Mein Western kommt sehr gut an. Nach zweieinhalb Stunden verlassen wir einträchtig das Klassenzimmer.

»Diese Einblicke in dein früheres Leben haben mir sehr gefallen. Danke!«, sagt Grace. »Du bist aufrichtig, Claudia, nicht so aufgebläht vor Ego wie manche meiner anderen Schülerinnen …«

Eine weitere Klassenzimmertür geht auf, und eine Farang-Schülerin tritt resolut auf den Gang. In amerikanischem Englisch blökt sie in militärischem Ton Anweisungen in ihr Handy. Ich befürchte, dass sie mit einem ihrer Kinder spricht. Armes Kleines, denke ich. Sie wird unser gewahr, runzelt die Stirn und blökt weiter.

»Jetzt weißt du, was ich meine!«, sagt Grace absichtlich gut hörbar.

Die amerikanische Farang lässt ihr Handy geräuschvoll zuschnappen, blickt uns unfreundlich an und will gerade zur Glastür hinaus, als Grace noch betont laut ausruft: »Claudia, du bist meine beste Schülerin! Deine Arbeit hängen wir ans Schwarze Brett, jetzt gleich! Da können sich die anderen ein Beispiel dran nehmen.«

Die Amerikanerin ist weg, Grace lächelt mich verschwörerisch an, und ich muss mir mit dem Handrücken wieder ein paar klitzekleine Tränchen abwischen. Aber nicht aus Trauer, sondern weil ich glücklich bin.

Vergiss die blasslila Pillen, denke ich, die brauchst du doch wirklich nicht. Alles, was ich brauche, ist hier. Mein Mann, meine Hunde, ein schönes Zuhause und meine Lehrerin.

◆ ◆ ◆

Die Verkäuferin in der »Shanghai Tang Boutique« hat ihren Spaß mit mir. Ich habe meine geplante Selbstbelohnung natürlich nicht vergessen.

Vergnügt lachen wir uns an, und ich beginne noch mal, mich selbstbewusst und von einem Ohr zum anderen strahlend vor dem großen Standspiegel in der Mitte des Ladens zu drehen.

Das mache ich nun schon seit fünf Minuten, und es wird uns nicht langweilig.

Heute wird es kein Qipao werden. Stattdessen habe ich eine ausgeflippte Hose in mein Herz geschlossen. Auch der Preis ist ausgeflippt, aber das fällt unter die Rubrik Kollateralschäden in meinem fiktiven Haushaltsbuch.

Die Verkäuferin freut sich bereits auf ihre Umsatzbeteiligung und versucht mich noch zum Kauf einer Jacke zu überreden. Die ist bereits für den Herbst gedacht. Im Moment kann ich sie beim besten Willen noch nicht anziehen, zu heiß, frühestens im November vielleicht, denke ich ein bisschen enttäuscht. Noch einmal ziehe ich sie über, und die Verkäuferin nickt begeistert. Der Zeitpunkt wird schon kommen, denke ich und nicke ebenfalls. Wir lachen uns wieder vergnügt an.

»*Wo mai le!*«, ich nehme sie, sage ich zu der begeisterten Verkäuferin und gehe zurück in die Umkleidekabine, um mich widerstrebend aus der schönen Hose zu schälen. Ich werde sie am Wochenende tragen, beim Essen mit Herbert, Lorna und vielleicht mit Rolf. Die Jacke vertröste ich jedoch auf den Herbst, der sicherlich schon bald kommen wird. Ich spüre ihn wie eine gewisse Schwermut in meinem Körper.

Mittwoch, 25. August

Überpünktlich bin ich im »Medi Center« erschienen, denn die Fahrzeit in die Stadt betrug heute nur rekordverdächtige fünfundzwanzig Minuten. Alles fließt ... Manchmal trifft das sogar auf den Verkehr in der Metropole Shanghai zu. Jetzt blättere ich desinteressiert in einem australischen Automagazin. Die beliebten Tratsch-Zeitschriften, wie die britische *Hello!* oder die amerikanische *InStyle,* haben sich bereits zwei andere Farang-Frauen geschnappt, die mir jetzt in der eleganten Lobby der Klinik gegenübersitzen. Hardy und ich nennen westliche Ausländer auch in China weiterhin »Farang«. Es ist ein gutes Synonym, und niemand weiß, was wir damit meinen.

Mein Termin mit Dr. Harry Zhang findet in der Facharztklinik des »Medi Center« statt. Sie liegt im Stadtteil Puxi, nahe des schicken Xintandi-Viertels. Schick ist auch diese Klinik mit ihren Marmorfußböden, der angenehmen Beleuchtung, den adretten Schwestern, dem freundlichen Hilfspersonal und den geschmackvollen Drucken an den Wänden. Alles riecht neu und blank geputzt. Klar, es gefällt mir – und wahrscheinlich auch meinen Stuhlnachbarinnen – hier bedeutend besser als in der Massenabfertigung der öffentlichen Krankenhäuser, die ein bisschen an Großbahnhöfe erinnern. Frau Kessler fehlt allerdings, und ich vermisse sie ein bisschen.

Gelangweilt lege ich die Autozeitschrift weg und schicke Hardy eine »I luv u«-SMS ins Büro. Die Tastatur piept leise, als ich die Buchstaben eingebe. Eine der Farangs schaut kurz irritiert hoch, als ob das Piepen sie beim Betrachten »ihrer« *Hello!* gestört hätte. Hat es wahrscheinlich auch. Blöde Kuh. Heute hege ich einen unerklärlichen Groll gegen alle, Chinesen und Farangs, egal, ob dick oder dünn, alt oder jung. Ich mag mich auch selbst nicht leiden, obwohl schlank und halbjung, denn ich funktioniere nicht mehr so, wie ich es gewohnt bin.

Was hat meine lebenslange, sorgfältige Wartung also gebracht? Nix ...

♦ ♦ ♦

Beim Aufstehen heute Morgen bemerkte ich nach den ersten paar Schritten in Richtung Badezimmer ein taubes Gefühl zwischen meinen Oberschenkeln. Als ich nach ungefähr fünfzehn Metern dann endlich bei meiner Toilette angekommen war, war der Schritt komplett pelzig und taub. Ich setzte mich auf die Kloschüssel und fing so heftig an zu schluchzen wie schon lange nicht mehr.

»Was passiert denn mit mir? Was habe ich nur falsch gemacht?«, schrie ich laut heraus.

Hardy war gottlob nicht mehr und Mrs Ling noch nicht da. Aber die Hunde kamen einer nach dem anderen neugierig und auch etwas verstört zu mir ins Bad und setzten sich vor mich hin. Es sah aus wie eine Kabinettssitzung.

Da sie unabsichtlich die Fütterungsformation annahmen, musste ich unter Tränen doch wieder lächeln und schniefte selbstmitleidig: »Hardy füttert euch bestimmt gut, wenn ich euch wegsterbe ...«

»Du tust mir so leid, Schatz! Hoffentlich kann dir der Neurologe heute helfen«, versuchte Hardy mich wenig später am Telefon zu trösten. »Geh jetzt mal in die Klinik, und dann sehen wir weiter, okay? Sag mal, weinst du?«, fragte er bestürzt.

»Ja, schon den ganzen Morgen, ich kann es nicht abstellen«, erwiderte ich. »Ich hab einfach Angst.«

»Wenn dieser Arzt dir auch nichts bringt, dann gehst du eben zu einem Spezialisten nach Hongkong. Was hältst du davon? Ich habe einige Kollegen, die für spezielle Probleme nach Hongkong fliegen. Der medizinische Standard ist dort immer noch höher als hier«, schlug Hardy jetzt vor. »Abgemacht?«

»Abgemacht«, erwiderte ich, ein bisschen gefasster.

Ich legte auf und griff mir meine Handtasche. Alles drin, was »frau« für eine Fahrt nach Shanghai braucht? Portemonnaie, Handy, Magentropfen, Haarlack, Stielkamm, Schminketui – und in den hintersten Falten ein Streifen mit blasslila Tabletten. Nur für alle Fälle. Wer hatte die nur reingetan? Dummerchen wahrscheinlich. Vielleicht hatte ich mich aber auch alleine dazu entschieden.

◆ ◆ ◆

»Hallo, Mrs Valesa«, sagt Dr. Zhang in schönstem Oxford-Englisch, »schön, Sie kennenzulernen. Dr. Ballhaus hat mir schon ein bisschen von Ihren Problemen erzählt.«

Wir befinden uns in einem ähnlich unpersönlichen Raum, wie ihn Dr. Ballhaus bereits bei meiner ersten Untersuchung benutzt hatte. Dr. Zhang ist also wahrscheinlich ein »Moonlighter«. Ich hoffe sehr, das er kein Armleuchter ist.

Er sieht ein bisschen aus wie Jet Li. Ich mag Jet Li, ich mag Martial-Arts-Filme. Und ich hoffe, Dr. Zhangs medizinische Aussagen sind ähnlich schlagkräftig wie die Faust von Jet Li. Er ist ein hochgewachsener, gut aussehender Mann in meinem Alter.

»Ich hoffe, Sie können mir helfen!«, erwidere ich und versuche selbstbewusst und gefasst aufzutreten. Du bist nicht neurotisch, du bist kein Hypochonder, rede ich mir ein, also benimm dich entsprechend.

»Halten Ihre Beschwerden von vergangener Woche noch an?«, fragt Dr. Zhang und studiert sorgfältig mein Patientenblatt, das vor ihm auf dem Schreibtisch liegt.

»Ja, leider, und es sind noch mehr Missempfindungen dazugekommen. Es scheint, mein ganzer Körper ist in Aufruhr.«

»Was sind das denn für neue Beschwerden?«, fragt Dr. Zhang. Er schaut mich aufmerksam an und faltet seine gepflegten Hände anmutig vor sich auf der Schreibtischunterlage.

»Ich habe häufig ein einengendes Gefühl um die Waden. Wenn ich den Kopf nach vorne beuge, löst das ein kitzeliges Gefühl im Unterleib aus, und seit heute fühlen sich die Innenseiten der Oberschenkel sowie der äußere Vaginalbereich pelzig an. Außerdem habe ich ein wanderndes Fremdkörpergefühl im Anal- und Vaginalbereich«, zähle ich so gelassen wie möglich auf, als sei das alles nichts Besonderes.

Die Intellektuelle nickt anerkennend und hält sich mit Kritik zurück. Dummerchen ist im Moment nicht da. Gut für uns alle.

Dr. Zhang ist ob meiner offenherzigen Schilderung und meiner Souveränität beeindruckt, zumindest erweckt er den Anschein.

Er blättert wieder in meiner Akte. »Schlafen Sie jetzt besser mit dem Schlafmittel, das Dr. Ballhaus Ihnen verschrieben hat?«, fragt er prüfend und schnippt mit einer anmutigen Bewegung eine Fluse von seinem weißen Arztkittel. Er hält dabei Blickkontakt und wartet auf meine Antwort.

»Mal schlafe ich gut, mal schlafe ich schlecht. Das Medikament scheint keinen Einfluss darauf zu haben«, erwidere ich und füge hinzu: »Ich sehe sowieso keinen Zusammenhang zwischen einer Schlafmedizin und meinen absurden Gefühlsstörungen.«

»Dr. Ballhaus sieht das schon richtig«, sagt Dr. Zhang, erhebt sich und wandert zu seiner Arzttasche, die neben dem Behandlungstisch steht. Es ist ein wunderschönes Teil aus schwerem schwarzem Leder, wie man es aus alten Arztfilmen kennt. Er beginnt kleine Werkzeuge aus einem schwarzen Etui auszupacken und sorgfältig auf dem Tisch auszubreiten.

»Das Schlafmittel entspannt Ihre Muskulatur, es ist ein Benzodiazepin. Wir sollten Ihre Dosis heraufsetzen, das müsste einen guten Fortschritt bringen.«

»Ich hatte ursprünglich keine verspannten Muskeln«, protestiert die Intellektuelle. Ich merke, dass sie ungeduldig wird. »Langsam werde ich aber wirklich angespannt ...« Ich beschließe, noch einmal von vorn anzufangen.

»Ich bin der Meinung, dass«, beginne ich geduldig und muss sehnsüchtig an meine vergleichsweise doch sehr viel einfacheren Sachverhalte im Unterricht bei Grace denken, »ich mir beim Radsport möglicherweise einen Nerv beschädigt habe. Ich fahre regelmäßig sehr lange Strecken mit meinem Mann. Manchmal treffen wir auf unwegsames Gelände, da kriegt man schon mal einen Stoß ab.«

»Was Sie nicht sagen!«, sagt Dr. Zhang schmunzelnd und gebietet mir mit einer höflichen Geste aufzustehen.

»Folgen Sie bitte meinem Finger mit den Augen. Nur mit den Augen, nicht mit dem Kopf«, beginnt er mit seinen Anweisungen.

Die neurologische Untersuchung läuft wie nach einer einstudierten Choreografie ab, sie gleicht fast aufs Haar der vorangegangenen mit Dr. Ballhaus. All meine Bewegungen sind fließend, ich kenne mich bereits mit dem Ablauf aus und bin eine geschickte Mitspielerin.

»Ziehen Sie jetzt bitte die Hose aus. Ich will auch Ihre Bauchhautreflexe prüfen und Ihre Wahrnehmung an den Beinen«, sagt Dr. Zhang.

Etwas Neues. Aber damit hatte ich nicht gerechnet. Ich habe fast nur Tangas in meinem Wäscheschrank und habe auch jetzt einen an. Ein prachtvolles hellblaues Stück mit Spitzen, passend zum BH. So schön die Teile sind, für eine neurologische Untersuchung sind sie eigentlich etwas unpassend, aber was soll's. Runter mit den Klamotten, ich geniere mich nicht vor Ärzten ...

Ich beobachte Dr. Zhangs Handgriffe, mit denen er meine Reflexe prüft. Seine Miene bleibt undurchdringlich. Er kommentiert seine Beobachtungen nicht, und ich schweige auch erst mal.

»Ziehen Sie bitte doch auch noch den Slip aus, und zeigen Sie mir genau die Bereiche, die sich für Sie taub anfühlen.«

Ich setze mich auf dem Behandlungstisch auf, arbeite mich aus dem Tanga heraus, rolle ihn ein bisschen zusammen und lege ihn neben mich. Wohin damit? Er sieht niedlich aus, so adrett aufgerollt. Dr. Zhang tritt höflich einen Schritt zurück und rückt etwas auf dem Schreibtisch zurecht.

»Soll ich sitzen bleiben oder mich wieder hinlegen?«, frage ich lässig und lasse meine gemusterten Tapir-Beine baumeln. Er dreht sich zu mir um.

»Sie sind wirklich eine aktive Radsportlerin, nicht wahr?«, fragt er lächelnd. »Zurücklegen bitte.«

Ich öffne meine Oberschenkel und zeige Dr. Zhang den tauben Bereich. Der ist weitläufig. Seine Miene bleibt unergründlich, aber ich kann in seinen Augen doch einen belustigten Ausdruck erkennen, als er meiner präzisen Irokesentrimmung gewahr wird.

»Nichts zu erkennen. Das genügt, Frau Valesa, ziehen Sie sich bitte wieder an«, sagt er und wendet sich von mir ab.

Die Tür zum Behandlungszimmer fliegt plötzlich mit Schwung auf.

»Frau Kramer-Valesa!«, spricht Dr. Ballhaus voller Elan und verstummt sofort.

Hinter seinem Rücken kann ich eine der Farang-Frauen vorbeigehen sehen. Sie schaut zwangsläufig in Richtung der geöffneten Tür, erkennt eine halbnackte Frau in Gegenwart zweier Männer und läuft schnell weiter. Ich greife mir möglichst nonchalant meinen zusammengerollten Slip, hüpfe vom Behandlungstisch und grüße höflich zurück: »Hallo, Dr. Ballhaus, Sie hier? Schön, Sie wiederzusehen!«

Ich hüpfe weiter, nun auf einem Bein, und versuche, wieder in meine eng anliegende Hose zu schlüpfen. Endlich gelingt es mir, die Jeans über die Hüfte zu ziehen und zu verschließen. Die beiden Ärzte sehen meinem Fortschritt gelassen zu. Höflicherweise könnten sie ja auch kurz den Raum verlassen, bis ich fertig bin, aber darauf kommen wir wohl alle nicht. Nur die Intellektuelle rührt sich: »Findest du das eigentlich normal? Für derartige Zwecke sollte dem Patienten ein abgeteilter Bereich zum An- und Auskleiden zur Verfügung stehen!«

»Ja, schon«, gebe ich insgeheim zu.

»Bei derlei Untersuchungen sollte außerdem eine weibliche Hilfskraft anwesend sein, das weißt du auch«, knurrt die Intellektuelle verächtlich. »Und Menschen, auch Ärzte, klopfen an, bevor sie eintreten.«

»Lass uns zusehen, dass wir hier zu Potte kommen, und dann nichts wie weg, okay?«, schlage ich kleinlaut vor.

»Mrs Valesa?«, fragt Dr. Zhang. Ich war wohl etwas abgedriftet.

»Wir«, beginnt Dr. Zhang und schließt mit einer weiteren, eleganten Handbewegung Dr. Ballhaus mit ein, »sind der Meinung, dass wir Ihre Schlafmitteldosis verdoppeln sollten. Ihre Schlafqualität muss dringend verbessert werden. Außerdem halten wir es für hilfreich, Ihnen Vitamin B12 zuzuführen. Das ist wichtig für die Funktion des Nervensystems. Möglicherweise liegt bei Ihnen ein Mangel vor.«

»Ich nehme täglich Multivitamine, B12 ist auch dabei«, werfe ich unzufrieden ein.

»Wahrscheinlich bekommen Sie trotzdem nicht genug über Ihr Nahrungsergänzungsmittel zugeführt«, erwidert er freundlich, aber bestimmt.

Dr. Ballhaus hat sich bis dahin zurückgehalten. »Frau Valesa«, beginnt er nun, »Sie sind nervlich offensichtlich angespannt. Wir können Ihnen aber durchaus medikamentös helfen, sich etwas zu entspannen. Das ist doch sicher in Ihrem Sinne?«

Medikamentös entspannen kann ich mich selbst mit meinen lila Pillen, denke ich, dazu brauche ich euch nicht schon wieder rund zweihundert Euro für ein bisschen Turnen und Fleischbeschau zu zahlen.

»Was ist mit Bandscheibenproblemen, eingeklemmten Nerven oder tatsächlich einem Tumor? Können wir das nicht einfach mal überprüfen? Mit einer Computertomografie? Schicken Sie mich doch zu einem Radiologen!«, sage ich, nun doch etwas ungehalten. »Ich bilde mir das Zeug doch nicht ein!« Ich werde wütend, endlich. Die Intellektuelle freut sich und reibt sich die Hände. »Mittlerweile ist fast die Hälfte meiner Extremitäten irgendwie taub, da helfen doch keine Vitamine. Bitte, ich will den Grund wissen!«

Dr. Zhang lenkt ein: »Ich schicke Sie auch noch ins Ruijin Hospital für eine Elektromyografie. Für diese Untersuchung müssen wir deren Geräte benutzen. Die Myografie kann uns bei der weiteren Diagnosestellung, falls überhaupt nötig, weiterhelfen. Heute, morgen und übermorgen bekommen Sie eine hochdosierte Vitamin-B12-Spritze. Anschließend fahren wir mit oraler Gabe fort. Für drei Wochen mindestens«, schließt er. Er packt seine Werkzeuge wieder ein, ich bin wohl entlassen.

Ich schlucke heftig und bin so verärgert, dass ich Sternchen sehe. Die Intellektuelle feuert mich an.

»Ich würde wirklich gerne eine Computertomografie machen lassen, oder von mir aus auch gleich eine Magnetresonanz-Tomografie.« Dr. Ballhaus seufzt leise, und ich glaube ihn auch mit den Augen rollen zu sehen.

Dr. Zhang hingegen lächelt weiter freundlich und erwidert: »Alles nach und nach, Frau Valesa. Fangen wir mal mit der EMG an, dann klären wir die Ergebnisse ab und sehen weiter.«

Dummerchen meldet sich von der Mittagspause zurück und meint einlenkend: »In Ordnung. Dann mache ich gleich die EMG und die Vitaminspritze, wie Sie vorschlagen.«

Dr. Ballhaus sieht auf sein knurrendes Handy, entschuldigt sich und geht eilig hinaus auf den Flur. Den sehe ich bestimmt nicht wieder.

»Die EMG können Sie heute nicht mehr machen, die Rezeptionistin wird für Sie einen Termin im Ruijin Hospital machen. Sie werden dort von einer zweisprachigen Schwester begleitet werden. Hoffen wir, dass es schnell geht«, sagt Dr. Zhang. »Kommen Sie, ich begleite Sie zur Rezeption«, bietet er an, und ich folge ihm brav.

Dort schreibt er ein Rezept für mich aus, kommandiert eine Schwester zur Apotheke und befiehlt einer anderen, das Ruijin Hospital anzurufen. Mir fällt sein unfreundlicher, herrischer Ton im Umgang mit den chinesischen Schwestern auf.

»In vierzehn Tagen haben sie was frei«, sagt die Schwester am Telefon und schaut mich fragend an.

»Ich kann jederzeit kommen, von mir aus auch abends«, werfe ich ein, aber sie schüttelt schon den Kopf. »Alles ausgebucht, unmöglich!« Das heißt ja, es laufen Hunderte von meiner Sorte hier rum, denke ich überrascht. So richtig kann ich das nicht glauben.

Dr. Zhang nimmt ihr den Hörer aus der Hand und knurrt etwas für mich Unverständliches ins Telefon. Er schaut mich an, wartend, dann schüttelt auch er den Kopf. Schließlich gibt er den Hörer mit einer brüsken Bewegung an die Schwester zurück. Die kann nun eigentlich wirklich nichts dafür, denke ich.

»Wenn Ihre Symptome bis dahin aufhören, dann sagen Sie den Termin einfach ab, Mrs Valesa«, erklärt er und wendet sich zum Gehen.

»Das wäre schön, ich hoffe es!«, sage ich resignierend.

»Ich gehe eigentlich davon aus.« Er streckt mir die Hand zum Abschied entgegen, und ich schüttele sie. Wieso geht er von etwas aus, das er noch gar nicht kennt? Weiß er womöglich mehr, als er zugibt?

Ich fühle mich wieder einmal überrumpelt und verwirrt. Nach unserem Abschied folge ich einer niedlichen Schwester namens Ginny in ein anderes Behandlungszimmer, wo eine Vitamin-B12-Spritze für mich bereitliegt. Ginny überreicht mir auch ein Rezept für weitere Schlafmittelpillen und ein orales B12-Präparat.

Mögliche Polyneuropathie steht heute auf meinem Laufzettel. Für mich klingt es wie Wischi-Waschi.

»Alles Unfug«, sage ich enttäuscht zur Intellektuellen.

»Wohl wahr!«, erwidert sie ohne jede Spur von Mitleid.

Samstag, 28. August

Es ist neun Uhr morgens, ich sitze schon vor dem Computer und bin im Internet unterwegs. Wieder einmal erhoffe ich mir einen Diagnosehinweis. Doch was ich finde, ist eher unerfreulich. Das Telefon läutet, und ich nehme das Gespräch an. Hardy ist noch im Bad und macht sich fertig.

Es ist Herbert. Er bedauert heftig, an der für heute enthusiastisch geplanten Radtour mit Lorna, Ralf und Hardy nicht teilnehmen zu können. Ich lächle nachsichtig über seine offensichtliche Drückebergerei.

»Mensch, Mädel, und wie geht es dir denn heute überhaupt?«, fragt Herbert vorsichtig.

»Im Moment geht's einigermaßen, aber tagsüber treten die Beschwerden mal stärker, mal schwächer auf. Ich riskiere nichts mehr, bevor ich nicht weiß, was genau mit mir los ist«, jammere ich nun doch ein bisschen. Ich kann mich halt nicht gut verstellen.

»Ähm, ja dann ...« Herbert versucht offensichtlich, das Gespräch abzuschließen. Ich weiß, dass er Krankheiten fürchtet und manchmal selbst ein hochgradiger Hypochonder sein kann. Eigentlich bin ich ihm in der Hinsicht nicht ganz unähnlich, aber im Stillen amüsiere ich mich doch auch immer ein bisschen über seine Ängste. Da fällt mir etwas ein, das ich ihn schon längst fragen wollte.

»Sag mal, du hast doch mal Akupunktur machen lassen. Bei wem warst du da, und was hattest du eigentlich für Probleme?« Er entkommt mir jetzt nicht so leicht.

Herbert gibt mir bereitwillig Auskunft. »Mich hat's vor zwei Jahren auf der Baustelle in Shenyang erwischt. Acht Mal war ich bei der Akupunkteurin. Ich kann dir sagen, die Chinesen wissen, wohin sie mit der Nadel stechen müssen. Man muss sie nur machen lassen.«

Ich denke mir, dass die Akupunkteurin sicher jung und hübsch war, sage aber nichts und höre Herbert weiterhin aufmerksam zu.

»Die machen das seit Jahrtausenden, das sind echte Profis«, fährt Herbert begeistert fort.

Vielleicht war sie doch nicht so jung. Umso aufmerksamer höre ich Herbert zu.

»Die haben mich in eine chinesische Heilkräuter-Apotheke in Shenyang gebracht. Dort machen sie auch Fußmassagen und schröpfen einen«, fährt er fort.

»Schröpfen? Ich denke, du hast gesagt, dass alles in China so preiswert sei?«, entrüste ich mich.

»Nein, die schröpfen einen mit Glaskugeln! Sie machen sie erst über einer Flamme heiß, und dann nichts wie drauf auf den Rücken. Das richtet die tollsten Krankheiten, kann ich dir sagen! Und in dem Kräuterladen, da mischen sie dir einen Tee, da zieht's dir die Schuhe aus. Das heilt einfach alles. Du musst es unbedingt auch mal probieren, dann hast du keine Probleme mehr!«, befindet Herbert.

»Wie genau sah denn dein Problem aus?«, frage ich neugierig.

»Ich hatte solche Rückenschmerzen, das kannst du dir gar nicht vorstellen. Ich konnte mich kaum noch bücken. Und selbst im Sitzen tat mir alles weh.«

»Bei mir sieht's ganz anders aus«, sage ich enttäuscht.

»Probier es doch einfach mal aus, Claudia. Mit Akupunktur kannst du nichts kaputtmachen, vielleicht hilft es dir ja auch!«

Eigentlich hat er recht, denke ich. Warum es nicht einfach ausprobieren?

Kurze Zeit später kommt Hardy in voller Radmontur in mein Büro. Er sieht ein bisschen geknickt aus und fragt besorgt: »Macht es dir wirklich nichts aus, wenn ich mit den anderen fahre? Wir sind bestimmt nicht vor vier heute Nachmittag zurück. Mit Lorna müssen wir öfter mal eine Pause machen, sonst macht die uns schlapp.«

»Nein, ich komm schon mal einen Nachmittag alleine klar. Ich koche dann für heute Abend was Nettes, und wir können wenigstens alle zusammen essen«, sage ich und lächle ein bisschen selbstmitleidig.

Hardy tritt hinter mich und schaut auf den Computerbildschirm.

»Was siehst du dir denn da wieder an?«, fragt er misstrauisch.

»Motorische und sensorische Neuropathien«, liest er laut, verzieht das Gesicht und klickt die vorhergehende Website an. »Karpaltunnelsyndrom. Was ist denn das? Klingt wie ein Schweizer Gebirgspass ... Meinst du nicht, du solltest aufhören, dich mit diesen wilden Internet-Krankheiten herumzuschlagen? Das tut dir bestimmt nicht gut!«

Draußen fährt Charlie, der Fahrer der Firma Nuhr, mit den Radfahrern vor. Ich blicke nun doch ein bisschen sehnsüchtig hinaus. Lorna steigt laut lachend aus dem Minivan und schäkert mit Rolf und Charlie.

»Ich glaube, du hast recht«, gebe ich zu und schließe demonstrativ die letzten beiden Websites. »Nächste Woche werde ich es vielleicht wirklich mal mit Akupunktur versuchen. Herbert hat mich überzeugt. Schließlich sitzen wir hier ja an der Quelle.«

Wir gehen beide zur Garage und lassen Hardys Mitstreiter herein. Lorna sieht, dass ich keine Fahrradmontur anhabe, und fragt enttäuscht: »Ma'am, du kommst nicht mit? Das ist so schade! Was machst du denn dann heute?« Sie nimmt mich kurz in den Arm und drückt mich.

»Ich bleibe einfach hier. Vielleicht wasche ich die Hunde, schau dir die Stinker an! Auf jeden Fall koche ich uns allen was Schönes für heute Abend«, beruhige ich Lorna, als gäbe es tatsächlich nichts Schöneres, als vier Hunde zu shampoonieren und hungrige Radlermäuler zu stopfen.

Lorna und Rolf haben keine Räder in China, dafür haben Hardy und ich insgesamt sechs. Die beiden suchen sich aus unserem Fuhrpark das jeweils geeignete Modell aus, und dann geht's auch schon los. Ich trete mit dem Team auf die Straße vor unserem Haus und schieße noch ein Abschiedsfoto.

Die Sonne brennt heute wieder gnadenlos auf Hampton Villas herab, fast bin ich doch dankbar, nach einem letzten Nachwinken ins Haus zurück zu dürfen.

Ich setze mich wieder an den Computer und lade das Abschiedsfoto herunter. Die drei Cracks sehen richtig glücklich und unternehmungslustig aus. Schließlich schalte ich den Computer aus, lehne mich in meinem Schreibtischstuhl zurück und höre in mich hinein.

Ich fühle Vibrationen im Unterleib, die da nicht hingehören, und das An-mir-Hinuntersehen vermeide ich, so gut ich kann. Mittlerweile bekomme ich eine Art elektrischen Peitschenhieb auf meine nicht vorhandene Schwanzwurzel, wenn ich es hin und wieder doch tue.

Je mehr ich über diese Phänomene nachdenke, desto stärker wird mir bewusst, wie bizarr sie sind. Drifte ich da womöglich doch in eine psychosomatische Ecke ab? Kann man sich so viele Beschwerden selbst einreden? Wenn ja, warum? Oder steckt doch eine ernsthafte Erkrankung dahinter? Wahrscheinlich könnte man ja etwas dagegen tun, wenn man nur wüsste, was es ist. Warum finde ich keine schlüssigen Hinweise? Warum steht nichts über Peitschenhiebe im Internet? Warum behandeln mich die Ärzte so von oben herab?

Ich spüre Panik in mir aufsteigen und muss mich zusammenreißen. Vielleicht wäre eine blasslila Pille jetzt doch nicht so verkehrt? Ich muss mich ablenken, jetzt sofort!

»Okay, okay, Hunde waschen, Hunde waschen«, sage ich zu mir selbst, gehe aber nicht nach draußen, sondern begebe mich an meinen Bürowandschrank. Da steht kein Hundeshampoo drin, das dürfte mir eigentlich klar sein. Dennoch tragen mich meine Füße, zwar taub, aber dennoch bestimmt zum Schrank. Wie meine Mutter, im weit entfernten Erlangen, brabbele ich vor mich hin im typischen Kramer-Haustierhalter-Singsang.

»Ich fange jetzt gleich mit Paciencia an, die kratzt sich schon den ganzen Morgen«, singe ich vor mich hin und greife mir eine dicke Rolle aus dem Regal. Die ist schwer, wiegt bestimmt an die fünf Kilo. Paciencia verzieht sich. »Vielleicht schnappe ich mir aber auch Thelma, die stinkt schon wieder fürchterlich und hat es fast noch mehr verdient«, erzähle ich der Rolle in meinen Händen.

Die Rolle antwortet nicht und trennt sich nur ungern von ihrem umfangreichen Inhalt. Ich schüttle sie aus Leibeskräften und zerre an ihren Innereien. Louise tänzelt neugierig ins Büro und hält aufgrund meiner rätselhaften Tätigkeit erst einmal einen gewissen Sicherheitsabstand.

Porthos liegt währenddessen entspannt auf einem gemütlichen, flauschigen Teppich vor meinem Büro. Das Sonnenlicht fällt auf sein rotblondes Fell, er wälzt sich genussvoll auf dem Rücken und furzt lautstark bei jeder Wendung seines Rückgrats. Ich beneide ihn maßlos. Jeder Zentimeter seines Körpers fühlt sich offensichtlich wohl. Mit einem prüfenden Blick auf mich hat er beschlossen, dass von mir im Moment keine Bedrohung durch Wasser und Shampoo ausgeht. Recht hat er.

Ich klemme mir die Papprolle zwischen meine nackten Füße und ziehe unter Aufbietung all meiner Kräfte mit beiden Händen an den Unterlagen in ihrem Inneren. Trotz Klimaanlage komme ich ins Schwitzen. Endlich ergießt sich der Inhalt auf meinen Bürofußboden. Zahllose Magnetresonanz-Tomografien, CT-Aufnahmen und klinische Befunde erblicken zum ersten Mal seit mehreren Jahren das Licht der Welt.

Ich bleibe gleich auf dem Fußboden sitzen und beginne, meine Ernte zu sondieren. Hardys Krankengeschichte der letzten zwanzig Jahre breitet sich vor mir aus.

◆ ◆ ◆

Anfang März 1996, Erlangen

Hektisch schaue ich im Laufschritt auf die Uhr. 9.55 Uhr. Jetzt aber schnell!

Ich treffe die anderen vor dem Lift zur Intensivstation im zweiten Stock der Neurochirurgie der Universität Erlangen-Nürnberg. Ich kenne sie nicht, aber wir haben wohl fraglos die gleiche Mission. Wir sagen alle gleichzeitig: »Guten Morgen!«

Da ist ein Ehepaar mit einem ungefähr zwölfjährigen Jungen, dem anzusehen ist, dass er lieber anderswo wäre. Und ein Mann um die vierzig, der vermutlich von seinem Vater begleitet wird. Sie sind still und sehr ernst.

Das Ehepaar scherzt miteinander, die Tür zum Lift öffnet sich, der Junge sagt plötzlich laut und entschieden: »Ich warte hier unten in der Cafeteria, mir ist total schlecht!«

Ich stehe neben den Bedienungstasten des Aufzugs und halte mechanisch die Tür per Tastendruck offen, bis der Fall geklärt ist.

»In Ordnung. Bleib du hier unten, wir kommen ungefähr in einer Dreiviertelstunde zurück«, sagt seine Mutter verständnisvoll.

Ich lasse die Tür zuschnappen.

»Danke!«, sagt sie zu mir, mit tränenverschleiertem Blick.

Mir wird jetzt auch gleich schlecht, denke ich entsetzt, und schlucke heftig. Und ich will nicht in die Cafeteria, ich will zur Toilette. Ein Königreich für eine Toilette!

»Keine Ursache!«, fiepe ich, bringe ein Lächeln zustande und beginne etwas ungestüm in meiner Handtasche zu wühlen. Meine eiskalte Hand umklammert das Fläschchen mit Magentropfen. Gleich, wenn wir ausgestiegen sind, nehme ich einen ordentlichen Zug, vertröste ich mich.

Oben angekommen, trotte ich hinter den Insidern her und nehme schnell einen kräftigen Schluck aus der kleinen Flasche. Wir kommen zu einer Art Kleiderkammer, in der es auch Spinde für Mäntel und Taschen gibt. Ich mache den anderen alles nach. Ich entledige mich meiner Lederjacke und meines Schals, stopfe alles zusammen mit meiner Handtasche in den Spind, nicht ohne vorher mein Fläschchen in die Hosentasche gezwängt zu haben. Das Herz pocht bis zum Hals. Ich fühle mich sehr leicht im Kopf, kein gutes Zeichen. Jetzt bloß nicht schlappmachen, denke ich angstvoll.

»Der Junge hat dich aus der Fassung gebracht. Du packst das schon. Du kannst doch Hardy jetzt nicht da drinnen hängen lassen«, ermahnt mich eine freundliche, aber bestimmte Stimme aus meinem Unterbewusstsein. Das klingt ja mal gar nicht nach meinem altvertrauten Dummerchen, denke ich. Diese Stimme hat eine ganz andere Qualität. Sie ist vernünftig und abgeklärt. Mal sehen, was die noch auf Lager hat …

»Geh jetzt da rein«, ermuntert mich die Stimme. »Du bist klug und stark, du packst das!«

Ich nehme mir jäh entschlossen ein Paar grüne Überschuhe aus Papier und ziehe sie über meine hohen Stiefeletten. Das sieht irgendwie witzig aus, und ich muss grinsen. Die Frau aus dem Aufzug blickt ebenfalls auf meine Schuhe und muss lachen. Es tut uns beiden gut. Dann ziehen wir uns grüne Stoffkittel über die Straßenkleidung, waschen unsere Hände mit Desinfektionsmittel und betreten durch eine automatische Tür die Intensivstation. Eine resolute, selbstsichere Schwester, die uns schon durch den letzten Teil des Rituals in der Kleiderkammer begleitet hat, nimmt sich nun weiter unser an.

»Aha, Sie sind neu! Frau Kramer-Valesa, nehme ich an?«, sagt sie, nimmt mich am Arm und schiebt mich vorwärts.

»Valesa reicht schon«, erwidere ich mechanisch und lasse mich abführen.

»Ich bin Schwester Irmgard«, sagt sie und fügt hinzu: »Irmgard reicht schon!«

Wir lächeln uns an und gehen weiter. Es herrscht viel Betrieb, junge, agile Leute in Klinikkleidung scherzen miteinander und tragen und schieben Sachen umher. Laute Musik ertönt aus einer Beschallungsanlage. Es muss Enya sein, *The Memory of Trees*. Warum merke ich mir eigentlich alles Unwichtige und übersehe stets das Wesentliche?, denke ich mir wieder einmal. Ich erreiche Hardys Insel. Zumindest sieht es aus wie eine Insel. Er ist in ihrer Mitte gestrandet und liegt gefangen in den Tentakeln eines riesigen Kraken regungslos auf dem Rücken. Der Krake entpuppt sich beim näheren Hinsehen als Kabelbaum. Kanülen und Kabel laufen kreuz und quer über die Insel, die sein Bett ist, und verbindet ihn mit Monitoren, Drainagen, Versorgungskanälen und weiß der Teufel. In diesem Inselreich geht es nur um das nackte Überleben.

♦ ♦ ♦

Ich brüte über Hardys letztem klinischen Befund. Das Entsetzen über das Ausmaß des Eingriffs kehrt langsam wieder zurück, nachdem Hardy und ich es seit Langem mehr oder weniger erfolgreich abgeschüttelt und verdrängt haben. Ich versuche mich in den Magnetresonanz-Aufnahmen, die kurz vor der Operation 1996 gemacht wurden, zurechtzufinden. Es ist anfangs gar nicht so einfach, aber ich weiß noch in etwa, wo ich suchen muss, und entdecke das weißliche, unförmige Osteochondrom nach kurzem Suchen. Ein fetter Brocken von einem Knochentumor, der entlang einer Rippe in Höhe des unteren Lungenflügels seinen Weg starrsinnig in Richtung von Hardys Wirbelsäule eingeschlagen hatte. Zweimal schon hatten seine ähnlich gearteten Vorgänger versucht, dort hinzugelangen, 1978 und 1988. Jedes Mal hatte man ihnen jedoch den Weg abgeschnitten, und sie waren gezwungen gewesen, zurück auf Los zu gehen. Zweimal hatten sich die ungebetenen Besucher als gutartig erwiesen, dennoch waren sie potentiell bedrohlich für Hardys Wohlergehen, was eine mögliche Einschränkung der Mobilität und einen Verlust der Kontrolle über Körperfunktionen betraf. Osteochondrome neigen kaum zur Bösartigkeit, aber es kommt in manchen Fällen vor.

Der Leiter der Neurochirurgie der Uni Erlangen hatte diese Möglichkeit wohl schon vor der Operation von Nummer drei in Erwägung gezogen, und in Kooperation mit der Inneren Medizin hatten die Chirurgen deshalb eine gründliche Aufräumaktion in Hardys Rücken durchgeführt. In einer mehrstündigen Operation hoben sie eine ordentliche Kuhle aus, entfernten eine Menge Gewebe, demontierten die angefressene Rippe, kappten ein Stückchen von der Lunge und füllten das Ganze dann mit einer Art Gardinenmaterial auf, damit Hardy später nicht einseitig in sich zusammensinken würde.

Ich schaue auf die Uhr. Es ist immer noch reichlich Zeit, wenigstens einen oder zwei Hunde zu waschen und dann langsam mit dem Chili con Carne anzufangen. Und es bleibt immer noch jede Menge Zeit, um in der Vergangenheit zu wühlen, wo ich schon einmal dabei bin.

Noch einmal studiere ich Hardys Krankengeschichte und sehe, dass er in keinem Fall über Empfindungsstörungen geklagt hatte. Weißglühende, einschießende Schmerzen, vor allem nachts, lese ich. Wenn ich will, kann ich mich noch gut daran erinnern. Meistens will ich nicht. Hardys Schicksal hat unser beider Leben heftig durchgerüttelt. Meines natürlich auf andere Art als seines.

◆ ◆ ◆

Immer noch auf der Intensivstation

Irmgard schiebt mich zur Insel. Ich weiß gar nicht wohin, überall hängen Kanülen und Kabel, ich könnte aus Versehen ja etwas abreißen.

»Gehen Sie nur zu ihm, da passiert schon nichts!«, sagt sie und stellt mich rechts von Hardys Kopfende ab. Er hat mich schon gesehen und hebt den Kopf ein paar Millimeter. Er leckt sich über die Lippen und formt einen Laut. Da kommt erst einmal nichts raus. Im zweiten Versuch gelingt es dann.

»Hallo, Sch…«, beginnt Hardy, »…atz«, vollendet er nach einem Moment.

»Hallo, Schatz«, echoe ich und lächle erleichtert. Er kann auch lächeln, und ich freue mich darüber. Er hat es geschafft, er hat es tatsächlich wieder geschafft.

Ich suche Hardys Hand unter der leichten Decke, die über ihn gebreitet ist. Da steckt natürlich auch eine Nadel drin, aber das macht nichts.

Irmgard ermutigt mich mit Blicken und sagt: »Sprechen fällt Ihrem Mann noch ein bisschen schwer, aber dafür können Sie ihm ja allerhand erzählen.«

Ich nicke und erzähle Hardy händchenhaltend allerhand. Ich erzähle vom schönen Frühlingswetter draußen, dass seine Geschwister alle schon angerufen haben und froh sind, dass alles gut verlaufen ist, dass meine Mutter herzlich grüßt und bald mit mir zu Besuch kommen wird, wenn Hardy wieder in seinem normalen Zimmer ist, dass sogar mein Vater, in den wenigen Momenten, in denen er sich namentlich an seinen Schwiegersohn erinnert, gute Besserung wünscht, dass Eric, Hardys Firmenchef in Portugal und guter Freund, angerufen hat, dass ich mit Lanita, unserer Haushälterin in Sao Pedro de Sintra gesprochen habe, dass es allen Hunden und dem Haus gut geht, dass meine Schwester vielleicht am Wochenende aus Brüssel anreisen wird und dass unsere Freundin Hedi auf alle Fälle in den nächsten Tagen von Langenfeld nach Erlangen kommen will.

Irmgard prüft jetzt ein Ventil. »Eine nette Frau haben Sie, Herr Valesa. Die gefällt mir!«, sagt sie und drückt Hardy kurz den Oberarm. Sie lächelt uns an und geht eine Insel weiter. Zwei Inseln gibt es in diesem Teil der Intensivstation. Die andere befindet sich hinter meinem Rücken, und ich höre unfreiwillig ein bisschen von dem, was sich dort abspielt.

»Du musst schön schnaufen tun! Schön schnaufen tun.« Der ältere der beiden Männer meiner Besuchergruppe spricht auffordernd zu einer zarten Form unter der Bettdecke. Ich drehe mich kurz um, dann richte ich schnell den Blick wieder auf meinen Mann.

»Schön schnaufen, ja, so ist es gut, Mäuschen!«, sagt der Großvater zu seiner kleinen Enkelin. Ihr Vater hält seinen

Kopf zwischen beiden Händen und versucht die Fassung zu bewahren. Er sagt nichts, ihm fehlen offenbar die Worte.

Ich spüre förmlich die Angst des Mädchens vor dem Beatmungsgerät, das sie eigentlich am Leben halten soll, ihr aber entsetzliche Furcht einflößt. Ich versuche auch die Fassung zu bewahren.

Es wird still im Raum. Enya ist verstummt. Ich höre das Beatmungsgerät nebenan stampfen, die beruhigende Stimme des Großvaters. In unserer Bucht ist es relativ leise, nur ein regelmäßiges Piepen ertönt aus einer von Hardys Gerätschaften.

»Wie geht es denn dir so?«, fragt Hardy mich jetzt.

Wir lächeln uns an, und ich seufze theatralisch. »Ich glaube, mir geht es schon sehr viel besser als dir!«, sage ich schmunzelnd.

»Bin ich sehr blass?«, fragt Hardy.

»Kalkweiß!«, bestätige ich.

»Scheiße«, murmelt Hardy, »ich muss in die Sonne. Hol mich hier bald raus, Schatz!«

»Versprochen!« Ich grinse verschwörerisch.

Irmgard kommt wieder vorbei und hat ein paar CDs in der Hand. »Frau Valesa, Sie sind heute die jüngste Besucherin, also dürfen Sie die Musik aussuchen!«

Ich denke an den Jungen in der Cafeteria, an dem dieser Kelch nun vorübergeht, und schaue mir an, was Irmgard mitgebracht hat.

»Gipsy Kings?«, verkünde ich ungläubig. »Die machen gute Laune!«

Hardy flüstert: »Bitte nicht.«

Ich muss lachen und lege die CD zur Seite. »*Deep Forest*!«, rufe ich bei der nächsten Hülle freudig aus und erkläre die Wahl für beendet.

»Kenn ich nicht«, sagt Hardy.

»Doch, doch, wart's ab, die sind echt gut!«, sage ich begeistert.

Irmgard nickt anerkennend. »Gute Wahl, die mögen wir hier alle gern!«

Sie verlässt unsere Insel in Richtung CD-Player, und bald erklingt mein Musikwunsch.

Hardy zupft mich am Ärmel und hebt den Kopf. Er will nicht, dass Irmgard uns hört. Ich beuge mich weiter zu ihm herunter.

»Nimm ihr die Enya weg, oder kauf ihr was Neues. Ich hasse Enya.«

»Ich dachte, sie hat dir früher gefallen?«, frage ich überrascht.

»Früher, ja«, stimmt Hardy zu, »seit gestern nicht mehr. Vieles muss sich ändern, wenn ich hier rauskomme, vieles ...«, sagt er noch, und ich stimme ihm in Gedanken zu. Was er allerdings genau meint, weiß ich nicht, aber ein unbestimmtes, mulmiges Gefühl stellt sich bei mir ein.

Montag, 30. August

Wann hat Dummerchen eigentlich das Licht der Welt erblickt?, überlege ich über meinem Müsli und der englischsprachigen Tageszeitung *Shanghai Daily*. Dumme Frage, es gibt sie so lange wie mich, allerdings war ich mir ihrer Existenz vor meinem Eintritt in die kognitive Bewusstseinsphase mit vielleicht vier Jahren nicht bewusst.

Als Heranwachsende bemerkte ich lediglich, dass ich immer etwas zu freundlich, zu gutmütig, zu zutraulich und leicht auszunutzen war. Aber ich konnte einfach nicht aus meiner Haut. Wenigstens schwor ich mir, dass ich irgendwann einmal nach meiner Fasson leben wollte, ob es den anderen nun passte oder nicht. Irgendwann. War ja noch Zeit damals.

Ich lasse einige Bilder von damals vor meinem geistigen Auge passieren, stöhne auf, rühre lustlos in meinen Crunchy Granolas und blättere zu den Geschäftsverbindungen und Empfehlungen. Man sollte meinen, in einer Weltmetropole wie Shanghai würden seriöse Akupunktur-Institute und Zentren für chinesische Medizin in der Zeitung inserieren. Grace hatte ich bereits vor dem Müsli angerufen und sie um eine gute Empfehlung gebeten. Sie kenne niemanden, sagte sie bedauernd. Sie selbst hätte überhaupt noch nie Akupunktur versucht, die älteren Leute in ihrer Familie hätten früher so was gemacht. Überhaupt hätten die komische Sachen gemacht. Sie wollte sich aber umhören und sich melden.

Meine clevere Grace kennt keine Akupunkteure?, dachte ich verdutzt. Das ist ja grade so, als würde man einen Münchner nach einer Brauerei fragen, und der würde sagen, er kenne keine ...

Mittlerweile ist es wohl einfacher, Akupunkteure in Deutschland aufzutreiben, die machen doch mit dem fernöstlichen Trend große Kasse, denke ich unwillig. Ich blättere weiter, suche, suche und drifte wieder in meine Überlegungen ab.

Dummerchen hat nicht nur schlechte, dämliche Seiten, denke ich versöhnlich. Manchmal wird die Intellektuelle einfach zu schnell zu böse, und dann schlägt sie um sich und stößt alle vor den Kopf. Um diese widerstreitenden Strömungen zu kompensieren, halte ich meine Zunge oft im Zaum, denke mir meinen Teil, lächle dann etwas unergründlich vor mich hin, lasse die Situation sich selbst bewältigen und ziehe meiner Wege. Claudia gilt als die Arrogante, die Hochnäsige. Claudia tut sich eigentlich am härtesten von allen Dreien, das ist nicht fair!

Sei's drum, denke ich, ich habe im Laufe meines einundvierzigjährigen Lebens viel Energie darauf verwendet, bei anderen anzukommen, beliebt zu sein. In vielen Fällen brachte ich einfach nicht den rechten Stallgeruch mit. Aber ich kann trotzdem zufrieden sein. In den paar Ställen, auf die es mir ankommt, bin ich beliebt und gern gesehen. Ist das die Weisheit des Alters? Oder bin ich heute Morgen etwas komisch? Es wäre eigentlich kein Wunder.

Ich packe die Zeitung und schmeiße sie unwirsch zur Seite. Jetzt muss *That's Shanghai*, das monatliche Hochglanzmagazin für Events, Mode, Restaurants und Dienstleistungen, dran glauben. Ich schlage die Rubrik Gesundheitswesen auf. Hier muss doch irgendwas stehen! Klar, »Medi Center« wartet mit einer halbseitigen Werbung auf. Nächste Woche ist ja endlich der Termin für die ominöse Myografie. Da fällt mir ein, dass ich Dr. Ballhaus nachher noch anrufen will, um nachzufragen, ob wir vorher nicht doch vielleicht eine Computertomografie von meiner Wirbelsäule einschieben können. Worauf wartet der Mann eigentlich?

»Der hofft darauf, dass du dich nicht mehr bei ihm meldest, weil dein Problem eine Nummer zu groß für seine Heile-Ausländerwelt-Klinik ist!«, meldet sich jemand bei mir, der nicht Dummerchen ist und mein Leben erst in einer späteren Phase betreten hat.

»Ach du«, murmle ich schuldbewusst, »ich denke, du bist mir böse?«

»Böse bin ich dir nicht, aber du entgleitest mir und lässt dich wieder zu sehr von der anderen vereinnahmen«, gibt die Intellektuelle zu bedenken.

»Es tut mir leid, ich konnte einfach nicht anders heute Morgen. Ich habe ja nur eine halbe von den lila Pillen genommen …«, brabbele ich reumütig, aber die Reue ist nicht echt.

Das weiß sie auch und meint: »Über kurz oder lang müssen wir sie wieder loswerden, oder du gehst dabei drauf!«

»Ja, ich seh's ja ein, natürlich will ich die Tranquilizer schnell wieder loswerden. Gönn mir doch mal eine kleine Verschnaufpause!«

»Ich meine nicht die Tabletten …«, erwidert sie drohend.

Ein Leben ohne Dummerchen?, denke ich entsetzt. Ist es dafür nicht schon zu spät?

◆ ◆ ◆

That's Shanghai erweist sich als die bessere Option der beiden Stadtmagazine. Ich bin tatsächlich fündig geworden und wähle die Nummer von »Sino Allied Health Shanghai«.

Eine Tonbandansage bietet mir Mandarin und Englisch zur Sprachauswahl an. Ich bin bescheiden und drücke die 2 für Englisch.

»Hallo, hier ist Sino Allied Health Shanghai, Sie wünschen bitte?«, dringt es an mein Ohr. Ich bin begeistert, die Rezeptionistin spricht hervorragend Englisch.

»Guten Morgen, Sie bieten Akupunktur, Chiropraktik und Heilmassagen an?«, frage ich in freudiger Erwartung.

»Guten Morgen, Madam, möchten Sie einen Termin vereinbaren?«, fragt die freundliche Dame zurück.

»Ja, ich möchte gerne Ihren Spezialisten für Akupunktur konsultieren«, bestätige ich eifrig.

»Tut mir leid, Madam, wir bieten keine Akupunktur oder Chiropraktik an. Möchten Sie nicht lieber eine Farbberatung machen?«, kommt es zurück.

Ich lebe schon zu lange in Asien, um mir über derlei paradoxe Auskünfte weiter Gedanken zu machen, und lege neindankend auf.

Aber ich bin mit meinem Latein noch nicht am Ende und wähle die nächste Nummer.

Ein »Dr. Harriet Chen's TCM Institute« bietet zumindest laut Hochglanzanzeige Akupunktur an und alles, was zur traditionellen chinesischen Medizin, der so genannten TCM, gehört.

Die Telefonistin begrüßt mich fröhlich und beschwingt auf Chinesisch. Ich grüße zurück und frage auf Chinesisch, ob sie denn vielleicht auch Englisch spreche. Die Fröhliche muss einen Moment überlegen, kichert verlegen und sagt dann in gebrochenem Englisch, dass sie nur Chinesisch spreche. Sie fährt dann auf Chinesisch fort, dass sie aber einen englischsprachigen Kollegen an den Apparat holen würde. Ich bin stolz auf mich, denn ich habe es verstanden. Sie lacht fröhlich und entschwindet für eine Weile. Kurz darauf dringt männliches Gelächter an mein Ohr. Jetzt lache ich auch erst mal höflich mit und frage den neuen Gesprächteilnehmer vorsichtig nach seinen Englischkenntnissen. Ich höre das Mädchen im Hintergrund glucksen, der Mann nimmt all seinen Mut zusammen und sagt auf Englisch, dass er nur sehr schlecht Englisch spreche. Das täte ihm sehr leid. Mir tut sein Englisch auch leid, und ich raffe mich zu einem schönen Satz auf Chinesisch auf.

»Ich möchte bitte fragen, ob Sie Akupunktur machen?« Das Wort für Akupunktur habe ich in meinem Gespräch mit Grace heute Morgen erfahren und setze es nun selbstbewusst ein. Ich bin wohl an eine Komödiantentruppe geraten, denn die Heiterkeit kennt nun keine Grenzen. Lachen und laute

Ausrufe dringen an mein Ohr, ich muss die Sensation des Vormittags sein. Ob die Eintritt verlangen?, denke ich und lege nach einem kurzen Abschiedsgruß auf.

Schließlich wähle ich die dritte Nummer. Auch sie stammt aus einer schönen Hochglanzanzeige und wirbt mit Akupunktur, TCM, modernen diagnostischen Verfahren, fachärztlichem Know-how, und der Clou ist, dass das Ganze unter deutscher Leitung sein soll.

Per Band werde ich zur englischen Sprache weitergeleitet. Dort angekommen, antwortet eine junge, frische Stimme: »Nu-Source, Sunny am Apparat, was kann ich für Sie tun?«

Das klingt irgendwie vielversprechend, und ich sage erneut mein Sprüchlein auf: »Guten Morgen, ich interessiere mich für Akupunktur.« Und dann füge ich noch hinzu: »Daher würde ich gerne einen Beratungstermin mit Ihrer deutschen Leitung vereinbaren.«

»Oh, aber gerne. Sie möchten also einen Termin mit Mrs Poser?«, fragt Miss Sunny eifrig.

»Unbedingt, am besten schon morgen, falls das möglich ist«, bestätige ich nicht minder eifrig.

»Um 15.30 Uhr wäre Mrs Poser frei, eine Akupunktursitzung könnten wir dann eventuell ab 16.15 Uhr einplanen. Ist das für Sie okay?«, fragt mich der Engel am anderen Ende der Leitung.

Ich kann mein Glück kaum fassen. Endlich bin ich wohl an einer kompetenten Stelle gelandet.

»15.30 Uhr ist perfekt!«, jubele ich. Ich hinterlasse meinen Namen und lege erleichtert auf.

Das Timing ist natürlich ein bisschen knapp, meine Chinesisch-Stunde endet erst um 15 Uhr. Aber die Xian Xia Lu ist nicht so weit von der Yanan Lu entfernt, es müsste klappen. Das Glück scheint mir hold zu sein.

Beschwingt vom Erfolg mit Nu-Source Sunny will ich gleich noch Dr. Ballhaus anrufen. Heute pinne ich ihn fest, das habe ich mir fest vorgenommen. Den gestrigen Sonntag hatte ich vorwiegend sitzend auf einem koreanischen Wunderheilkissen verbracht, einem Geschenk der Firma Hyundai. Das Kissen enthält mysteriöse, gesundheitsfördernde Mineralien, die in einer gallertartigen Masse schweben. Hardy und ich hatten bisher keine rechte Verwendung für das Geschenk, gestern kam es dann spontan zum Einsatz, nachdem ich gleich nach dem Aufstehen das Gefühl, eine mittelgroße Ladung Steine im Unterleib herumzutransportieren, beklagt hatte.

Man kann das Kissen sowohl erhitzen als auch kühlen. Wir probierten beide Varianten über den Tag hinweg aus. Etwas trostlos thronte ich dann den Tag über auf dem Kissen auf einem der Wohnzimmersofas, auf das Hardy mich gebettet hatte. Nicht unähnlich einer Pinguinmutter in spe auf ihrem Ei, brütete ich vor mich hin und verfiel in eine echte Depression.

»Versprich mir, dass du morgen noch mal diesen Arzt anrufst und das mit der Akupunktur angehst. So geht das nicht weiter! Wir müssen herausfinden, was mit dir los ist!«

Hardy hatte sich neben mich ins Pinguinnest gesetzt, und wir tranken zusammen Wein. Er hatte sogar für uns beide gekocht und mir verboten, die Küche überhaupt nur zu betreten, was vielleicht ein Segen war, da Hardy beim Kochen gern eine innovative Verwüstung hinterlässt. Ich war ihm jedenfalls sehr dankbar für seine Zuwendung. Es hätte fast gemütlich sein können, so umsorgt zu werden, aber die Furcht vor dem unsichtbaren Gegner, der da sein Unwesen in mir trieb, machte alle Gemütlichkeit zunichte. Wenigstens entspannte der dunkelrote australische Shiraz meine Glieder und meine Sinne. Nachdem die zweite Flasche leer war, verlangte ich nach einer dritten. Ein Wunsch, dem Hardy gerne nachkam, er konnte auch noch gut einen Schluck vertragen.

Ich habe Dr. Ballhaus' Mobilnummer gespeichert und wähle sie nun entschlossen. Im Moment ist er immer noch mein bester Ansprechpartner, und entsprechend der beträchtlichen Honorarforderungen, die »Medi Center« an den Patienten stellt, sollte er auch etwas für sein Geld tun.

»Ballhaus.«

»Valesa hier, guten Tag. Ich wollte noch mal die weitere Vorgehensweise mit Ihnen besprechen.«

Ich höre ihn förmlich stöhnen und harre irgendeiner freundlichen Erwiderung.

»Haben wir noch keine Verbesserung bei Ihren Beschwerden erzielen können, Frau Valesa? Nehmen Sie Ihr Vitamin B12?«

»Ja. Ich nehme auch die Schlaftabletten, und trotzdem fühle ich mich wie Frida Kahlo an einem schlechten Tag«, erwidere ich.

Ich lüge ein bisschen, denn die Schlaftabletten nehme ich nicht mehr, und von den Tranquilizern erzähle ich ihm erst einmal nichts.

»Wie wer?«, fragt Dr. Ballhaus. Dann dämmert es ihm wohl. Er lacht leise, und ich höre ihn förmlich den Kopf schütteln.

»Ich würde gerne eine Computertomografie von meiner Wirbelsäule machen lassen. Ich möchte wissen, was da vor sich geht.«

»Frau Valesa, Sie haben doch den Termin für die EMG kommende Woche. Anhand der Ergebnisse können wir dann besser sehen, wo wir suchen müssen«, predigt er auf mich ein.

Ergibt das, was er sagt, wirklich einen Sinn?, überlege ich und taste mich vorsichtig nochmals vor. »Warum können wir denn nicht zweigleisig fahren? Mir geht es wirklich nicht gut, ich übertreibe nicht!«, sage ich und versuche mir meinen unglücklichen Ton nicht anmerken zu lassen.

»Ich bespreche das mit Dr. Zhang und rufe Sie zurück, in Ordnung?«, beschwichtigt er mich.

Ich bin etwas beschwichtigt, bedanke mich wie immer brav und lege auf.

Wenigstens habe ich einen Teilerfolg errungen. Morgen eine Beratung und Konsultation in einer TCM-Klinik und dann hoffentlich schnell eine CT, denke ich.

Wie immer, wenn ich neue Hoffnung schöpfe, fühle ich mich etwas besser und beginne leicht verspätet mit meinem

Montags-Waschtag. Mrs Ling wundert sich schon über meinen zögerlichen Arbeitsfortschritt. Faule Chefinnen haben faule Angestellte! Solche Sitten können wir nicht einreißen lassen!, nehme ich mir vor und schleppe meine unkooperativen Gliedmaßen in Richtung Waschküche.

Was würde wohl Mrs Ling machen, wenn sie plötzlich solche Beeinträchtigungen hätte?, denke ich plötzlich. Würde sie zu einem Arzt gehen? Würde sie dem überhaupt irgendwelche Bedeutung beimessen oder einfach weiterarbeiten? Chinesische Arbeiter kommen zum Dienst, auch wenn sie krank sind, bei Wind und Wetter, was bleibt ihnen übrig? Sie wollen ja ihren Job nicht verlieren, um keinen Preis. Der Betrag, den Hardy und ich monatlich an unsere private Krankenversicherung entrichten, entspricht etwa dem Jahreseinkommen von Mrs Ling bei mir.

Dienstag, 31. August

Grace lässt sich heute Nachmittag ihre Enttäuschung nicht anmerken. Sie ist unnatürlich nachsichtig, vermittelt ernsthafte Besorgnis und tadelt mich nicht im Geringsten. Ich hingegen bin untröstlich und hadere mit mir selbst. Zum ersten Mal seit Beginn meines Unterrichts an der Akademie habe ich meine Hausaufgabe nicht fertiggestellt. Dabei hätte sie wieder so schön werden sollen. Grace und ich hatten uns beide darauf gefreut. Tom Cruise in *Collateral*! Ein schöner Mann, ein düsterer, abgründiger Thriller, mein Spezialgebiet eben. Aber ich bin nicht fertig geworden, obwohl ich gestern Abend noch fieberhaft an meiner Filmbesprechung gearbeitet habe. Ohne meine blasslila Freunde hätte ich direkt klein beigegeben und mich von meinem schlechten Zustand und meiner üblen Laune widerstandslos überrollen lassen. Aber trotz meines Aufbäumens reichte die Zeit am Schluss einfach nicht, und so stand ich dann heute da, zwar nicht mit ganz leeren Händen, aber doch beinahe.

»Ich mache Collateral dann eben für Donnerstag fertig, okay?«, versuche ich bei Grace gut Wetter zu machen, aber sie winke milde lächelnd ab und meint beschwichtigend: »Nein, nein, Claudia, mach dir keine Sorgen. Lassen wir es für nächsten Dienstag. Ist nicht schlimm, wirklich!«

»Dann könnten wir ja heute einfach mal eine Wiederholung machen?«, schlage ich hoffnungsvoll vor.

»Nein, Claudia, wir gehen doch nicht zurück, wir zwei gehen vorwärts! Komm, lass dich nicht hängen! Schlag mal dein Schulbuch auf Seite 198 auf. Wir fangen heute eine ganz neue Lektion an!«

Seufz … Mit Grace als Tutorin wäre vielleicht doch eine Anwältin aus mir geworden.

♦♦♦

»Nu-Source« liegt in einem unauffälligen Hochhauskomplex an der Xian Xia Lu im japanischen Geschäftsviertel. Diese Straße kenne ich recht gut. Ich gehe in diesem Bezirk gerne einkaufen, wenn uns nach Sushi, Sashimi, Makis, Ramen und anderen japanischen Delikatessen gelüstet. Vielleicht besorge ich im Anschluss an meinen Termin noch ein kleines Abendessen für Hardy und mich? Und dazu eine große Flasche Sake, das klingt vielversprechend, finde ich.

Zunächst steige ich, an meinem Ziel angekommen, aber erst einmal aufgekratzt und erwartungsvoll aus dem Wagen. Mr Zhang wird mich hier wieder abholen, wenn ich fertig bin. Sehr gespannt betrete ich das Gebäude und fahre in den 10. Stock. Dort bewohnt »Nu-Source« eine halbe Etage. Der Liftbereich und die Korridore sehen wenig einladend aus, in die Jahre gekommener kommunistischer Schick. Aber als ich dann durch die Tür der Klinik trete, ändert sich die Aufmachung gewaltig. Ich pfeife leise durch die Zähne und lasse das schöne Ambiente auf mich einwirken. Es ähnelt dem eines anspruchsvollen asiatischen Spa, wie man sie in tollen Hotels antrifft. Sanfte indonesische Gamelan-Klänge schweben in der Luft, und stimulierendes, würziges Raumparfum wabert durch den geschmackvollen Empfangsbereich. Ich fühle mich beinahe schlagartig genesen. Scheinbar bin ich endlich zur richtigen Zeit am richtigen Ort angekommen. Strahlend begrüße ich Miss Sunny, die ich sofort identifiziere, da ihr blütenweißer Qipao mit ihrem Namen bestickt ist.

»Mrs Valesa, willkommen bei uns! Bitte folgen Sie mir in die Warte-Lounge!«, fordert sie mich nicht minder strahlend auf. Unaufgefordert taucht ein weiterer hilfreicher Geist mit einer Tasse grünem Tee auf. Sunny händigt mir noch ein Anmeldeformular aus, das ich bitte ausfüllen möge, und dann lässt man mich mit den neuesten deutschen Magazinen vor mir auf dem Couchtisch in meiner freudigen Erwartungshaltung allein.

Ich schaue mich um und entdecke an Wänden, in Nischen und auf Regalen schöne Schnitzereien, Statuen und allerlei Objekte aus ganz Asien. Sehr nach Hardys und meinem Geschmack. Die Musik schweigt für einen Moment, und ich höre durch eine geschlossene Tür eine resolute Stimme laut auf Chinesisch reden. Sie gehört eindeutig einer Nicht-Chinesin, aber die Aussprache klingt nahezu perfekt. Ich lausche beeindruckt, verstehe aber fast nichts von dem, was sie sagt. Ich werde wohl noch Jahre brauchen, um so sprechen zu können, denke ich ernüchtert und nehme mir vor, mich doppelt anzustrengen, wenn ich wieder fit bin.

Der Monolog drinnen bricht ab, das Telefonat scheint beendet, die Tür fliegt mit Schwung auf, und eine Frau meiner Altersklasse streckt den Kopf heraus. Strahlend weiße Zahnreihen blitzen mich fröhlich an.

»Frau Valesa, stimmt's? Wir zwei sind heute verabredet. Ich bin Diane Poser.« Sie kommt zu mir in die Lounge und setzt sich erst einmal neben mich aufs Ledersofa. Wir schütteln einander die Hände und schauen uns prüfend und gleichzeitig lächelnd an. Sie hat eine blühende, gesunde Ausstrahlung, trägt ein figurbetonendes schwarzes Outfit und nennt eine unglaubliche Flut kurzer roter Locken ihr Eigen. Um die Haare beneide ich sie maßlos, mit dem Rest kann ich leben.

»Wir machen es uns in meinem Büro gemütlich!«, schlägt sie vor, und ich folge ihr gerne in einen weitläufigen, sonnendurchfluteten Raum mit modernem chinesischem Mobiliar und einem prächtigen Hundeporträt auf dem Schreibtisch. Wieder ein Sympathiepunkt, denke ich mir und nicke anerkennend mit einem Blick auf den hinreißend schönen Labrador.

»Meine Cindy, unser Baby, sieben Monate alt!«, kommentiert Frau Poser meine unausgesprochene Frage.

»Ich habe ein ganzes Rudel daheim, allerdings mehr Auslaufmodelle, und die sind nicht so schön, aber selten«, erzähle ich lächelnd. Schuldbewusst wird mir dabei klar, dass ich mich in den letzten Tagen nicht so wie sonst um die Rentnertruppe gekümmert habe. Ich war viel zu viel mit mir selbst beschäftigt.

»Haben Sie das Rudel aus Deutschland mitgebracht?«, fragt Frau Poser interessiert.

»Nein, sie sind gebürtige Portugiesen, die mittlerweile ihrem Entdeckervolk wirklich alle Ehre machen. Die sind weit herumgekommen. Bis vor einem Jahr haben wir mit ihnen in Thailand gelebt und sie dann mit nach Shanghai gebracht.«

»Das finde ich spitze! Sie kommen auch viel rum, Sie sind ein Firmen-Globetrotter, stimmt's?«, fragt mich Frau Poser wissend und fährt fort: »Viele meiner Patienten, gerade die Deutschen darunter, sind dagegen zum ersten Mal im Ausland, und dann gleich China! Da gibt es oft viele Umstellungsprobleme. Vor allem die Ehefrauen leiden häufig unter enormem Stress durch die veränderte Lebenssituation. Das Problem haben wir bei Ihnen ja wohl nicht. Was kann ich denn für Sie tun?«

Ich will mich kurz und prägnant fassen und rattere meine Liste der Gefühlsstörungen und merkwürdigen Missempfindungen herunter.

»Meine Güte, Sie machen mir ja Angst! Können Sie mir das alles noch mal an sich selbst zeigen?« Sie springt auf und kommt um den Schreibtisch herum zu mir. Ich stehe meinerseits auch auf und deute auf die betroffenen Körperregionen, gebe dazu die passenden Erläuterungen und mache anschauliche Pantomimen. Als ich beim Peitschenhieb-Syndrom ankomme, pfeift sie durch die Zähne, wie ich es eben noch bei meiner Ankunft in der Klinik getan hatte.

»Ein Bandscheibenproblem, ist mein erster Eindruck. Man könnte eine CT anfertigen lassen und das abklären!«

»Genau, Sie sagen es! Ich war ja schon zweimal mit meinen Beschwerden in diesem Medi Center, aber die Ärzte scheinen nicht so recht zu wissen, wo sie suchen sollen. Ich komme dort einfach nicht voran! Die halten mich für eine überspannte Hausfrau mit zu viel Phantasie!«

»Bei wem waren Sie denn im Medi Center?«, will Frau Poser wissen.

»Bei Dr. Ballhaus, einem Deutschen, und Dr. Zhang, einem hiesigen Neurologen …«

»Bei Werner? Das ist doch prima, wir sind gut befreundet und arbeiten sozusagen in Gemeinschaftspraxis …«

Einen Moment lang höre ich nicht mehr richtig zu, weil mir das Herz sinkt und ich heftig schlucken muss. Sollte ich etwa vom Regen in die Traufe geraten sein?

»Dr. Ballhaus zögert, was die CT betrifft. Er will erst noch eine Elektromyografie abwarten, die für kommende Woche angesetzt ist.«

»Das bringt doch nichts! Wir brauchen eine CT oder vielleicht sogar besser eine Magnetresonanz-Tomografie. Ich rufe den Werner dazu an, was soll das denn? Wir müssen uns den unteren Bereich der Wirbelsäule anschauen, dann wissen wir, wo der Wurm drin ist! Das kann ja wohl nicht schwer sein!«

»Genau!« Ich atme auf. Frau Poser hat offensichtlich den Dreh raus und die nötige Erfahrung. Dann füge ich noch fragend hinzu: »Hatten Sie denn schon mal einen Patienten, bei dem solche absurden Symptome aufgetreten sind?«

»Da fällt mir jetzt aus dem Stegreif keiner ein, aber Rückenbeschwerden, gerade Bandscheibenprobleme, sind schon extrem vielfältig. Offensichtlich verzieht sich bei Ihnen in der Wirbelsäule etwas, wenn Sie den Nacken bewegen. Ganz wichtig ist jedoch, dass wir Ihr Qi, Ihre Lebensenergie, wieder zum Fließen bringen. Yin und Yang müssen in Einklang stehen. Die chinesische Heillehre greift in ganz anderen Bereichen ein, als das die westliche Medizin tut. Vom Standpunkt der TCM aus gesehen wird jede Krankheit oder funktionelle Störung durch einen Verlust der Balance zwischen Yin und Yang verursacht!«

Ich beginne mich für das Thema zu erwärmen und kommentiere Frau Posers Ausführungen mit beifälligen Ohhs und Ach-jas, finde den Ansatz sehr einleuchtend und beeindruckend, und, was mir besonders gefällt, es klingt alles relativ harmlos.

Frau Poser geht gestikulierend hinter ihrem Schreibtisch auf und ab und fährt enthusiastisch fort: »Durch die Akupunktur und andere sehr alte chinesische Heilpraktiken, wie wir sie hier anbieten, wird durch eine Beeinflussung der körperlichen Energie eine gestärkte Balance des Qi-Flusses wiederhergestellt. Sollen wir zwei das mal angehen? Das wird garantiert ein hilfreicher Behandlungsansatz für Sie!«

Ein verstopftes Qi! Das sieht mir ähnlich. Ich bin dabei, denke ich aufatmend.

Diane Poser drückt auf ihre Gegensprechanlage und verlangt nach einer Bessy. Diese erscheint kurze Zeit später. Sie ist Chinesin, eine zierliche Endvierzigerin mit einem witzigen Kurzhaarschnitt, der ihr etwas Koboldhaftes verleiht. Sie begrüßt mich zurückhaltend und scheu und lässt sich dann auf der Kante des Stuhles neben mir nieder.

»Das ist Dr. Zhou, wir nennen sie alle Bessy. Bessy übt schon seit zehn Jahren Akupunktur aus, eine erfahrene Kraft. Sie hat sich bereits erfolgreich der kuriosesten Fälle angenommen!«

Frau Poser beginnt wieder auf und ab zu gehen und fasst für Bessy meine umfangreiche Mängelliste noch einmal auf Chinesisch zusammen. Wieder bin ich von ihrer Sprachgewalt beeindruckt, und auch Bessy scheint ihrer Chefin ebenso mühelos wie kommentarlos folgen zu können.

»Kommen Sie, meine Damen, wir gehen jetzt rüber in einen der Behandlungsräume, und dann machen wir Nägel mit Köpfen!«, fordert Frau Poser uns energisch auf, und wir folgen ihr gehorsam im Gänsemarsch.

»Ich hoffe doch, mit den Nägeln meinen Sie nicht die Nadeln!«, witzele ich, aber ein bisschen mulmig wird mir nun doch. »Da wären wir!« Frau Poser öffnet die Tür zu einem hellen, freundlichen Raum mit einer Behandlungsliege, Stühlen, Waschbecken und allerlei Gerätschaften.

»Keine Angst, Frau Valesa! Sie sind ja jetzt in guten Händen!« Spricht's und geht von dannen. Ich schaue ihr fast sehnsüchtig nach.

»Du nicht Sorgen machen! Ich das mache viele Jahre!«, beruhigt mich Bessy auf Englisch.

Aha, sie spricht ja doch!

»Ich ein bisschen Angst nun, tut weh sehr?«, erwidere ich ängstlich lächelnd auf Chinesisch.

»Nein, heute ich nicht viele Nadeln nehme, nur kleine Nadeln«, kommt es auf Englisch zurück. »Aber richtige Stelle müssen wir finden! Bitte ausziehen Hose und Oberteil und legen auf Bauch!« Bessy gewinnt zusehends an Autorität und Ausdrucksstärke.

Ich folge den Anweisungen und tappe in meinem Unterwäscheensemble barfuß zur Liege, die eigentlich ein Massagetisch ist. Ich lege mich auf den Bauch und blicke durch das Loch fürs Gesicht auf den Fliesenboden. Das kleine Unterhöschen macht sich heute bezahlt, denn Bessy macht sich erst einmal an meinen Pobacken zu schaffen. Da klopft es leise an der Tür.

»Frau Valesa, darf ich eintreten? Ich bin Praktikantin hier bei Nu-Source«, fragt jemand auf Deutsch durch den Türspalt.

»Ja, nur zu!«, teile ich dem grau gefliesten Fußboden mit.

Eine kleine Gestalt schiebt sich durch die Tür, wie ich aus den Augenwinkeln erkennen kann. Ich schaue vorsichtig hoch und erblicke eine zierliche junge Frau mit großen Rehaugen und einem gewinnenden Lächeln.

»Ich bin Isabelle La Fleur!«, sagt sie und schaut mich freundlich an.

Ach schau an, eine Stripperin!, denke ich amüsiert und grinse.

Isabelle liest offenbar meine Gedanken und sagt schmunzelnd: »Ja, ich weiß, ein verheißungsvoller Name, aber ich bin leider ganz durchschnittlich und normal. Ich mache in Deutschland eine Umschulung zur Heilpraktikerin und habe die Chance, zwei Monate lang hier in Shanghai bei Nu-Source ein Praktikum zu machen. Wenn es Sie nicht stört, würde ich Bessy gerne bei der Arbeit zusehen und vielleicht zwischendurch ein paar Fragen an Bessy und auch an Sie stellen.«

»Gerne!«, sage ich erfreut.

Ich habe mich getäuscht. Isabelle ist nicht so jung, wie ich dachte. Sie muss bereits Mitte vierzig sein, sieht aber durch die Absenz jeglicher Schminke und durch ihre schlichte Kleidung wie eine Endzwanzigerin aus. Sie hat ebenso feines Haar wie ich, stelle ich fest, aber sie lässt es gewähren, und es fällt völlig unbearbeitet dünn und zart auf ihre Schultern. Ich bewundere sie dafür. Neben ihr sehe ich albern aufgeplustert aus, wie Dolly Parton vor einem Auftritt.

»Du hast Schmerz hier?«, fragt Bessy in diesem Moment und drückt entschlossen auf mein Steißbein.

»Nein«, antworte ich jetzt auf Englisch, »es ist eigentlich kein Schmerz. Es ist mehr ein schweres Gefühl. Wie eine Last von Steinen im Inneren.«

Ich bekomme in der Region prompt vier Nadeln verpasst. Die Einstiche sind kaum zu spüren, und ich atme auf.

»Du nichts fühlen in den Füßen? Überhaupt nichts?«, fragt Bessy dann argwöhnisch.

»Seit mehr als zwei Wochen nicht, sie sind eingeschlafen«, bestätige ich bekümmert.

Ich erhalte in der Wadenregion zwei weitere Nadeln. Es piekst ein bisschen, aber ich nehme es gelassen.

Bessy fährt mit den Daumen massierend meine Wirbelsäule hoch und fragt mich abschnittsweise immer wieder, ob ich Schmerzen empfinde.

»Nein, keinerlei Schmerzen!«, lautet meine stereotype Antwort jedes Mal.

»Du hast Schmerz hier?«, fragt sie nochmals nach, als sie meine Nackenregion erreicht. Ich bleibe geduldig.

»Nein, überhaupt nicht. Der Nacken ist eigentlich völlig normal. Ich kann nur nicht nach unten schauen, ohne diesen Schlag zu bekommen. Und selbst der schmerzt nicht, er ist einfach nur widerlich«, erwidere ich unglücklich.

Isabelle kommt zu meiner Behandlungsliege.

»Sie haben Gefühlsstörungen im Becken, in den Beinen und Füßen und kriegen einen Schlag, wenn Sie den Nacken bewegen, stimmt das?«

»Ja, leider. Und an zwei Fingern der rechten Hand sind die Kuppen einfach taub, ganz plötzlich, keiner weiß warum. Der rechte Ellenbogen ist auch irgendwie gefühlsarm. Keiner scheint jemals von so etwas gehört zu haben, selbst das Internet nicht. Zwei Ärzte habe ich hier schon konsultiert, die sind nicht sonderlich beeindruckt davon«, seufze ich.

»Ich habe von so etwas schon mal gehört«, beginnt Isabelle nachdenklich und setzt sich wieder auf ihren Stuhl. Sie runzelt die Stirn und versucht sich offensichtlich zu erinnern. »Ich lese viel für meine Ausbildung im Internet und in Lehrbüchern, aber wenn es darauf ankommt, vergesse ich dann doch immer wieder wesentliche Details«, sagt sie, unzufrieden mit sich, wie ich das von mir selbst auch kenne.

»Ich lasse Nadeln zwanzig Minuten stecken, du schön entspannt, du nicht bewegen, okay?«, bestimmt Bessy, entschuldigt sich fur einen Moment und verlässt den Raum.

»Bekommen Sie denn irgendwelche Medikamente?«, fragt Isabelle mich jetzt.

»Ja, Vitamin B12, und ein Schlafmittel hat man mir auch aufgeschwatzt. Das weckt aber weder die Füße auf noch vertreibt es die merkwürdigen Gefühle! Seit gestern nehme ich auf eigene Faust ein Beruhigungsmittel ein, ich bin so genervt und habe mittlerweile wirklich Angst. Ich weiß im Moment keinen anderen Ausweg«, erzähle ich bereitwillig.

»Ja, das kenne ich«, sagt Isabelle nachdenklich. »Nach der Geburt meiner Tochter hatte ich eine schwere Depression, ich kam da nicht mehr heraus. Ich habe dann auch Beruhigungsmittel genommen und Antidepressiva. Sie halfen tatsächlich, es ging dann irgendwann wieder besser, so nach einem Jahr …«

Ich bin ihr dankbar für ihren ehrlichen Erfahrungsbericht und drehe meinen Kopf vorsichtig etwas in ihre Richtung.

»Und jetzt? Kommen Sie mit Ihrer Tochter klar?«

»Ja, bestens. Jetzt ist sie sechzehn, im Moment wohnt sie bei meiner Mutter. Sie hört allerdings den ganzen Tag Rammstein, bisschen viel …«

»Ich mag Rammstein auch, aussagekräftige, manchmal verblüffende Texte!«, beschwichtige ich Isabelle.

»Ja?«, fragt sie mich überrascht. »Dann bin ich ja beruhigt.«

»Ich mag aber auch italienische Arien, Bon Jovi, Till Brönner, Nina Simone und Discomusik aus den achtziger Jahren, manchmal auch die Bee Gees«, erweitere ich den Kreis meines Spektrums.

»Klasse, Sie haben aber auch vor nichts Angst, Frau Valesa!«, lacht Isabelle nun herzhaft.

»Doch.« Ich kehre wieder in die Realität zurück. »Ich habe Angst, dass es ein Tumor sein könnte. Aber anscheinend hat es niemand eilig, Nachforschungen anzustellen.«

»Ich stehe ja wirklich noch am Anfang meiner Ausbildung, aber ich meine intuitiv, dass da bei Ihnen nichts verdrängt oder eingeklemmt ist. Vielleicht ist es eher ein entzündlicher Vorgang?«, mutmaßt Isabelle jetzt.

Ich werde neugierig. »Sie meinen so etwas wie eine Arthritis? Das muss eine Gelenkentzündung sein und soll enorm schmerzhaft sein, mehr weiß ich darüber nicht!« An eine solche Möglichkeit habe ich noch nicht gedacht und auch nie daraufhin nachgeforscht.

»Ich will Sie nicht auf eine falsche Fährte locken oder Ihnen Angst machen, aber ich bin mir sicher, dass es auch Entzündungen innerhalb des zentralen Nervensystems gibt, die außer Schmerzen ganz komische Symptome erzeugen können«, sagt Isabelle. »Ich sehe heute Abend aber noch mal in meinen Unterlagen nach und gebe Ihnen Bescheid, wenn Sie das nächste Mal hier sind.«

Ich schaue Isabelle fragend an. »Meinen Sie, das hat dann überhaupt Sinn, was wir hier tun?«

»Möglicherweise sprechen Sie gut auf die Akupunktur an, und die Symptome lassen durch die Stimulation der Nerven nach. Schaden kann es Ihnen, glaube ich, nicht. Ich würde das jetzt mal als Experiment sehen, bis Sie eine richtige Diagnose haben«, rät Isabelle.

»Ich frage mich langsam, wer diese Diagnose stellen soll«, brumme ich in Richtung Fliesenboden.

Wenig später verlasse ich entnadelt und im Urzustand das Behandlungszimmer. Isabelle folgt mir auf den Flur, um sich zu verabschieden.

Wir schütteln uns die Hände, und ich frage noch neugierig: »Was haben Sie denn vor der Umschulung gemacht?«

»Ich war bei der Polizei«, entgegnet sie fast entschuldigend, und wir kichern beide.

»Ich glaube, Sie sind immer noch gut bei der Spurensuche!«, rufe ich fröhlich aus.

Frau Poser steht ein paar Meter weiter entfernt an der Rezeption und schaut etwas irritiert zu uns herüber. Sie war in ein Gespräch mit einer sehr schlanken und hochgewachsenen Frau vertieft.

»Frau Valesa, darf ich Ihnen gleich noch jemanden vorstellen, wo Sie schon da sind?« Sie winkt mich zu sich. Ich nähere mich zutraulich.

»Das ist Mireille van Gaypens, unsere Psychotherapeutin. Wie wäre es, wenn Sie noch einen Termin bei Ihr vereinbaren? In Ihrer Lebenslage ist eine unterstützende psychologische Beratung durchaus sinnvoll.«

In welcher Lebenslage denn?, denke ich leicht verwirrt. Die kennen wir doch noch gar nicht.

Mireille begrüßt mich mit einem charmanten wallonischen Akzent: »Ich würde mich natürlich sehr freuen, wenn wir zu einem Gespräch zusammenkommen würden!«

Na gut, denke ich mir, warum nicht? Wo die doch alle so nett zu mir sind.

»Warum solltest du?«, fragt mich die Intellektuelle plötzlich, nachdem sie mich längere Zeit unkommentiert hat gewähren lassen und dem Gespräch mit Isabelle aufmerksam zugehört hat. »Deine Ausflüge in die Psychotherapie haben dich früher ja auch nicht weitergebracht, oder?«

»Damals war damals, und heute ist heute!«, knurre ich sie an, »wir haben es hier doch mit einer völlig anderen Konstellation zu tun! Oder etwa nicht?«

»Es war damals schon dein Leben, und es ist auch heute dein Leben! Derselbe Körper, oder etwa nicht?«, äfft sie mich nach.

Gib denen hier doch eine Chance, mir zu helfen!, denke ich stöhnend und mache mit Sunny einen weiteren Termin aus.

»Bessy wird Ihnen übrigens noch ein Tee-Konzentrat für eine Woche zusammenstellen und brauen lassen. Die Herstellung in unserer Apotheke dauert ungefähr einen Tag, wir liefern den Tee dann bei Ihnen zu Hause an! Ist das nicht toll? Er kommt trinkfertig eingeschweißt in kleinen Tütchen«, sagt Frau Poser zu meiner größten Verwunderung.

Tee? In Tütchen, fertig gebraut? Wieder etwas dazugelernt.

»Woraus besteht der Tee denn?«, frage ich argwöhnisch.

»Bessy stellt ihn auf Ihr medizinisches Problem zugeschnitten zusammen, aus in langer Tradition überlieferten Heilkräutern und Wurzeln. Schmeckt scheußlich, verlassen Sie sich darauf!«

Bessy kennt mein medizinisches Problem aber noch nicht!, denke ich zweifelnd, vielleicht nimmt sie dann unabsichtlich gerade das falsche Kraut?

Frau Poser schenkt mir noch ein kleines, aufmunterndes Lächeln und geht dann eiligen Schrittes zurück zu ihrem Büro. Dort klingelt das Telefon. Sie hat offensichtlich viel um die Ohren, aber ruft noch fröhlich: »Tschüss, Frau Valesa! Schönen Tag wünsche ich noch! Bei uns sind Sie in guten Händen, Sie werden schon sehen!« Mireille verabschiedet sich ebenfalls freundlich von mir.

Ich bin plötzlich wieder allein mit Sunny. Sie studiert den Terminkalender und ich erstmalig die durchaus beeindruckende Preisliste. Die erstmalige Sitzung mit Bessy kostet sechshundert Yuan, rund sechzig Euro, die Folgesitzungen werden mit fünfhundert Yuan berechnet, rund fünfzig Euro. Bessy meinte zum Abschied noch, dass ich zehn bis zwölf Sitzungen am Anfang in Betracht ziehen sollte.

Mireille, die Therapeutin, verlangt achthundert Yuan für eine Stunde, tausendzweihundert Yuan für neunzig Minuten. Ich zögere, vom Geiz gepackt, einen Moment lang, dann gebe ich mir einen Ruck und bitte Sunny, mir beide Damen für denselben Nachmittag zu buchen, damit sich die aufwendige Fahrerei auch lohnt.

»Ich habe nur Donnerstag Nachmittag für beide hintereinander frei, ist das okay?« Sunny strahlt mich erwartungsvoll an.

»… und tschüss, Grace«, murmele ich enttäuscht und mache etwas schweren Herzens beide Termine für Donnerstag fest.

◆ ◆ ◆

Hardy ruft mich an, als ich gerade das Gebäude verlasse.

»Hallo, Schatz! Bist du schon fertig? Wie ist es denn gelaufen?«

»Ähäm, ja, toll! Ich habe viele neue Eindrücke und Einstiche gesammelt!«, scherze ich.

»Und, wie fühlst du dich? Merkst du schon irgendetwas?«, will er wissen.

»Noch nicht, aber ich hatte einen interessanten Nachmittag. Eine nette werdende Heilpraktikerin habe ich kennengelernt, und die traditionelle chinesische Medizin hat einen ganz anderen, durchaus einleuchtenden Ansatz!« Ich pausiere einen Moment und versuche eine objektive Einschätzung zu formulieren, für mich und für Hardy. »Die Aufmachung der Klinik und die Begeisterung der Chefin haben mich schon stark beeindruckt. Diese Frau Poser hat scheinbar viel Erfahrung und ein gutes Händchen im Umgang mit asiengestressten Ausländern.«

Hardy schweigt einen Moment, dann sagt er: »Dann bauen wir mal auf ihre Erfahrung! Außerdem habe ich gute Nachrichten für uns asiengestresste Ausländer: Ich habe Tickets für's Oktoberfest im Renaissance Hotel Mitte des Monats und kurz danach Tickets für die Formel 1. Richtig gute Plätze, wie wär's? Das ist doch mal eine Abwechslung, und du kannst diesen Typen sehen, der die Models reihenweise flachlegt. Wie heißt der noch?«

»Flavio Briatore«, antworte ich, ohne zu überlegen. Solche Informationen gibt der Türsteher mühelos preis. Warum kann ich mir dann nicht zweitausend Wörter Chinesisch einfach so merken? Frau Poser kann das doch auch.

Und was kümmert mich Flavio Briatore? Ich finde ihn eigentlich unausstehlich.

Donnerstag, 2. September

Beim Augenbrauenzupfen kann man gut nachdenken. Ich jedenfalls. Manchmal ziehe ich mich zur Konfliktbewältigung, oder auch einfach nur zum Überlegen, in mein Badezimmer vor meinen beleuchteten Vergrößerungsspiegel zurück.

Während ich vor dem Spiegel stehe, vibriert mein Becken leise und monoton wie ein kleiner Motor, und so manches andere ist auch nicht, wie es mal war und wie es sein sollte. Aber ich scheine auf dem richtigen Weg zu sein, auf dem Weg der Besserung! Meine Füße werden allmählich wach. Beglückt tappe ich bei meiner Arbeit hin und her, wie ein kleines Mädchen, das zur Toilette muss. Da kommen eindeutig wieder Gefühle auf. Ich spüre ganz deutlich die leicht raue Struktur der Terrakottafliesen, ich spüre, wie das Leben in meine beiden Achtunddreißiger zurückkehrt. Doc Bessy sei möglicherweise doch Dank, hoffe ich.

Hardy hat sich über meine euphorische SMS heute Morgen fast noch mehr gefreut als ich und sofort einen kleinen intimen Festakt für heute Abend angeordnet. Darauf freue ich mich jetzt schon. Nach meinen beiden Terminen bei »Nu-Source« werde ich ihn direkt im Büro abholen, und dann gehen wir beide hoffentlich fröhlich und entspannt zum Abendessen in das italienische Restaurant im vierhundertzwanzig Meter hohen Jinmao Tower. Ich liebe dieses Gebäude, es gleicht einer silbrigen Pagode, und seine achtundachtzig Stockwerke schwingen bei großen Windstärken fast einen Meter hin und her. Nicht, dass man es bemerken würde, dazu schwingt es natürlich zu langsam. Aber der Gedanke daran fasziniert mich.

Der Ausblick vom Jinmao auf die Stadt Shanghai ist grandios und zweifelsohne noch besser als das ziemlich überteuerte Essen in den schicken Restaurants. Es scheint irgendwie heute der richtige Rahmen zu sein, um die Wiederauferstehung meiner Füße zu feiern. Wie Phönix aus der Asche …

Außerdem freue ich mich auf die bevorstehende zweite Akupunktursitzung und das hoffentlich erneute Plauderstündchen mit Isabelle. Vielleicht hat sie ja tatsächlich noch Informationen gefunden.

Natürlich bin ich auch auf Mireille van Gaypens gespannt. Wer weiß, vielleicht stellt sich doch noch heraus, dass zumindest ein Teil meiner Probleme von zu viel Selbstbeobachtung und psychosomatischem Geröll herrührt. Möglicherweise bin ich bei »Nu-Source« ja tatsächlich auf mein medizinisches Dream-Team gestoßen.

Entsetzt stöhne ich auf, weil ich ein Haar zu viel am Innenrand der linken Braue weggezupft habe. Das hätte nicht weg gehört! Zu blöd. Ich arbeite unkonzentriert, denke ich und drifte im gleichem Moment schon wieder ab. Ich höre Meeresbrandung. Hoffentlich ist es das Meer meiner Erinnerung und nicht schon wieder ein neues Symptom!

Meine letzte psychotherapeutische Sitzung hatte irgendwann im November 1997 stattgefunden, bei einem Dr. Ricardo Martins in einer gemütlichen kleinen Praxis direkt am Meer in Carcavelos zwischen Lissabon und Estoril.

Dr. Martins gönnte seinen Patienten den phantastischen Ausblick auf die Küste und saß selbst mit dem Rücken zum Panorama. Auch er bot einen angenehmen Anblick, blond gelockt und recht jung, vielleicht Anfang dreißig.

Ach, was soll's, dachte ich mir, jeder hat mal jung angefangen. Ich gab ihm also gerne eine Chance, Ordnung in meine verfahrene Lebenssituation zu bringen und mir möglicherweise den rechten Weg aus dem Dickicht zu weisen.

In diesem Dickicht war ich alleine unterwegs, ohne Hardy, zum ersten Mal seit vielen Jahren. So ungewohnt, so beunruhigend, und gar kein Wald vor lauter Bäumen. Ich hatte mir immer ein starkes Alphamännchen gewünscht. Meines hatte sich plötzlich ein abwechslungsreicheres Revier gesucht.

♦ ♦ ♦

Portugal, Quinta da Paciencia, 1. Dezember 1997

Mit einem rund zwei Meter langen Schrubber stochere ich lustlos in der sämigen, grünlichen Brühe, die vor Kurzem noch glasklar und himmelblau war. Klar wie Kloßbrühe, der Swimmingpool ist durch den unerwarteten Wetterumschwung und meine eigene Nachlässigkeit umgekippt. Nach wochenlangem typisch herbstlichen Schmuddelwetter ist tatsächlich noch mal der Altweibersommer kraftvoll über Portugal hereingebrochen. Es herrscht traumhaft schönes Wetter!

Ich lasse von meinem frustrierenden Algenkehraus ab und wende mich der Sonne zu, die auf meinen Rücken scheint. Vor mir erstreckt sich unter gleißend blauem Himmel die ganze Küste von Estoril, ja, ich kann sogar die Strände von Caparica in rund vierzig Kilometern Entfernung am anderen Ende der Bucht von Lissabon erkennen. Was für ein überwältigend schöner Anblick! Und ich darf ihn schon seit Jahren genießen.

Louise hat am entgegengesetzten Swimmingpoolrand eine neue Lebensform im grünen Biotop ausgemacht und läuft knurrend darauf zu. Ich muss dringend jemanden kommen lassen, denke ich entmutigt. Der Pool-Service kostet ein Vermögen, daher habe ich ihn abbestellt und versucht, mich selbst um die Wartung zu kümmern. Pausenlose Regenfälle und Kälte haben meinen Eifer aber erheblich gebrochen. Ich habe aber auch zu viele andere Dinge im Kopf.

»Was meinst du?«, frage ich Mausi, die träge am Poolrand in der Sonne liegt und den wahrscheinlich letzten Sommertag des Jahres 1997 aus vollen Zügen genießt. »Ich werde wohl Herrchen anrufen und um Rat fragen müssen.«

Sie zeigt mir ihr strahlendes, lachendes Gebiss, das mit seinen ungefähr drei Zentimeter langen Eckzähnen für einen Außenseiter nicht ungefährlich aussieht, und ich werte ihr Lachen als ein »Ja«.

Gut, dass Hardy und ich mittlerweile wieder miteinander sprechen, ja, wir kommunizieren eigentlich ganz gut neuerdings. Wir haben sogar schon Witze über unsere Situation gemacht und wollten uns neulich tatsächlich zum Essen verabreden.

Seit rund drei Monaten leben wir nun schon getrennt. Eine lange Zeit ...

Wie ist es dazu gekommen?

Ein Jahr nach Hardys Operation hatte unsere Ehe langsam, aber sicher Risse bekommen. Operation Nummer drei war offenbar gelungen, der Patient war nicht tot, dafür war es unsere Partnerschaft umso mehr. Hardy wollte intensiver leben, mehr Spaß haben, seine Zeit bewusster nutzen und Wünsche ausleben. Ich konnte ihm nicht wirklich folgen, aus mir wurde über Nacht keine Frohnatur, und meiner Diskotheken- und Partyleidenschaft war eigentlich bereits Ende der achtziger Jahre die Luft ausgegangen. Ich mochte unser idyllisches Leben in den Bergen von Sintra sehr. Hardys und meine Lebensplanung divergierten plötzlich erheblich. Dann kam es im Spätsommer zum endgültigen Bruch. Mit einem untrüglichen Riecher für Krisen hatten sich vormals unscheinbare und vermeintlich nette weibliche Bekannte in Hardys Leben und in sein Bett eingeschlichen. Den Vogel schoss aber schließlich Veronique ab, eine vierzehn Jahre jüngere, übermütige Schweizer Portugaltouristin.

Hardy hat zwar ein Studio in Estoril angemietet, verbringt aber seine Wochenenden vorwiegend in den Alpen bei der Schweizerin und aktiven Bergsteigerin. Ihre Lebenslust und Unkompliziertheit haben ihn voll mitgerissen.

Ich bewohne nach wie vor die Quinta da Paciencia, einen malerischen Landsitz in Sao Pedro de Sintra, rund eine Stunde Fahrzeit von Hardys Büro im Werk entfernt. Für ein

Mädchen, das den größten Teil seiner Kindheit in einem sehr schlichten Zuhause verbracht hat, war der Bezug von Quinta da Paciencia ein Traum, der Wirklichkeit geworden war. Kein Wunder, dass ich mit allen Mitteln an diesem Haus festhalte, für den Moment noch jedenfalls.

Seit Kurzem verbringe ich meine Wochenenden, oder wann immer *er* für mich Zeit hat, mit Bernardo Almeida. Er ist Profigolfer, sieht blendend aus, ist dreizehn Jahre jünger als ich und sorgt für Kurzweil. Wenn er nicht seinen Eltern auf der Tasche liegt, dann zahle ich ganz selbstverständlich für ihn. Ich lasse mich von seinem Charme betören und gehörig durchvögeln. Aus Neugierde will ich genau das erleben und nachempfinden können, was Hardy offensichtlich so dringend sucht. Durch Zufall habe ich das Äquivalent zu seiner Alpinistin gefunden. Einen jungen, lebenslustigen Gespielen, vor dem noch das ganze Leben liegt, der sich eigentlich nicht wirklich für mich interessiert, mich aber mit Begeisterung nach Strich und Faden ausnehmen würde und der, ehrlich gesagt, nach der dritten heißen Nummer im Bett doch nur noch mit Wasser kocht, wie jeder andere auch.

Die Kreditkartenrechnungen sehen entsprechend unschön aus, und nicht nur die. Hardys und meine doppelte Haushaltsführung – seine Miete fürs Studio, die Unterhaltskosten für die Quinta da Paciencia, die Flugreisen in die Alpen zur unermüdlichen Schweizerin und meine Bewirtungen für den Toy Boy – brechen uns langsam, aber sicher das Genick. Wenn ich die Nächte alleine im Kreis meiner Hunde im nebelschwadenumwaberten Landsitz verbringe, überkommen mich immer häufiger Panikanfälle, und die Zukunftsangst lässt mich frösteln. Ich befeuere die beiden Kamine des Hauses Tag und Nacht, um mehr Leben und trostspendende Wärme in die Mauern zu bekommen. Die berühmte portugiesische Schwermut, ich erlebe sie nun selbst. Wo soll das nur hinführen? Fado singen? Scheidung? Sieht ganz danach aus.

Die Bergsteigerin drängt wohl darauf, sie will möglichst schnell schwanger und dann Frau Valesa werden. Wie so viele

Menschen in unserem Umkreis denkt sie wohl, dass Hardy und ich vermögend seien. Aber wir sind nicht vermögend, wir sind lediglich Lebenskünstler. Oder wir waren es …

Wohin sollte ich im Falle einer Scheidung mit all den Tieren? Einfältig, wie ich bin, habe ich vor zwei Wochen noch einen sechsten Hund aufgenommen. Den muss mir der Teufel geschickt haben, um mich auf die Probe zu stellen. Der Hund jedoch sieht aus wie ein bepelzter Heiliger. Er ist schneeweiß, eindeutig noch ein Welpe, aber von hünenhaftem Wuchs, die pure kindliche Lebensfreude. An dem Abend, als ich ihn schließlich ins Haus ließ, ahnte ich, dass das Schicksal noch einen bösen Schabernack mit uns beiden treiben würde.

Ich habe angefangen, einen Psychologen aufzusuchen, denn mit irgendjemandem muss ich über all diese Probleme reden. Meine Mutter kann ich damit nicht belasten, die hat genug Probleme mit meinem Vater. Vielleicht ist es aber auch umgekehrt, manchmal bin ich mir bei den beiden nicht so sicher. Möglicherweise kann man den Alzheimer meines Vaters auch als eine Art aktiven Rückzug aus dem zermürbenden, mehr als fünfzig Jahre währenden Ehealltag mit meiner Mutter interpretieren. Krankheit als Weg? Gibt es das tatsächlich? Ich fürchte ja.

Meine einzige und neunzehn Jahre ältere Schwester Amelie weiß hingegen Bescheid und rät mir, so gut sie kann, aus der belgischen Ferne. Sie arbeitet für die EU und lebt seit Jahrzehnten im Ausland. Mit Beziehungen tut sie sich selbst schwer, ein Patentrezept für mich hat sie leider nicht.

Bis auf eine meiner Schwägerinnen – sie wechseln häufig, denn alle meine Schwager sind schwer zu halten – habe ich bislang niemanden aus dem weiteren Bekanntenkreis eingeweiht. Filomena stammt aus Kolumbien, sie hat Temperament, Charme und die nötige Ausdauer, um sich schon seit mehr als fünfzehn Jahren im Valesa-Clan zu behaupten. Sie rät mir, das Hundeproblem Hardy und seiner heiratsfreudigen Heidi zu überlassen, meine Sachen zu packen und zu ihr nach Düsseldorf zu kommen. Sie würde mir für den Anfang sogar mit

Geld aushelfen. In null Komma nix hätte sie dann einen neuen Mann für mich gefunden, und ich wäre alle Sorgen los. In Bogotá funktioniere das System prima, warum nicht auch in Düsseldorf? Das Szenario erscheint mir allerdings mehr als zweifelhaft.

Dr. Martins ist Psychologe und Paartherapeut. Ich sehe ihn nun zweimal pro Woche und lade meinen Seelenmüll bereitwillig bei ihm ab. Er hört gerne und nachdenklich zu und fragt mich in periodischen Abständen, was ich bei all dem empfinde. Ich freue mich riesig, dass jemand fragt, was ich empfinde, und erzähle ihm dann ausgiebig davon. Er muss gar nicht viel tun. Ich erarbeite mir praktisch alles selbst und erlange Kenntnis von meinen seelischen Abläufen. Psychotherapie ist doch eine großartige Sache.

Gestern war unsere letzte Sitzung, mir geht wirklich das Geld aus, und ich konnte mir eine Frage meinerseits zum Abschluss nicht verkneifen.

»Was raten Sie mir denn nun, Dr. Martins?«, begann ich, »wie soll ich vorgehen, was soll ich aus diesem Leben, dieser verfahrenen Ehesituation machen?«

»Senhora Valesa, Sie werden es schon intuitiv richtig machen. Hören Sie auf Ihr Unterbewusstsein! Es wird Sie nicht enttäuschen! Sie sind stärker, als Sie denken.«

Danach verfiel er wieder in sein freundliches Schweigen und schaute mich erwartungsvoll an, anscheinend wollte er noch mehr von meiner unterhaltsamen Geschichte hören.

In meinem Unterbewusstsein gibt es aber zwei höchst unterschiedliche Stimmen. Auf welche soll ich denn nun hören?, dachte ich enttäuscht. Ich hielt aber dann den Mund, schließlich sollte er ja nicht denken, dass ich nicht alle Tassen im Schrank hätte.

Tief in meine Betrachtungen über das Leben versunken, braue ich jetzt unabsichtlich eine potentielle Massenvernichtungswaffe aus Chlor und Anti-Algenmittel. Großzügig gieße ich die Mixtur an verschiedenen Stellen in den Sumpf, der mal ein Swimmingpool war.

»Viel hilft viel!«, erkläre ich einigen umstehenden Hunden, die noch nicht das Interesse an meiner eigentümlichen Arbeit verloren haben.

Plötzlich japse ich nach Luft, und Tränen schießen mir unerbittlich in die Augen. Ich war nicht umsichtig genug. Eine Menge partikelhaltiger Chlordämpfe ist aus dem Chemikalien-Kübel entwichen und geht mir nun vehement an den Kragen. Ich niese krampfartig mindestens zwölf Mal. Louise, die wie immer auch in schwierigen Situationen neben mir verweilen will, büßt nun dafür und niest ebenso heftig mit. Unsere vereinten Anstrengungen schallen laut über das Tal von Sao Pedro hinweg. Es klingt verzweifelt ...

Nach getaner, wenn auch missglückter Arbeit setze ich mich erschöpft auf ein Steinbänkchen. Das Chlor scheint immer noch auf meiner Gesichtshaut und im Dekolleté zu prickeln. Louise rennt offensichtlich auf der Suche nach Trinkwasser hoch zum Haupthaus. Um eine vollständige Dusche komme ich jetzt wohl nicht herum.

Ich löse seufzend meinen umfangreichen Dutt. Die teils dunkelblonden, teils weizenfarben gesträhnten Haare fallen lang und wellig fast bis zur Taille herab. Schade, ich habe sie erst gestern gewaschen. Sie sind zwar eher fein, aber dicht. Mein ganzer Stolz. Noch nie zuvor in meinem Leben sind sie so schön und lang gewesen. Eigentlich paradox ...

Über den terrassenförmig angelegten Garten kommt ein in Cellophan gewickelter Blumenstrauß hinabgeschwebt. Nein, bei genauerer Betrachtung schwebt er eigentlich nicht, er hat in Jeans gewandete Beine.

Hardy kommt scheu grinsend die Steinstufen zum Pool herunter.

Ich grinse ebenso scheu zurück. Er hat es tatsächlich nicht vergessen! 1. Dezember, das ist seit 1991 unser Hochzeitstag.

»Hallo Claudia, ich habe mich selbst reingelassen, du hast hoffentlich nichts dagegen?«

Wir lächeln uns an.

»Nein, ich nicht! Wie bist du denn an Lanita vorbeigekommen? Die ist fuchsteufelswild, seitdem du ihr die Kündigung angedroht hast!«, sage ich lachend.

»Die wird sich unterstehen! Noch zahle ich ihr Gehalt, und das weiß sie auch«, gibt Hardy zurück.

Er überreicht mir den prachtvollen Strauß, und ich sehe, dass das noch nicht alles ist.

»Schöne Blumen für eine schöne Frau«, beginnt Hardy und überreicht mir einen langen Gegenstand. Ich errate schon an der eigentümlichen Form, was es ist.

»Alles Gute zum Hochzeitstag, Schatz«, sagt Hardy, »darf ich die Braut küssen?«

»Auch alles Gute und vielen Dank, und ja klar«, entgegne ich. Wir umarmen uns kurz und ein bisschen ungelenk.

»Mach's auf! Ich hoffe, es gefällt dir«, ermuntert mich Hardy und deutet auf das Geschenk.

Während ich mit dem Geschenkpapier raschele, schaut er sich stirnruzelnd um und lässt den Blick über den abgestandenen Pool schweifen. Er kann sich ein Grinsen nicht verkneifen.

»Oooh, Gucci Envy! Hmmm, das wollte ich unbedingt haben! Danke!«, rufe ich erfreut aus und sprühe begeistert ein paar Wölkchen der grünlichen Essenz auf meine Unterarme.

»Es hat die gleiche Farbe wie der Pool!«, ruft Hardy entsetzt aus, »ich hoffe, es riecht besser!« Er kommt näher und schnuppert an mir.

»Das Parfum riecht toll, aber du riechst auch irgendwie nach Chlor ...«

Wir setzen uns nebeneinander auf das Steinbänkchen und lassen unsere Blicke gemeinsam über die Küste schweifen.

»Es ist schön hier«, beginnt Hardy, »ich vermisse das alles, ich vermisse dich auch.«

Mir fällt ein Stein vom Herzen, ich empfinde genauso. Warum quälen wir uns dann eigentlich so?

»Meinst du, dass wir das alles richtig machen?«, fragt Hardy und schaut mich ernst an.

»Nein, ich glaube, wir machen seit Langem alles falsch.«

Wir schweigen einen Moment.

»Was, wenn wir die beiden Schmarotzer zum Teufel schicken und es noch mal versuchen, miteinander?«, fragt Hardy vorsichtig.

»Schaffst du das denn, deinen Schweizer Energieriegel zum Teufel zu schicken?«

»Schaffst du das denn, den Gigolo zum Teufel zu schicken?« Wir schweigen einen Moment.

»Dann lass es uns angehen«, schlage ich vor. »Schicken wir sie zum Teufel!«

»Am besten gleich heute!«, bestätigt Hardy.

»Genau.«

Von einer der oberen Gartenterrassen löst sich eine große, silbrige Gestalt und tollt übermütig und rasend schnell über die Wiese und dann hinab auf uns zu. Der Form nach ist das Wesen eindeutig ein Hund, aber es springt seitlich wie eine verrückt gewordene Ziege, und eine lange, zartrosa Zunge flattert hinter ihm her wie ein Schal im Wind.

Mit einem Satz landet die Erscheinung neben Hardy auf der Bank und lacht ihn begeistert aus blitzenden tiefblauen Augen an. Seine Tatzen liegen im nächsten Moment schon auf Hardys Schultern. Liebe auf den ersten Blick …

»Und wer ist der, wenn ich fragen darf?«, fragt Hardy überwältigt und lacht. Er ist sichtlich fasziniert von der Schönheit des Tieres und lässt bewundernd seine Hände durch den dichten Pelz fahren. Minho ist überwältigt von so viel Zuwendung und grunzt orgiastisch.

»Er stand stur und mutterseelenallein vor der Tür«, sage ich, »ich habe ihn halt reingelassen …« Ich zucke entschuldigend die Schultern und setze eine künstlich zerknirschte Miene auf. »… und dann habe ich ihn Minho getauft, weil er so wunderschön ist wie die Minho-Region im Norden Portugals.«

»Natürlich hast du das …«, stöhnt Hardy in gespielter Resignation. »Sechs Hunde. Um Gottes willen! Was bleibt mir jetzt anderes übrig, als zurückzukommen?«

»Genau!«, bestätige ich wieder, todernst.

Hand in Hand gehen wir beide mit Minho im Schlepptau schließlich hoch zum Haus. Oben angekommen, sehe ich gerade noch, wie Lanita zufrieden lächelnd schnell die Küchentür hinter sich zuzieht. Wie es aussieht, sind wir alle haarscharf an einer Katastrophe vorbeigeschrammt.

◆ ◆ ◆

»Wie schmeckt Ihnen denn Bessys berühmte Teemischung?«, fragt mich Mireille van Gaypens spitzbübisch lächelnd, nachdem wir uns in ihrem Büro niedergelassen haben. Es ist ein sehr schöner, heller und eleganter Raum, der zum Plaudern und Herzausschütten einlädt.

»Brrrrr!«, kommentiere ich den Tee.

»Er ist scheußlich, ich weiß! Allein schon die Farbe ist furchterregend! Die meisten dieser Mischungen sind aus irgendeinem Grund dunkelgrün. Aber Bessy und ihre Apotheker wissen schon, was sie tun. Der Tee wird Ihnen guttun!«, tröstet Mireille mich.

»Meiner ist eher dunkelbraun und schmeckt wie vermoderter Karpfen«, halte ich grinsend dagegen.

Im Stillen zweifle ich an der wundersamen Heilkraft des Tees, aber ich bin beeindruckt von Bessys Können im Umgang mit ihrem umfangreichen Nadelsortiment. Gerade habe ich meine zweite Akupunktursitzung mit ihr absolviert und fühle mich leicht aufgekratzt und unnatürlich positiv eingestellt. Die Nachricht von meinen aufgewachten Füßen war für Bessy eine Bestätigung, dass wir mit der Behandlung auf dem rechten Weg seien. Ich sehe das genauso und lasse die Stecherei daher gerne über mich ergehen. Am liebsten würde ich jeden Tag kommen. Ich kleiner Feigling bin praktisch über Nacht zum Nadel-Junkie geworden. Das hätte ich mir niemals träumen lassen!

Leider war Isabelle nicht anwesend. Sie wurde in der Apotheke des Grauens gebraucht und kommt erst morgen wieder in die Klinik. Pech! Ich möchte sie wirklich gerne noch mal sprechen.

Mireille und ich haben uns nach kurzer Beratung auf Englisch als Therapiesprache geeinigt. Mein Französisch ist nicht mehr das, was es vor mehr als zwanzig Jahren in der Kollegstufe einmal war, und nach Mireilles Angaben geht ihrem Deutsch auch stets nach kurzer Zeit die Luft aus.

»Erzählen Sie bitte von sich, Mrs Valesa. Was für Probleme haben Sie?«, ermuntert mich Mireille.

»Bis vor Kurzem gar keine«, entgegne ich. »Ich war rundherum glücklich, gesund, munter und vollkommen mit meinem Leben zufrieden.« Ich halte kurz inne und horche in mich hinein. Sage ich die Wahrheit? Ja, eigentlich schon. »Aber seit ein paar Wochen überschlagen sich die Ereignisse. Ich gehe von einem Arzt zum anderen, und keiner weiß so recht, was er mit mir anfangen soll. Mein Körper macht mir Angst, er fühlt sich absurd an.«

Mireille rutscht auf ihrem Stuhl in eine aufmerksamere Position und fragt: »Können Sie mir noch mal schildern, um was genau es sich handelt?«

Ich rattere wieder einmal meinen Sermon herunter und lasse mich dann meinerseits erschöpft in meinem Stuhl zurückfallen. Er ist sehr tief und für normale Menschen sicherlich superbequem. Doch mir knickt durch das Zurücksinken der Nacken nach unten weg, und ich bekomme prompt die entsprechende elektrische Antwort in meinem Hintern. Die Elektrizität geht jetzt auch noch ein bisschen tiefer, bis in die Oberschenkel, und strahlt nach oben in die Bauchmuskeln ab. Meine schönen, knochenharten Bauchmuskeln! Bis vor ein paar Wochen habe ich noch bis zu fünfhundert Situps am Tag gemacht, daran ist jetzt nicht mehr zu denken.

»Von derartigen Gefühlsstörungen habe ich noch nie gehört. Ich betreibe in Zusammenarbeit mit anderen Kollegen das Shanghai Direct SOS Sorgentelefon«, fährt Mireille fort, »das kennen Sie sicher?«

»Ich habe davon gehört«, bestätige ich.

»Viele Anrufer und Patienten klagen über Schlafstörungen, Migräne, Schwindel, Magenprobleme im Zusammenhang mit Stress und psychischen …«

»Ich bin nicht der Meinung, dass meine Beschwerden psychosomatisch sind. Die sind ungefragt und ohne mein Zutun aufgetaucht!«, falle ich Mireille nun etwas ungeduldig ins Wort.

»Dennoch vermuten Sie einen psychologischen Zusammenhang, Mrs Valesa, sonst wären Sie doch nicht hier?«, fragt Mireille sanft, aber bestimmt.

Ich bin hier, weil Frau Poser das für angebracht hielt, denke ich grimmig und sage freundlich: »Ich hatte gehofft, dass Sie vielleicht einen Tipp für mich haben, wie ich ohne Beruhigungsmittel entspannter werden könnte.«

»O ja, es gibt etablierte Entspannungstechniken, Atemübungen, und auch die Akupunktur ist bestimmt wertvoll für Sie.«

»Im Moment nehme ich als Erste-Hilfe-Lösung einen Tranquilizer zur Entspannung, aber das sollte kein Dauerzustand werden. Ich verzichte nach Möglichkeit auf Chemie, wenn es andere Mittel gibt.«

»Ein Tranquilizer, sagen Sie? Das ist wirklich nicht gut. Ich meine, wir sollten lieber die Wurzeln Ihrer Probleme finden und anpacken.«

Okay, klingt plausibel, denke ich.

»Wie verstehen Sie sich denn mit Ihrem Mann? Sind Sie glücklich in China?«, fragt Mireille erwartungsvoll.

»Mach jetzt bloß nicht wieder irgendwelchen Scheiß!«, dringt eine brummige Nachricht zu mir vor.

»Mein Mann und ich verstehen uns sehr gut, Streit gibt es überall mal. Er macht sich Sorgen um mich. Ich bin nicht mehr die Alte …«, erwidere ich unverfänglich.

»Aha, Sie sind nicht mehr wie früher? Was empfinden Sie dabei als Ehefrau? Ärger, Depression, und eben Angst?«, trumpft Mireille auf.

Bingo! Ich kann es anfassen, wie ich will, stets suchen Therapeuten nach latenten Ehekrisen.

»Ich bin natürlich nicht glücklich darüber, nicht mehr richtig zu funktionieren. Wer wäre das nicht?«, entgegne ich vorsichtig.

»Sie haben sicherlich Angst, zu Hause zu versagen, als Ehefrau unzulänglich zu werden. Lässt Sie das Ihre Missempfindungen vielleicht stärker empfinden?«

»Mrs Gaypens, ich habe keine Missempfindungen, weil ich in einer Ehekrise stecke, sondern ich kriege bald eine Ehekrise, weil ich Missempfindungen habe!«

»Oh, ich habe das falsch verstanden.« Mireille nickt unzufrieden und nimmt einen neuen Anlauf. »Wie wirkt sich das denn auf Ihr Sexualleben aus?«, fragt sie nun besorgt, »empfinden Sie überhaupt noch etwas?« Sie schaut kurz auf die Uhr und blickt mich dann wieder ernst und aufmerksam an.

»In meinem Vaginalbereich dreht sich pausenlos ein vibrierender Schneebesen, der lässt wenig Raum für anderes«, erwidere ich etwas lahm scherzend. »Eigentlich fühle ich mich ein bisschen wie vergewaltigt von einem unsichtbaren Eindringling.«

An Mireilles Gesichtsausdruck merke ich, dass sie jetzt vielleicht lieber am Direkt-SOS-Telefon säße und über Sodbrennen von Ausländern in China sprechen würde. Sie überlegt kurz, vielleicht bespricht sie sich gerade mit ihrer inneren Stimme.

»Über die medizinische Seite ihrer Beschwerden weiß ich wirklich nichts, aber wir können gerne weitere Gesprächstermine machen, Mrs Valesa. Ich glaube, es gibt vieles, was Sie sich von der Seele reden möchten. Letztendlich macht die psychische Seite einen enormen Anteil an jedweder Therapie aus.« Sie verschränkt die Arme vor der Brust und lächelt mich aufmunternd an. Ich werde wohl wiederkommen.

Als ich Mireilles Büro einige Zeit später verlasse, läuft mir Diane Poser gestresst lächelnd über den Weg. Mit einer Hand- und einer Reisetasche bewaffnet stürmt sie in Richtung Tür.

»Hallo, Frau Valesa, geht's Ihnen denn schon besser? Sie sehen spitze aus! Ich bin auf dem Sprung zum Flughafen. Ich treffe meinen Mann kurzfristig in Hongkong. Total stressig, aber Sie kennen das ja!«

Klar kenne ich das, denke ich, von früher. Früher war ich genauso wie Diane Poser, ich leitete zwar keinen Betrieb, aber managte immerhin die vielköpfige Patchwork-Valesa-AG recht erfolgreich und mit Elan.

»Nur eine Frage, Frau Poser! Konnten Sie bei Dr. Ballhaus etwas ausrichten?«, rufe ich ihr kurz entschlossen nach.

Sie bremst notgedrungen in der Glastür und überlegt einen Moment stirnrunzelnd. »Aber ja, der Werner wird Sie noch dazu anrufen! Und wir sehen uns nächste Woche, tschüss! Dass Sie mir schön Ihren Tee trinken!«

Vermutlich wird sie ihn auf dem Weg zum Aufzug schnell noch anrufen, überlege ich, während ich Miss Sunny meine Kreditkarte reiche.

◆ ◆ ◆

»Der Werner« ruft tatsächlich an. Noch während ich auf dem langwierigen Weg von einem Ende der Stadt ans andere zu Hardy ins Werk bin, wobei der Nachmittag langsam in den Abend übergeht, klingelt mein Handy.

»Ja, hier Ballhaus«, tut er kund, »wie geht's Ihnen denn?«

»Gemischt«, informiere ich ihn. »Meine Fußsohlen haben wieder Leben in sich, aber mit den anderen Störungen sieht es eher mies aus.«

»Tut Ihnen die Akupunktur denn gut?«

Aha, er ist also über mein Experiment bestens informiert.

»Ich glaube ja, aber vielleicht ist es noch zu früh, darüber zu urteilen«, erwidere ich vorsichtig.

»Machen Sie das mal mit der Akupunktur, das ist schon okay. Tja, die Diane hat sich da etwas aus dem Fenster gelehnt und will jetzt auch mit einer CT drängeln«, fährt er unwillig fort.

Kann man mit CTs drängeln?, überlege ich ärgerlich, warte aber erst einmal ab.

»Wir können von mir aus eine CT vom Lumbalbereich nächste Woche noch einplanen, das können Sie sogar bei uns im Haus machen. Wir haben einen Tomografen im Medi Center.«

Ach wirklich?, denke ich überrascht. Wo war denn dann überhaupt das Problem, wenn das Ding eh da rumsteht und eine zahlungskräftige Patientin es benutzen möchte, ohne dass man sie lange dazu überreden muss?

Ich werde das Gefühl nicht los, dass ich mit Scheuklappen durch die Gegend laufe und nicht wirklich etwas Sinnvolles auf die Beine bringe. Wie hieß diese Krankheit noch, von der »der Werner« sicher war, dass ich sie nicht hätte? Multiple Sklerose? Ich muss doch noch mal im Internet recherchieren. Aber nicht heute. Genug krank gewesen und Trübsal geblasen für heute! Ich will jetzt auf den Jinmao Tower hinauf, den Blick über das in der früh einsetzenden Dunkelheit atemberaubende Lichtermeer Shanghais schweifen lassen und das Privileg genießen, Zeitzeugin des beinahe beispiellosen Aufstiegs einer Nation zu sein. Hier kann doch eigentlich gar nichts für mich schieflaufen!

Freitag, 3. September

Sorgfältig bürste ich eine Perücke aus. Sie ist wunderschön, lang und rotblond mit geschickt platzierten hellen Strähnen. Der Ansatz ist, ganz naturecht, ein bisschen dunkler belassen, die langen Spitzen sind absichtlich etwas ausgebleicht. Sie ist nur eine von insgesamt neun Perücken, die ich mein Eigen nenne. Aus der Not geboren, sind meine Ersatzhaare mittlerweile einfach ein Teil meiner Garderobe und meines Zubehörs geworden.

Manchmal setze ich sie auf dafür vorgesehene Strohköpfe und lasse sie ein bisschen durch die Gardine zum Fenster hinausschauen.

»Wie gefällt euch denn China so?«, frage ich sie dann hin und wieder im Vorbeigehen. In offensichtlicher Ermangelung einer Antwort plappere ich dann: »Ruhig hier, stimmt's? Aber ihr habt ja früher schon viel erlebt! Man muss auch mal zur Ruhe kommen!«

Meist ruht die Kollektion dann tatsächlich in der Dunkelheit meines Hochregals in Plastikbehältern, die gefüllt sind mit Päckchen von hygroskopischen Kügelchen, damit ihnen die Luftfeuchtigkeit nichts anhaben kann. In letzter Zeit kommen sie selten vor die Tür, heute Abend aber werde ich eine von ihnen erwählen, das Abendessen im Restaurant »Zapata« mit mir, oder besser gesagt auf mir, zu verbringen.

Bis auf die beiden toten Fingerkuppen sind eigentlich alle meine tauben Stellen wieder aufgewacht. Das ist ja schon toll. Dennoch machen mir die anderen Phänomene noch schwer zu schaffen. Ich kann es nicht immer vermeiden, nach unten zu schauen, allein schon ein spontaner Blick oder Griff hinunter in die Handtasche kann »tödlich« sein. Das ewige Brummen und Vibrieren im Unterleib bin ich auch leid, es schafft mich. Manchmal hilft es mir, mich einfach nur flach ausgestreckt auf den Rücken zu legen, die Augen zu schließen und mich woanders hinzuwünschen. Heraus aus dieser Haut, die ich einst so mochte.

Ich lege die rotblonde Perücke zur Seite und nehme eine schulterlange, honigfarben gesträhnte aus der Kiste. Die könnte es werden, denke ich. Ich bürste sie und schnuppere daran. Sie riecht sauber nach einem guten Shampoo. Ich bürste weiter und schüttle sie auf. Prachtvoll.

»Was hältst du von Helens Perücke?«, rufe ich fragend in Richtung von Hardys Badezimmer.

Der spuckt heftig Mundspülung aus und sagt: »Helens Haare? Warum gerade die? Nimm doch eine andere!« Es fehlt noch, dass er »Pfui Deibel!« sagt.

»Helens Haare« hatte ich meiner damaligen Freundin Helen Dreier, der Frau eines Kollegen von Hardy, in Thailand abgekauft, nachdem sie nach einem unüberlegten Spontankauf eines Nachmittags mit einer Perücke zu Hause ankam, die sie nie und nimmer tragen würde. Helen ist kein Typ für Veränderung, dachte ich damals.

Ich ziehe mir schnell ein Haarnetz über, stülpe Helens Haare auf den Kopf und gehe in Unterwäsche zu Hardy ins Bad. Da ich meine Schlappen nicht finden kann, ziehe ich schnell meine bereitstehenden Ausgehschuhe für den Abend an.

»Wow«, sagt Hardy und mustert mich von Kopf bis Fuß, »das sind also Helens Haare! Doch, das sieht schon toll aus, außerdem total natürlich. Und sexy natürlich ...«

Er kommt interessiert näher, sehr interessiert, und sucht mein Gesicht unter der ungewohnten Haarfülle. Ich puste gekonnt eine Strähne über der Nase weg.

»Summt es jetzt auch?«, fragt Hardy prüfend. Ich muss lächeln. Hardy liebt meine Perücken, er findet sie erotisch. Als ich vor rund drei Jahren anfing, sie zeitweilig tragen zu müssen, war ich für diesen Umstand restlos dankbar.

»Es summt, aber ich vergesse es schon manchmal …«, sage ich leichthin.

»Dann lass es uns mal einen Moment vergessen!«, ermutigt mich Hardy, zieht mich aus seinem Bad und schiebt mich vor sich her in mein Bad. Da gibt es viel Platz, mehr Spiegel, und die gibt es von allen Seiten.

Seufzend entdecke ich meinen unvermeidlichen Bodyguard und schnippe ihr grinsend einen meiner Schuhe auf den Badezimmerläufer vor die Nase. Louise weicht etwa dreißig Zentimeter zurück, dann legt sie sich wieder gelassen hin und beobachtet alles interessiert. Sex ohne eine, wenn auch kleine, Hundejury? Unvorstellbar in unserem Haushalt.

◆ ◆ ◆

»Hallo, Ma'am! Schön, dich endlich wiederzusehen! Geht es dir besser?«, fragt Lorna im Dezibelbereich einer Bohrmaschine und umarmt mich heftig und herzlich vor dem Eingang des »Zapata« in der gastronomisch gut bestückten Heng Shan Lu. Das Lokal ist Bar und Restaurant zugleich, serviert mehr oder weniger authentisches mexikanisches Essen und bietet auch mehr oder weniger authentisches Latino-Ambiente.

Wir sind heute eine spontan zusammengekommene, bunt durcheinandergewürfelte Gruppe von Ausländern. Manche sind für Hardys Konzern in China tätig, oder aber sie sind Angehörige anderer Unternehmen, die in der Boomtown Shanghai ihr Glück machen wollen. Initiator des heutigen Dinners ist ein quirliger junger Sino-Kanadier namens Terence, der bereits als Kind Kanton verließ und mit seinen Eltern nach Kanada auswanderte. Vor rund einem Jahr kehrte er als junger Manager nach China zurück, musste erst einmal einen mittelgroßen Kulturschock bewältigen und außerdem Mandarin lernen. Mit seinem eingerosteten Kantonesisch kam er in Shanghai nicht weit.

Manchmal probieren wir unsere wachsenden Sprachkenntnisse aneineinander aus, und es ist immer wieder komisch und irritierend, wie anders er manche Dinge ausdrückt als ich. Leider muss ich zugeben, dass die Chinesen seinem Mandarin inzwischen viel besser folgen können als meinem.

Lorna zupft prüfend an einer Strähne von Helens Haaren und lächelt. Ich schüttele die Pracht gewollt affektiert, grinse breit und zupfe Lorna meinerseits an ihren mittlerweile fast schulterlangen, herauswachsenden Kurzhaarfransen. Sie sind wieder wunderbar füllig und von diesem beneidenswerten tiefschwarzen Glanz und dieser spiegelglatten Oberflächenstruktur, in der sich das Licht fängt, reflektiert wird und die Frau, die dieses Haar trägt, auf natürliche Art verschönt und strahlen lässt. Ich liebe und hasse asiatisches Haar. Ich würde einiges dafür geben, solches Haar zu besitzen.

»Gehen sie dir jetzt etwa wieder aus?«, fragt Lorna besorgt, nachdem wir unsere Plätze eingenommen haben und wie immer nebeneinander und gegenüber von Hardy sitzen. So hat er seine beiden Frauen im Visier, die Bürohälfte und die Ehehälfte, und wir drei können uns gut unterhalten und wenn es sein muss auch vertrauliche Gedanken austauschen, ohne dass es der ganze Tisch mitbekommt. So wie jetzt.

»Nein, sie sind schon ganz in Ordnung, hält sich im Rahmen!«, antworte ich mit einer lässigen, wegwerfenden Handbewegung. Lorna runzelt jedoch die Stirn und sieht unzufrieden aus. »Ich war heute Nachmittag einfach zu platt, um die Haare noch für einen spontanen Ausflug ins Nachtleben aufzustylen«, fahre ich fort. »Da kamen mir Helens Haare ganz gelegen.«

Terence hatte uns erst um 17 Uhr Bescheid gegeben, da lag ich gerade etwas selbstmitleidig vibrierend auf meinem Bett und betete um einen schnellen Befund in der kommenden Woche. Komme, was da wolle, es muss doch möglich sein, diesen Schwachsinn abzustellen!

Ich schaue Lorna an und denke, dass ich den lebenden Beweis für die Erkenntnis »Lieber ein Ende mit Schrecken als ein Schrecken ohne Ende« vor mir habe.

Vor zwei Jahren um diese Zeit waren Lorna nämlich buchstäblich über Nacht sämtliche Haare ausgefallen. In ihrem Fall brauchte sie gar keinen Befund mehr abzuwarten.

♦ ♦ ♦

August 2002, Thailand

Khun Supab stülpt Lorna ungerührt ein Haarnetz auf ihre spärlichen, noch verbliebenen Haarsträhnen und steckt es freundlich lächelnd, aber resolut mit ein paar Haarnadeln fest. Es sieht grauenhaft aus. Supab lächelt jedoch unergründlich und schweigend, ihn bringt in seinem Perückengeschäft nichts aus der Ruhe.

Trotz ihres dunklen Teints und ihres wohlgeformten kleinen Körpers sieht Lorna aus wie eine Hiroshima-Überlebende.

»Ma'am, meinst du wirklich, es wird wieder? Was soll ich denn meinen Kindern sagen beim nächsten Heimflug? O mein Gott, die denken doch, ich hätte Krebs und müsste sterben!« Lorna schluchzt herzergreifend und schiebt Supab von sich weg.

Supab, ein freundlicher Transvestit, in Thai auch *Katoey* genannt, tritt rücksichtsvoll einen Schritt zurück und zupft ein bisschen an der braunschwarzen, kinnlangen Perücke herum, die wir gerade eben für Lorna ausgesucht haben. Er blickt mich fragend an und deutet dann spitzbübisch lächelnd auf ein rothaariges, überschulterlanges Modell, das auf einem Plastikkopf hinter ihm auf einem Podest thront. Ein Neuzugang.

Ich schüttele grinsend den Kopf.

»Die ist eher was für mich! Auf die komme ich vielleicht nachher noch zurück«, sage ich zu ihm. »Lorna muss jeden Tag ins Büro, die braucht was Praktisches, etwas, das ihrem eigenen Haar ähnelt. Es soll nicht auffallen«, doziere ich.

Supab nickt verständnisvoll und wirft seine taillenlange Kunstmähne lässig zurück. Er blickt prüfend auf seine schwarz lackierten Fingernägel, dann klingelt das Ladentelefon, und er antwortet auf Thai mit einem sexy gehauchten »Hello. Wonder Wigs, Supab am Apparat«.

»Welchem eigenen Haar soll es denn ähneln?«, stöhnt Lorna auf und will sich das Netz vom Kopf reißen. »Da ist ja fast keins mehr! Schau! Es ist weg, einfach weg! Ich will keine Perücke mehr! Das ist alles Blödsinn!«

Supab hat sich angesichts des Lärmpegels etwas in den Hintergrund des Ladens zurückgezogen und flüstert charmant in den Hörer. Lorna fummelt immer noch vergebens am Haarnetz, hat dabei eine Strähne von ungefähr dreißig Haaren herausgezogen und hält sie nun entsetzt in der Hand. Sie wirft sie auf den Fliesenboden und stampft darauf herum. Ich kenne dieses Verhalten. Als Nächstes wird sie aufstehen und gehen wollen.

Sie steht auf und will gehen. Sie schaut in den Spiegel, angewidert und entsetzt über sich selbst. Ich ziehe meinerseits meine dunkelblonde, lange Perücke vom Kopf, die ich heute zum Zeichen der Solidarität trage, und nun schauen wir uns beide im Spiegelbild mit unseren platten Haarnetzen an, wie zwei Außerirdische, die sich verflogen haben.

Falsche Galaxie, klarer Fall.

Um meine Lippen zuckt es, ich kann mir ein Lachen fast nicht verkneifen. Supab löst sich aus dem Hintergrund, betrachtet uns grinsend und zieht sich mit einer theatralischen Bühnengeste seine platinblonde Kopfbedeckung herunter. Jetzt stehen wir drei mit zuckenden Mundwinkeln vor der Spiegelwand.

Lorna schnüffelt noch ein bisschen, ist aber auf dem besten Weg, sich zu erholen. Schließlich lachen wir alle und kreischen wie die Affen. Drei Makaken in der falschen Galaxie.

Eine potentielle Kundin öffnet die Tür, sieht das merkwürdige Szenario und dreht auf dem Absatz um, die Tür fällt langsam hinter ihr zu. Wir kreischen wieder los und betrachten uns fasziniert im Spiegel. Drei höchst unterschiedliche Gestalten.

Supab, ein vierundzwanzigjähriger thailändischer Transvestit, der hauptberuflich diesen fabelhaften Laden managt und nachts für unseren Freund Gideon auf dessen Showbühne Whitney Houston und andere Diven imitiert. Er liebt das Showbusiness und würde wahnsinnig gern Miss Tiffany Universe werden. Der Tiffany–Universe-Schönheitswettbewerb ist ein international renommiertes Ereignis in der Transvestiten- und Transsexuellenszene.

Lorna, die zweiunddreißigjährige Ingenieurin von den Philippinen und zweifache Mutter, die seit Jahren als Gastarbeiterin allein von einem Land ins andere zieht, um zu Hause ihre umfangreiche Familie zu ernähren, die sie fast nie zu Gesicht bekommt. Sie würde wahnsinnig gern mehr von ihren Kindern sehen.

Und dann ich. Neununddreißig Jahre alt, das beneidete Bleichgesicht, die Farang-Frau, die alles hat. Hat die wirklich alles? Ich würde wahnsinnig gern »Ja, ich habe echt gute Karten!« sagen können. Ich arbeite daran, aber es gelingt mir nicht immer.

Mir gehen die Haare seit Mai 2000 periodisch in großen Mengen aus. Ich sehe immer ein bisschen aus, als sei ich in der Mauser. Keiner weiß, warum, es ist unheimlich. Es gibt keine Diagnose. Kein Dermatologe, kein Gynäkologe, kein Endokrinologe, kein Internist und kein Heilpraktiker können helfen. Langsam erlischt auch das professionelle Interesse am Problem.

Bei mir natürlich nicht, es ist ja mein Kopf. Aber durch Zufall bin auf jemanden gestoßen, dessen Interesse an menschlichen Nöten aller Art unerschöpflich scheint.

Doch jetzt ist erst einmal Zeit für eine Showeinlage bei Wonder Wigs. Die Kundin bedarf dringend der Erheiterung. Khun Supab stellt sich lasziv hüftschwingend hinter mich, drapiert seine gepflegten Hände auf meinen Schultern und schmettert aus voller Brust: »*It's raining men, hallelujah, it's raining men!!!*«

Er kennt den gesamten Text des Liedes der Weather Girls auswendig, und ich erinnere mich nach und nach auch daran. Allerdings traue ich mich nicht so unbefangen mitzuschmettern und brülle lediglich das »Hallelujah« inbrünstig mit. Singen ist für mich eine Art Mutprobe, Karaoke löst bei mir nervösen Durchfall aus. Lornas Lebensgeister sind jedoch jäh geweckt, und ihr marodes System fährt wieder hoch. Sie schnappt sich übermütig Supabs Handy und nutzt es als Mikrofon.

»*ITSS RAAAIIINNIIING MEENNN, HALLELUJAHHH!!*«

Supab überlässt jetzt Lorna die imaginäre Bühne. Ich falle erschöpft in einen Sessel und stülpe mir die erstbeste Perücke auf, die ich zu greifen kriege. Sie ist auberginefarben und asymmetrisch geschnitten.

»Wow, Ma'am, die sieht toll aus! Zum Verlieben!«, schreit Lorna enthusiastisch ins Handy. Supab greift sich das Baseball-Käppi, mit dem Lorna den Laden betreten hatte, und setzt es sich verkehrt herum auf. Er tanzt ausgelassen, und unsere kleine Perückenenklave verwandelt sich spontan in eine Showbühne. Die künftige Miss Tiffany ist mit rund ein Meter achtzig der absolute Star, das übernatürlich perfekte Abbild einer Frau auf silberfarbenen Plateausohlen im klitzekleinen Lederminirock und bauchfreiem Top.

Wie versteckt Supab eigentlich die Körperteile, die ihn als Mann ausweisen, unter dem kleinen Rock? Ich muss ihn mal fragen. Er ist wahrscheinlich einer der schönsten Menschen, die ich je gesehen habe, und er wirkt selbst in diesem schrägen Look absolut makellos. Lorna muss sich Ähnliches gedacht haben, denn sie verstummt jäh, bestaunt wie ich Supab, lässt das »Mikrofon« sinken und fällt neben mich auf den Sessel.

»Okay, her mit der Perücke! Ich will auch wieder gut aussehen dürfen!«, verkündet sie schließlich.

Supab glättet bereitwillig das zerrupfte Netz, nimmt erneut die verschmähte Perücke zur Hand und stülpt sie Lorna über. Die Verwandlung ist jäh und großartig. Lorna sieht wieder aus wie Lorna, und uns allen fällt ein Stein vom Herzen.

Schließlich kehrt Supab die zahlreichen ausgefallenen Haare weg und macht die Rechnung fertig. Lorna bekommt einen sehr guten Preis, strahlt vor Glück und vergisst einen Moment die eigentlichen Beweggründe ihres Einkaufs.

Supab schwänzelt mit uns zur Tür und bedankt sich begeistert. Wir stehen noch einen Moment palavernd vor dem Ladeneingang und warten auf das Anrollen von Khun Manop, der irgendwo in der Nähe zeitunglesend geparkt hat.

Da sieht Supab einen gut gewachsenen, jüngeren Farang-Mann vor dem gegenüberliegenden Fuß-Massageladen stehen und winkt ihm verführerisch zu.

Der Farang folgt in einer prompten Eingebung, lässt die Fußmassage Fußmassage sein und überquert sofort, wie von einem Magneten angezogen, die hochbetriebsame Central Road.

»Wie machst du das nur?«, frage ich Supab ehrlich bestürzt. »Ich könnte hier in Unterwäsche an der Straße stehen und mich wie saures Bier anpreisen, kein Mann würde sich deswegen aus der Ruhe bringen lassen.«

»Doch, doch, du könntest das auch, wenn du es wirklich wolltest, aber du willst es ja nicht«, konstatiert Supab grinsend und streicht mir liebevoll und etwas mitleidig grinsend über mein Kunsthaar.

Lorna gluckst über den Vergleich mit dem sauren Bier und fummelt plötzlich mit beiden Händen an ihrer Perücke herum.

Ich klopfe ihr auf die Finger. »Nicht, Lorna, lass das! Regel Nummer 1: Niemals an der Perücke herumziehen in der Öffentlichkeit. Regel Nummer 2: Wenn sie einmal perfekt sitzt, mach nicht mehr daran herum! Trag sie einfach und vergiss sie.«

»Okay, Ma'am! Verstanden!« Lorna salutiert militärisch und fährt sich dabei mit Schwung an die Schläfe. Supab und ich halten einen Moment lang die Luft an. Es passiert jedoch nichts, Lornas Haare sitzen goldrichtig und wie angegossen.

Khun Manop hält schließlich am Bordstein an, und Lorna und ich brechen zu unserem zweiten Ziel dieses Tages auf. Es ist ein geheimnisvoller Ort, der nichts mit Khun Supabs Wonder Wigs gemein hat. Dennoch beherbergen beide Orte jeweils einen außerordentlichen Menschen, der, jeder auf seine Art, die Gabe hat, andere Menschen glücklich zu machen.

Kurze Zeit später bremst Khun Manop in den Hügeln von Jomtien vor einem mehrstöckigen Wohnhaus, das irgendwann einmal dem Dschungel abgetrotzt wurde. Es liegt ein wenig abseits der Hauptstraße, und Hunde und Katzen streifen durch die umgebende Flora. Es ist sehr ruhig, noch nicht einmal das nahe Meer ist zu hören.

Wir steigen aus, ein Hahn kräht übermütig. Er kann nur ein paar Meter von uns entfernt sein, und wir zucken alle drei zusammen. Als ich hier vor längerer Zeit das erste Mal alleine ankam, wollte Khun Manop mich nicht hierlassen. Er wartete starrsinnig auf mich im Auto, beinahe drei Stunden.

Lorna kommt heute zum ersten Mal. Ich klingle an einer Eisentür. Drinnen ertönt mehrstimmiges Gebell, dann kommt jemand hurtig und unverkennbar barfuß tapsend zahlreiche Treppenstufen hinunter zur Tür geeilt. Mehrere Schlösser werden entriegelt, schließlich öffnet sich die Tür einen Spalt. Eine alterslose Thai blickt prüfend hindurch, erkennt mich und öffnet die Tür dann weit.

»Soll ich das wirklich machen?«, fragt Lorna und zögert einzutreten.

»Klar, du als Filipina müsstest dafür doch eigentlich besonders aufgeschlossen sein! Nur zu!«, fordere ich sie auf.

»Eine Deutsche liefert mich in Thailand bei einer deutschen Geistheilerin ab. Schon komisch, oder?« Lorna lächelt mich noch mal an.

»In Thailand ist nichts komisch, das weißt du doch! Planet der Affen!«, gebe ich ungerührt zurück.

»Du magst doch Affen!«, wirft Lorna lachend ein.

»Eben drum«, antworte ich, kratze mich, so affig es geht, mit den Fingernägeln in den Achselhöhlen, blecke die Zähne und kreische laut wie seinerzeit die Schimpansin Judy in *Daktari*.

»Khun Uschi, sie wartet für dich!«, ermahnt uns Khun Moo, das Faktotum des Domizils, ungerührt.

Donnerstag, 9. September

Ich denke ganz intensiv an John Travolta. O ja, ich sehe ihn deutlich in seinem weißen, schimmernden Anzug über die Disco-Bühne wirbeln zur Musik von *Saturday Night Fever*. Damals, Ende der siebziger Jahre, war er eigentlich nicht direkt mein Typ, aber rückblickend muss ich zugeben, dass er wirklich eine unverschämt gute Figur hatte und dass aus ihm in den letzten fünfundzwanzig Jahren ein richtig guter Schauspieler geworden ist.

Die Szenerie auf dem Highway Richtung Shanghai ist jedoch zu gespenstisch und bedrückend, als dass mich John wirklich aus dem Trauma reißen könnte, das wir gerade durchleben. Im Schneckentempo fahren wir an einer unheimlichen Unfallstelle vorbei. Sie zieht sich über mehrere hundert Meter hin, der Verkehr ist vollständig zum Erliegen gekommen. Mr Zhang flucht etwas, das ich nicht verstehe. Ich will es auch gar nicht. Es hat hier Tote gegeben, die Gewissheit liegt in der Luft wie ein Aroma. Ich sehe sie zwar nicht, aber sie sind da draußen. Ganz gewiss. Polizei ist bereits eingetroffen, ebenso zwei Kranwagen und Ambulanzen in stattlicher Anzahl.

Okay, Augen zu und schnell zurück in die wilden, sexy Siebziger. Ich muss mich jetzt wirklich ablenken. Aus dem Nacken steigt eine heiße Welle der Panik in meinen Kopf auf, der Puls rast, meine Ohren werden heiß, die Hände triefen wie frisch gewaschen, und der Kloß im Hals macht wieder einmal auf sich aufmerksam. Ich würge an ihm. Ich muss hier raus. Ich muss hier raus, verdammte Scheiße! Ich hasse Panikattacken, und Panikattacken lieben mich, ich bin ein leichtes Opfer.

Mr Zhang schimpft weiter, und ich öffne vorsichtig ein Auge. Nicht gut. Ich mache es gleich wieder zu und fische in meiner Handtasche nach den lila Pillen. 0,25 Milligramm reichen mir heute Morgen nicht, das ist schon mal klar. Nach kurzem Überlegen schlucke ich eine weitere 0,25-Milligramm-Ration. Der Tag fängt schon beunruhigend an, und meine Symptome machen sich durch die Stresssituation deutlich stärker bemerkbar. Ich muss mich entspannen, irgendwie. Weitere Ablenkung tut not. Das Aufzählen von Gegenständen, Musiktiteln oder Namen schafft oftmals Abhilfe. Okay, *Saturday Night Fever* muss wieder dran glauben. Die Namen der Bee Gees. Barry Gibb, Maurice Gibb, Andy gilt nicht, der war kein Bee Gee, wie heißt doch gleich der andere?

Ich komme nicht drauf, das ist gut. Der fehlende Gibb lenkt mich tatsächlich ab. Ich zermartere mir das Gehirn, wir rutschen langsam an der Unfallstelle vorbei und in die Freiheit. Wir lassen reales Blut, reale Zerstörung und realen Tod hinter uns, und ich besinne mich wieder auf mein Ziel. Ich fahre zu Grace zum Unterricht. Endlich einmal wieder! Da wird es heute auch um Blut, Zerstörung und Tod gehen, aber in Form eines Hollywood-Blockbusters, das macht ja richtig Spaß.

Zwischen Akupunktur, Psychotherapie und der mehr als merkwürdigen Elektromyografie diese Woche blieb mir nicht viel Zeit für die Dinge, die mir eigentlich sonst wichtig sind. Zwei Ambulanzen überholen uns in rasanter Fahrt und manövrieren riskant im dichten Verkehr. Man kann sagen, dass die Chinesen zweifelsfrei in die Kategorie der furchterregendsten Autofahrer der Welt gehören. Die Statistiken weisen China eindeutig als das Land mit der prozentual höchsten Zahl von Todesopfern im Straßenverkehr aus. Wie es die Chinesen ins All geschafft haben, bleibt mir trotz fortschrittlichsten Technologien manchmal ein Rätsel. Nun gut, dort oben ist mehr Platz als auf der Yanan Lu, man braucht sich nicht so mit Geschwindigkeitseinschätzung, Hindernissen und Abständen herumzuschlagen. Wer mir nicht glaubt, braucht bloß einmal Aufzug zu fahren in China. Zwei Varianten sind besonders beliebt.

Variante Nummer eins: Der Aufzug öffnet sich, eine Person will heraus, dreißig andere wollen hinein. Die Einzelperson muss sich mit allen ihr zur Verfügung stehenden Mitteln gegen die dreißig massiv Hineinströmenden zur Wehr setzen, um lebend herauszukommen.

Variante Nummer zwei: Der Aufzug öffnet sich. Er ist bereits voll besetzt, dreißig Massive wollen auch noch hinein und die Fahrt unbedingt gemeinsam fortsetzen. Die dreißig werden sich mit allen ihnen zur Verfügung stehenden Mitteln noch dazugesellen und die Fahrt notfalls mit einem Überlastungswarnton antreten. Ich schaue mir die Aufzüge jedenfalls vorher immer genau an und habe hier auch schon einige Hochhäuser zu Fuß erklommen.

Dem Straßenverkehr hingegen ist man mehr oder weniger ausgeliefert. Glücklicherweise gehört Mr Zhang einer Minderheit von umsichtigen Autofahrern an, ich fühle mich bei ihm gut aufgehoben. Mit einem Restrisiko muss man wohl leben, sonst könnte man ja gleich den ganzen Tag im Bett verbringen.

Wie heißt nur der dritte Bee Gee? Wir halten vor der Schule, und ich steige tief in Gedanken aus.

»Robin!«, rufe ich erfreut laut aus, als ich die Stufen zum Eingang hochgehe. »Robin! Ich danke dir! Du hast mich echt gerettet!« Ich strahle auf dem Weg zum Aufzug, Passanten schauen mich erstaunt an. Der Lift öffnet sich sofort, und gähnende Leere begrüßt mich. Vielleicht wird der Tag ja doch nicht so schlimm, denke ich verhalten optimistisch.

◆ ◆ ◆

Grace sieht mich prüfend an.

»O ja, ich bin endlich fertig mit dem Tom Cruise! Und Schriftzeichen habe ich auch geübt, ganz viele!«, gehe ich spontan nach der ersten Begrüßung in die Defensive.

»Schön, schön, aber nicht so wichtig! Ich bin schon froh, dass du wieder hergekommen bist, Claudia. Ich hatte Sorge, dass du mir jetzt abspringst. Das wäre so schade. Du machst schnelle Fortschritte.«

Ich bekomme direkt feuchte Augen und wische verstohlen ein bisschen an den Wangen herum.

»Hausaufgabe dann vorlesen?«, frage ich energisch auf Chinesisch.

»Erzähl doch erst mal, was mit dir ist, Tom Cruise läuft uns nicht davon. Wir sind ja nicht mit ihm verheiratet!«

In einer Mischung aus Chinesisch und Englisch berichte ich von Bessys Ehrgeiz, bei der Akupunktur irgendwann den richtigen Nerv zu treffen. Ich erzähle von Dr. Ballhaus, der meine besorgten Anfragen eher genervt behandelt; Dr. Zhang, der sich auf meine E-Mails überhaupt nicht mehr gemeldet hat; von der umtriebigen Frau Poser, die meint, wir würden das bestimmt alles richten können mit etwas Geduld und mehr Sitzungen bei Bessy; von Mireille, die die Wurzel allen Übels in Eheproblemen sieht; und von der freundlichen, einfühlsamen Isabelle, die auf einer Fährte ist.

»Wie sieht diese Fährte denn aus?«, fragt Grace stirnrunzelnd.

Wir gehen zum Englischen über.

»Ein entzündlicher Vorgang im Nervensystem vielleicht, könnte viele Gründe haben«, entgegne ich kleinlaut. »Gestern war ich übrigens im Guang-Ci-Hospital und habe eine Messung durchführen lassen. Der Neurologe vom Medi Center, dieser Dr. Zhang, hatte das ursprünglich angeordnet.«

»Aber das war doch schon vor Wochen!«, meint Grace entgeistert.

»Ja, offensichtlich sind die im Guang Ci überlastet, obwohl ich nicht den Eindruck hatte, dass da häufig jemand mit meinen komischen Problemen aufkreuzt.«

»Haben die dich denn gut verstanden? Bist du klargekommen? Wussten die, warum du überhaupt da warst?«, fragt Grace skeptisch.

»Na ja, eine zweisprachige Schwester war mit mir dort. Die Leute, die das Gerät bedienen, verstehen kein Englisch, und mein Chinesisch reicht für solche komplexen Sachverhalte natürlich nicht aus.«

»Da war also gar kein englischsprachiger Arzt dabei? Nur eine Schwester und ein paar Techniker?« Grace ist sichtlich perplex. »Wie hat das denn dann mit der Verständigung geklappt?«

»Oh, wir haben Scharaden gespielt, mittlerweile bin ich darin echt große Klasse«, seufze ich. »Alle haben viel gelacht, und als es dann losging, war die Stimmung richtig super.«

Wir schauen uns über den Schreibtisch hinweg eine Zeitlang schweigend an.

»Was haben die mit dir gemacht?«, fragt sie dann leise.

»Die stechen Nadeln in die Hautoberfläche, von den Füßen bis zum Schritt, und messen nacheinander elektrische Spannungsschwankungen der Zellen der Muskulatur. Das Ganze wird dann am Computer ausgewertet.«

»Das tut bestimmt weh, oder?«

»O ja, und je mehr ich gequiekt habe, umso größer wurde die Freude bei der Belegschaft. Bedeutet das wohl doch, dass ich alle Reize fehlerfrei wahrnehme. Ich habe die ganze Zeit gequiekt wie ein Spanferkel, das Endergebnis muss also grandios gewesen sein.«

Wir schlucken beide geräuschvoll.

»Wie geht's jetzt weiter? Was sagt denn überhaupt dein Mann zu der ganzen Sache?«, fragt Grace.

Ich versuche, die beklemmende Stimmung etwas aufzulockern, und lenke ab. »Morgen Abend hauen wir erst mal mit ein paar Bekannten auf den Putz! Wir gehen aufs Oktoberfest im Ramada Hotel, komme, was da wolle. Und morgens gibt's endlich diese Computertomografie, auf der ich schon fast einen Monat lang herumreite …«, antworte ich ein bisschen zu fröhlich. Die Planung für den Abend findet bei Grace jedoch durchaus Anklang.

»Ja, ein bisschen Ablenkung tut dir bestimmt gut. Was macht man denn auf einem Oktoberfest? Ich weiß nur, dass es in München eine große Rolle spielt.«

»Man zieht sich zünftig an«, beginne ich. Zuerst kläre ich die Kleidungsfrage, denn das gefällt Grace bestimmt, und erzähle ihr begeistert: »Ich habe ein Dirndl-Oberteil von Dolce & Gabbana …«

»Die machen bayerische Trachten???«, fragt sie nun total perplex.

»Na ja, sehr bayerisch sieht es zugegebenermaßen nicht aus, aber es zeigt Holz vor der Hütte!«, verkünde ich.

»Holz vor der Hütte? Das kenne ich auch noch nicht!«, sagt sie todernst und macht sich eine Notiz in ihrem Ringbuch.

»Ähäm, im Englischen sagt man das eigentlich nicht, das habe ich jetzt sehr frei übersetzt«, gebe ich zu und kratze mich am Kopf. Grace ist dennoch fasziniert und fragt: »Was für Holz denn?«

Erst muss ich lachen, dann beherrsche ich mich und beschreibe »das Holz«, indem ich auf meinen Oberkörper deute.

Sie blickt einen Moment lang argwöhnisch von ihrem Notizbuch auf meinen Busen und prustet los. Ich pruste mit.

»Jetzt Tom Cruise!«, stoße ich erschöpft auf Chinesisch hervor.

»Nein, noch nicht! Ich will mehr von eurem komischen Brauchtum erfahren!«

»Okay!« Ich nehme wieder Anlauf. »Tausende von Chinesen und Ausländern strömen in ein extra für das Fest aufgestelltes Riesenbierzelt beim Hotel. Drinnen spielt eine eigens aus München eingeflogene Blasmusikkapelle traditionelle bayerische Marschmusik, aber auch moderne Hits. Dann gibt es ein endlos langes Buffet mit deutschen Spezialitäten, und das Bier fließt in Strömen. Es wird getanzt, irgendwann sind alle betrunken, und man gibt der Band ständig eine Runde Schnaps aus. Die sind aber hart im Nehmen, man macht sie nicht so leicht betrunken.«

Grace lauscht mit ungläubigem Staunen.

»Wenn die Stimmung dann richtig kocht, springen die Bandmitglieder auf die Holzbänke und Tische und toben sich richtig aus.«

»Wie eine Rockband? So wie Aerosmith?«, fragt sie interessiert.

»Na ja, ich glaube, Aeorosmith ist auch in die Jahre gekommen und tobt nicht mehr so viel herum, vor allem nicht auf Holzbänken …« Ich schweife einen Moment lang ab. »Die Bayern-Rocker stampfen dann zwischen den Zuschauern auf den Tischen herum, bis das Bier schwappt, der Schweiß spritzt und alles wackelt, dazu dröhnen sie ihre Lieder, und alle, auch die Chinesen, singen mit und schunkeln einträchtig.« Ich erkläre kurz, was Schunkeln ist.

»Und du meinst, du hast das richtige Outfit für so einen Abend?«, fragt Grace ehrlich besorgt um mein Designer-Oberteil.

»Ehrlich gesagt, habe ich mich das auch schon gefragt«, seufze ich, »aber ich möchte endlich mal wieder so richtig gestylt irgendwo außerhalb eines Krankenhauses auftauchen …«

»Das kann ich dir nachfühlen!«

»Tom Cruise?«, taste ich mich jetzt nochmals vorwärts. Ich muss ihr meine Arbeit heute richtig aufzwingen.

Wir betreten wiederum ein düsteres Szenario in einer Welt von Auftragskillern, Opfern und unschuldigen Protagonisten, die in einen Strudel unerfreulicher und tödlicher Ereignisse hineingezogen werden. Meine eigene schlechte Verfassung und die bizarre Stimmung, die meine Empfindungen hervorrufen, fließen in einer beunruhigenden Dringlichkeit in meine Filminterpretation ein. Sie würde selbst bei einer ausgemachten Frohnatur Depressionen auslösen.

»Wow«, sagt Grace nach einer Minute andächtigen Schweigens.

»War's so schlecht?«, frage ich enttäuscht.

»Nein, es war spitze. Ich hab den Film auch gesehen, du hast ihn gut interpretiert.« Sie schweigt einen Augenblick. »Weißt du, dass du den Begriff *sha ren*, Leute töten, ganze zwanzig Mal verwendet hast?«

»Tom Cruise spielt einen Auftragskiller, was soll ich machen?«, frage ich zurück.

»Weißt du auch, dass deine Filme mir manchmal Gänsehaut machen, weil ich immer *dich* in der Hauptrolle sehe?«, fragt Grace. »Und es wird jedes Mal unheimlicher, weil es dir trotz der einfachen Worte gelingt, mir deine persönliche Welt zu öffnen.« Sie hat mich durchschaut. »Bei Will Smith und *I, Robot* fing es an, es ging dir schon ein paar Tage nicht gut, aber deine Lebenslust und dein komödiantisches Talent waren noch voll vorhanden. Der Hauptdarsteller ist smart, recht gut aussehend, ein prima Typ, der bemerkt, dass in seiner futuristischen, heilen Welt etwas absolut schiefläuft, und keiner will es sehen. Ein bisschen angeschlagen ist er schon, nach einem Einsatz war er so schwer verwundet, dass Teile seines Körpers durch Robotertechnologie ergänzt werden mussten. Eigentlich funktionierte er danach besser als je zuvor, aber er war sich nicht sicher, ob er so sein wollte. Halb Mensch, halb Android. Er hinterfragt sein Dasein, zwar mit Humor und Pfiff, aber er ist nicht mehr der, der er einmal war.« Grace schweigt, ich auch. Eins zu null, Zhang *lao shi*.

»Dann kam Blueberry. Der Sheriff-Typ, Vincent Cassel, ist gewöhnungsbedürftig. Er ist schwer vom Leben gebeutelt, ein bisschen selbstmitleidig, hat schlechte Laune und wenige, aber gute Freunde. Durch seinen weisen Indianerfreund gelingt es ihm, sich während einer Art spirituellen Showdowns seines größten Feindes zu entledigen. Er bekommt die Chance, ein neues Leben zu beginnen. Vielleicht nutzt er sie, wer weiß?«

Ich nicke und lächle. Grace verlangt keine dreistelligen Euro-Beträge für ihre Analyse und hört doch viel mehr als die Therapeuten, mit denen ich alle paar Jahre meine Zeit und mein Geld verschwende.

»Heute hast du dich selbst übertroffen«, fährt Grace mit ihren Beobachtungen fort. »Es war sprachlich nicht mehr so abwechslungsreich und ausgefeilt, dir geht es ja auch beschissen, aber ehrlich gesagt, es hat mich echt mitgenommen. Ich wollte es fast nicht hören. Tom Cruise als abgehalfterter Anfang-Vierziger, desillusioniert, zynisch und müde. Er tötet im Auftrag, das ist sein Job. Er zahlt damit die Miete. Der Typ ist ein Soziopath, er steckt in einer Sackgasse, sein Leben ist am Ende, und nicht einmal alles an ihm ist schlecht, er erweckt sogar ein bisschen Sympathie. Er könnte fast Freundschaft schließen mit diesem Taxifahrer, den er praktisch als Geisel nimmt. Aber er macht zu viele Fehler, er funktioniert nicht mehr richtig, und er gibt eigentlich schon fast keinen Scheißdreck mehr drum, er will nur den Job hinter sich bringen ...«

»Ja«, sage ich nur. »Wenn mich ein Film packt, identifiziere ich mich immer mit den Helden oder auch den Antihelden, je nach Stimmung.«

»Aber ist dir schon mal aufgefallen, dass die Helden immer Männer sind, so in deinem Alter, und dass Frauen nur am Rand vorkommen und keinerlei Funktion haben?«

»Klar!«, gebe ich zu.

Grace lacht. »Männern traust du also mehr zu, und Frauen machen dir manchmal etwas Schwierigkeiten, stimmt's? Ich etwa auch?«

»Und wie!«, erwidere ich feixend. »Du bist die schlimmste von allen, du mit deinen zweitausend Wörtern und hundert Schriftzeichen Minimum!«

Jetzt müssen wir beide lachen und beschließen, für heute die Psychoanalyse zu beenden.

»Also, ich empfehle dringend, dass wir uns künftig mit etwas leichterer Kost beschäftigen!«, ordnet Grace an.

»Na gut«, brumme ich unwillig.

»Im Ernst«, fährt sie fort, »wir brauchen was zum Lachen. Du abonnierst doch die amerikanische ›Vogue‹, stimmt's?«

»Ja, sie kommt pünktlich jeden Monat, die letzte war so dick wie ein Telefonbuch und bestand zu fünfundsiebzig Prozent aus Anzeigen!«

»Such dir einen schönen Artikel über eine oder mehrere Frauen aus und schreib darüber. Es darf niemand dabei sterben, die Welt darf nicht untergehen, dann macht das auch nicht so viel Arbeit!«, erklärt Grace resolut.

Wir packen unsere Utensilien ein und verlassen den Unterrichtsraum. Ehe sich unsere Wege auf dem Flur trennen, fragt

Grace: »Wenn die am Freitag bei der CT auch nichts finden, wie geht's dann weiter? Hast du einen Plan B?«

»Mein Mann will, dass ich dann nach Hongkong fliege.«

»Warum gerade Hongkong?«, fragt sie interessiert.

»Der Konzern, für den mein Mann hier ist, arbeitet wie viele andere ausländische Firmen in China mit einer weltweiten Gesundheitsorganisation zusammen, die Firmenmitglieder in Spezialkliniken ausfliegt, wenn man vor Ort nicht weiterkommt.«

»Aha«, sagt Grace nachdenklich. »Warum fliegst du dann nicht lieber gleich nach Deutschland? Vielleicht wärst du dort besser aufgehoben? Dann gebe ich dir zwei Wochen Schulferien, und wehe, du kommst nicht zurück!«

Ja, warum fliege ich nicht einfach nach Deutschland?

Grace und ich verabschieden uns herzlich voneinander. Auf der Rückfahrt denke ich diesmal nicht an John Travolta, was ich eigentlich lieber täte. Stattdessen denke ich an Deutschland und weiß nicht, was ich davon halten soll.

Freitag, 10. September

Ehe ich zu meinem ersten Rendezvous mit einem Computertomografen aufbreche, kommt mir ein guter Gedanke. Ich habe noch viel Zeit heute Morgen und frühstücke vor meinem Laptop. Meinen Appetit habe ich jedenfalls bisher nicht verloren, aber ich muss langsam zusehen, dass ich nicht noch mehr von meinem gesunden Menschenverstand einbüße.

Bin ich eigentlich völlig verblödet? Ich habe offenbar den Blick für wesentliche Dinge in meinem Leben verloren und die menschlichen Ressourcen in meinem Leben wieder einmal vollkommen übersehen und vernachlässigt.

Klar, ich spreche via Internet fast täglich mit meiner Schwester Amelie in Brüssel, wir »skypen«, wie man so schön sagt, und ich schwatze auch häufig mit Hedi in Langenfeld, die mich immer wieder erfolgreich von trübsinnigen Gedanken und Sorgensondermüll ablenkt und zum Lachen bringt.

Stundenlang rede ich mit meiner Mutter in Erlangen und versuche ihr Heiteres aus China und von ihren Hundeenkeln zu vermitteln, da sie immer ein bisschen depressiv ist und ab und zu eine Lachnummer braucht. Das deutsche Frühstücksfernsehen und die täglichen Soaps schließen diese Lücken nicht vollständig, da muss schon ich ab und zu ran und sie ein wenig mit Scherzen und lockeren Kommentaren aufmuntern. Kay Somboon in Thailand rufe ich eher selten an, da sie immer etwas anstrengend ist. Oft und gerne quassle ich mit lieb gewonnenen Ehefrauen von Kollegen, die irgendwann einen Standort und Lebensabschnitt mit uns geteilt haben und inzwischen nach Deutschland zurückgekehrt sind.

Sogar Helen vermisse ich. In Thailand war sie längere Zeit für mich das, was einer besten Freundin gleichkommt. Ich weiß heute nicht einmal, wo sie steckt, vermutlich irgendwo in Rheinland-Pfalz.

In China habe ich keine Freundinnen gefunden, außer Lorna und Grace. Grace ist meine Lehrerin, sie ist mir in gewisser Weise überlegen. Und Lorna hat wenig Zeit. Ihr bleibt nicht viel Raum zwischen Arbeit und Schlaf. Wir treffen uns abends manchmal mit Hardy und Kollegen in Restaurants, vernichten gemeinsam viel Alkohol, aber nur so zu einem Plausch tagsüber rufe ich sie im Büro niemals an. Einen Freund wie unseren Gideon aus Pattaya gibt es hier definitiv auch nicht. Im leistungsorientierten Shanghai könnte ein Paradiesvogel wie er gar nicht existieren.

Da sitze ich nun seit Wochen, jammere Hardy die Ohren voll, lasse alles schleifen und laufe bereitwillig von einem komischen Termin zum nächsten, suche Rat und Mitleid bei Leuten, die mich gar nicht ernst nehmen, aber erfreut meine umfangreichen Zahlungen akzeptieren. Wie konnte ich vergessen, meine Freundin Uschi in Thailand um Hilfe anzugehen? Uschi, die ihre Hilfe und ihr Können uneigennützig und voller bedingungsloser Hinwendung zum Mitmenschen anbietet. Warum habe ich nicht eher daran gedacht? Ich muss wirklich verblödet sein! Aber vielleicht war die Zeit einfach noch nicht reif dafür.

Mit Uschi passsiert niemals etwas zufällig, es folgt alles irgendwie einem übergeordneten Plan. So hatten wir uns auch kennengelernt.

Ich knabbere an einem Stück Honigtoast und beginne, an Uschi zu schreiben. Meine Finger kleben an den Tasten fest und prickeln leicht elektrisch.

»Liebe Uschi …«, beginne ich zu schreiben, und da ich Mr Zhang erst in einer Stunde zur Abfahrt nach Shanghai bestellt habe, höre ich so bald nicht mehr auf.

◆ ◆ ◆

Thailand, Ende November 2001

»Dr. Wattanaporn ist jetzt für Sie da, Khun Claudia!«, verkündet eine strahlende Schwester mit keckem Spitzenhäubchen. Ich sitze im Wartesaal der Notaufnahme im Bangkok-Pattaya-Hospital an der Suhkumvit Road und bin sichtlich unruhig. Was hatte ich bei der Terminvereinbarung erwartet? Dass die einen schicken kleinen OP extra für mich bereitstellen? Lake Land, mein heißes, brütendes Hundeparadies, liegt gut fünfzehn Kilometer in der entgegengesetzten Richtung. Eigentlich wäre ich jetzt lieber dort.

Stattdessen sitze ich freiwillig hier und harre einer geplanten Selbstverstümmelung. Aberwitzig! Da kommt auch schon die Vollstreckerin.

»Hi, Khun Claudia, ich bin Dr. Wattanaporn, die Schönheitschirurgin hier im Krankenhaus. Haben Sie alles dabei?«, fragt eine junge, pummelige, aber knusprig aussehende Ärztin mich eifrig.

Ich zeige es ihr, und meine Hände zittern dabei ein bisschen.

»Sehr schön! Haben Sie das hier in Thailand anfertigen lassen?«

»Ja, ich habe da einen Juwelier in Südpattaya, der macht alles sehr präzise und mit Liebe zum Detail. Das war früher mal ein Ring, und jetzt wird's ein Bauchnabelpiercing! Meinen Mann fasziniert neuerdings Körperschmuck ...«, plappere ich überdreht.

»Na gut, dann fangen wir mal an!«, ruft sie enthusiastisch und scheucht ein paar Schwestern auf Position.

»Ehrlich gesagt, fürchte ich mich schon ein bisschen«, gebe ich bereitwillig zu.

»Trotzdem wollten Sie unbedingt ein Piercing haben? Tapfer, tapfer!« Sie schaut meinen goldbraun getönten, von Millionen Situps gestählten Bauch an. »Sie werden es nicht bereuen.«

◆ ◆ ◆

Mit beiden Händen halte ich mich an der Theke der Throb Disco in Gay Town in Südpattaya fest. Gideons Pink Champagne setzt mir gewaltig zu. Großzügig, wie er ist, hat er uns bereits drei Flaschen aufs Haus ausgegeben, und da Charles fast nichts trinkt, obliegt es Hardy, Bärbel und mir, den Großteil der Arbeit zu verrichten. Bärbel ist Charles' Frau, und sie ist heute die Sensation in Gay Town. Bei einer Größe von fast einem Meter neunzig, von Kopf bis Fuß in schwarzes Leder gekleidet, gekrönt von einem feuerroten Bob und in grenzenloser Tanzlaune hat sie sofort einen Fanclub von Thaijungs um sich geschart. Ab und zu kommt sie an die Theke, um einen Schluck vom Champagner zu nehmen. Dann springt sie wieder begeistert auf die Tanzfläche. Hardy sitzt vergnügt lächelnd auf einem Barhocker und redet mit Gideon offensichtlich über mein eindrucksvolles Piercing. Er scheint richtig stolz auf mich zu sein.

»Das Piercing ist echt schön geworden! Es steht dir ganz ausgezeichnet«, sagt Charles jetzt anerkennend, und da er an Körpergröße seiner Frau in nichts nachsteht, muss er sich ein bisschen bücken, um es noch mal genau in Augenschein zu nehmen. Gideon zieht Hardy währenddessen in Richtung eines Hinterzimmers.

»Ich muss deinem Mann mal was Interessantes zeigen, wir kommen gleich wieder!«, verkündet er über den Discolärm hinweg.

Ich muss grinsen. An Thaitransvestiten ist Hardy ungefähr so stark interessiert wie ich an Baumärkten. Also, ruhig Blut!

Mann, der Abend hatte eigentlich ruhig und vernünftig begonnen, und nun ist es schon drei Uhr morgens. Eigentlich sollten wir bald mal nach Hause aufbrechen.

Charles und Bärbel kennen wir seit ungefähr einem Jahr. Sie sind beide Anfang sechzig und wollten sich in Thailand ursprünglich eigentlich zur Ruhe setzen. Das ging grandios daneben. Charles, ein vernünftiger und umtriebiger Schweizer, gründete aus Mangel an Herausforderung prompt eine Firma, erwarb Land und fing an, solide Häuser für Farangs zu bauen. Bärbel, eine kernige und nimmermüde Hanseatin, ist eher den Künsten zugetan und eröffnete einen florierenden Antiquitätenladen.

Der besonnene Charles hat eigentlich nicht viel für hohlköpfige Barbiepuppen übrig, weder von der asiatischen noch von der westlichen Machart. Ich sehe zwar heute Abend ein bisschen aus wie eine, aber er kennt mich gut genug, um zu wissen, dass hinter der aufgedonnerten Fassade ein eher normales Mädchen steckt, das wie er und Bärbel gegen die zwangsläufigen Widrigkeiten des Lebens ankämpft und versucht, ihre Wünsche und Erwartungen ans Leben so gut es geht umzusetzen.

Allzu viele Details wissen wir beiden Ehepaare nicht voneinander, es gibt Bereiche, die wir in unseren angeregten Unterhaltungen einfach weglassen. Jedem steht seine kleine Nische zu. Hardy und ich haben definitiv einige Leichen im Keller, sicherlich haben Bärbel und Charles auch Ecken, in denen Eindringlinge nichts zu suchen haben.

Zumindest weiß ich um das Geheimnis, dass Charles dem Tod von der Schippe gesprungen ist, und das ist noch gar nicht so lange her. Eigentlich grenzt es an ein Wunder, dass er heute Nacht so entspannt und fröhlich neben mir an der Theke von Gideons Disco steht. Jetzt fischt er eine lange, lockige Strähne von Khun Supabs haariger Leihgabe für diesen Abend vorsichtig aus meinem Sektglas und drapiert sie wieder zurück auf meine Schulter.

»In Alkohol wolltest du das gute Stück sicher nicht einlegen«, scherzt er charmant.

»Oh, danke schön, sehr aufmerksam!«, erwidere ich und fummle, entgegen meinen eigenen Ersatzhaarregeln, ein bisschen an dem komplizierten Barbarella-Haarteil herum, das mir Khun Supab am späten Nachmittag in mühseliger Kleinarbeit in mein eigenes Haar eingewoben hat.

»Dein Haarausfall belastet dich schon ganz schön, nicht wahr? Ich sehe dir das an. Manchmal wirkst du sehr traurig und verbittert. Da steckt oft mehr dahinter, als einem lieb ist«, sagt

Charles plötzlich unerwartet direkt und schaut mir intensiv in die Augen.

»Du hast recht«, erwidere ich verblüfft. »Manchmal bin ich ganz schön frustriert und versuche es herunterzuspielen. Es ist ja nicht das Ende der Welt, oder?« Ich schweige einen Moment, habe aber genügend Vertrauen gefasst, um fortzufahren: »Hardy und ich haben seit einem halben Jahr ganz schön Stress, das hat es sicherlich nicht besser gemacht.«

Ich verstumme wieder und schaue Charles fragend an. Plötzlich beschließe ich, ihm alles zu erzählen.

»Hardy und ich führen eine Art Ehe zu dritt.« Ich schlucke hart, mein Herz bumpert. Jetzt plaudere ich aus dem Nähkästchen, was sonst nicht meine Art ist. Ich schäme mich, aber das muss endlich mal raus.

»Er hat Phasen, in denen er die Ungewissheit über seinen Krankheitsverlauf nicht ertragen kann, das kommt manchmal ganz aus heiterem Himmel«, platze ich los. Charles nickt verständnisvoll. Er hat von Hardys Tumoroperationen gehört. »Er meint dann, er erlebe nichts mehr, die Zeit renne ihm davon, er müsse intensiver leben, lieben, schmecken, trinken, Abenteuer erleben und ich, ich genüge dann einfach nicht mehr. Wir hatten schon so eine Beinahekatastrophe in Portugal vor ein paar Jahren. Seitdem habe ich mir geschworen, besser darauf zu achten, wenn die Stimmung umschlägt. Ich habe es wieder nicht gemerkt …«

Ich lasse die Schultern hängen, und Charles schmunzelt ein wenig.

»Schon seit Mai hat ihn eine Thaifrau in den Krallen!«, fahre ich fort. »Ich kenne sie gut, sie ist ein harter Brocken. Sie hat schon etliche Farang-Beziehungen auf dem Gewissen.« Ich nehme einen Riesenschluck Champagner, der stößt mir prompt sauer auf. »Erst zog er mit Sack und Pack aus Baan Sawangjai zu ihr. Dann kam er wieder zurück. Nach und nach, erst mit einem Koffer, dann mit zweien. Hardy begann erst unser gemeinsames Leben zu vermissen, dann mich, aber die Thai kämpft weiter mit Waffen, von denen ich nicht einmal weiß, dass eine Frau sie besitzt. Und ich versuche so sehr, verführerisch auszusehen und ... Ach Scheiße!« Ein weiteres saueres Aufstoßen unterbricht meinen Redefluss.

»Willst du weiter selbstmitleidig Prinzessin Di spielen oder dir nicht doch lieber ein Beispiel an der ewig unterschätzten Camilla nehmen, die die Nerven, ihr Urvertrauen und ihren Humor behalten und einfach gewartet hat?«, fragt Charles jetzt nachsichtig lächelnd. »Vielleicht solltest du einfach mal die Strategie ändern?« Er bestellt sich ein Mineralwasser.

Ich hickse weiter vor mich hin und frage ihn schließlich geradeheraus: »Meinst du denn, Hardy liebt mich noch?«

»Na klar, das sehe ich doch, der braucht nur ein bisschen Zeit! Gib sie ihm halt!«, antwortet Charles seelenruhig.

»Deine Weisheit hätte ich auch gerne. Wo nimmst du die nur her?«

»Das kann man lernen«, erwidert er gelassen. Etwas will er mir erzählen, ich sehe es ihm an.

Er wehrt den Barmann ab, der uns entschlossen nochmals rosafarbenen Zaubertrank nachfüllen möchte. Ich wehre auch ab und spitze meine Barbarella-Ohren.

»Es war nach der ich weiß nicht wievielten Bypass-Operation, die Prognose war miserabel«, erzählt Charles. »Ich hing nur noch an Apparaten, trotz meiner Liebe zu Bärbel wollte ich nicht mehr so weiterleben. Eigentlich hatte ich mit dem Leben abgeschlossen. Aber Bärbel gab mich nicht auf, sie wollte mit mir altem Grummelbären weiterleben. Sie sah da noch Sinn, wo ich keinen mehr vermutete. Eines Nachmittags brachte sie mir dann eine Deutsche ins Krankenhaus, die ich vorher noch nie gesehen hatte. Eine schöne Frau, etwas älter als ich. Eine Heilerin.«

Charles schweigt einen Moment und ich mit ihm.

»Sie kam an mehreren Tagen hintereinander zu mir. Bärbel blieb anfangs während ihrer Besuche bei mir im Krankenzimmer, später dann ging sie hinaus. Es war zu intensiv für sie.«

Ich rühre mich nicht von der Stelle und glaube meinen Ohren nicht zu trauen. Charles, der Grummelbär, der erfolgreiche Unternehmer, der mit beiden Beinen im Leben steht, erzählt mir etwas von spiritueller Heilung!

»Sie heißt Ursula, nennt sich Uschi und wohnt ganz in deiner Nähe in Jomtien, nicht weit weg vom Strand. Sie verfügt über Energien, die man nicht mit Worten beschreiben kann. Schon gar nicht nach so einer langen Nacht. Sie ist eine so genannte Frequenzerhalterin, sie gibt Kraft. Ach, das wird sie dir dann schon selbst erklären!«

Charles winkt Bärbel jetzt energisch zu, sie kommt strahlend zurück zu uns an die Theke. Auch Gideon und Hardy tauchen grinsend wieder aus dem Dunkel auf.

»Hier ist ihre Telefonnummer. Ruf sie an, berufe dich auf mich, sie wird dir helfen, wenn du dir helfen lassen willst.«

»Du glaubst, Uschi würde sich auch mit eher kleinen Problemen wie Haarausfall und Ehekrisen befassen wollen?«

»Na klar! Ruf sie ruhig an, schon morgen!«, ermuntert mich Charles, ehe wir uns alle mit Küsschen voneinander verabschieden.

Mittwoch, 15. September

Mrs Valesa? Hier spricht Miss Catterfeld von SOS International Helpdesk in Peking, schönen guten Tag!«

»Auch schönen guten Tag, Miss Catterfeld! Danke, dass Sie sich so schnell wieder bei mir melden!«, freue ich mich aufrichtig und erleichtert. Endlich passiert was.

Siebzehn Uhr. Der Tag ist beinahe schon rum, ohne mein wirkliches Zutun, in einer Mischung aus Ratlosigkeit, Besorgnis, Hoffnung und lila Tabletten.

»Dr. Ralph Siegel wird in ungefähr zwei Stunden seine Frühschicht in den USA beginnen und Sie dann daheim anrufen. Passt Ihnen das?«

»O ja, das passt bestens!«, freue ich mich weiter und lache nun auch noch laut auf.

Miss Catterfeld lässt mich einen Moment auslachen, wundert sich wahrscheinlich ein bisschen, und fährt dann ihrerseits vergnügt fort: »Wie Sie schon durch unsere E-Mails der vergangenen Tage wissen, wird der Vertrauensarzt Ihres Konzerns in Michigan entscheiden, ob Ihre Reisekosten nach Hongkong von deren Organisation übernommen werden oder nicht.«

Ich überlege einen Augenblick, ob sich vielleicht auch noch ein Dieter Bohlen im Lauf des Tages zu dem Thema melden wird, und drifte kurz ab.

»Sobald Dr. Siegel grünes Licht gibt, und ich bin mir sicher, er wird es in Ihrem Fall ... Mein Gott, wie geht es Ihnen heute eigentlich? Ich habe gar nicht gefragt!« Jetzt driftet Miss Catterfeld ab.

»Seit Sie sich um mich kümmern, geht es mir fast schon besser!«, lobe ich sie und meine es ehrlich.

»Danke schön! Also, sobald Dr. Siegel zustimmt, werden wir Ihnen einen Flug nach Hongkong, ein Hotel und selbstverständlich den Termin bei einem Neurologen buchen und das Ganze dann möglichst schnell über die Bühne bringen. Dr. Siegel wird sich kurz noch mal Ihre Schilderung der Umstände anhören wollen und dann kurzfristig entscheiden.« Miss Catterfeld schweigt einen Moment, wahrscheinlich, um Luft zu holen, und fügt dann noch hinzu: »Ich kenne Dr. Siegel, der Mann ist ein Freund schneller Entscheidungen. Machen Sie sich mal keine Sorgen!«

Nachdem ich aufgelegt habe, gehe ich ins Büro und setze mein vibrierendes Hinterteil auf meinem Ledersessel ab. Der summt sogleich mit.

Vor mir hat sich eine Website auf meinem Laptop geöffnet, der Link gehört zu einer Liste von Empfehlungen von Isabelle La Fleur. Die Gute hat sich wirklich viele Gedanken gemacht, und während ich mich weiterhin zweimal pro Woche Bessys Akupunktur unterziehe, rede ich viel mit Isabelle, die stets versucht, bei meinen Terminen anwesend zu sein. Wir versuchen, positiv zu denken, aber sie meint, es sei zu kurzsichtig, sich nicht auch mit möglichen ernsteren Hintergründen meiner Symptome zu beschäftigen.

Im Gegensatz zu Doc Siegel, der mir rund zwölf Stunden hinterherhinkt in den USA, ist meine Schwester Amelie in Brüssel schon lange im Büro, und wir werden jetzt eine Telefonkonferenz machen. Amelie müsste in diesem Moment auf die gleiche Website schauen wie ich. Wahrscheinlich mit der gleichen Begeisterung. Ich greife zum Telefon und wähle ihre Nummer. Kaum bin ich fertig, nimmt sie auch schon ab.

»So eine Scheiße!« sagt sie zur Begrüßung, und ich kann ihr nur beipflichten.

»Hast du die Seite vor dir?«, frage ich unnötigerweise.

»O ja!«, bestätigt sie grantig. Kein Wunder. Gestern haben wir uns mit der Neurosarkoidose, einer uns bislang völlig unbekannten entzündlichen Erkrankung des zentralen Nervensystems, beschäftigt. Beide haben wir die Krankheit nicht wirklich begriffen, sie aber schließlich für meinen Fall verworfen. Heute sichten wir die Multiple Sklerose. Auch sie scheint in die Kategorie von ZNS-Erkrankungen zu gehören. Wir haben beide keine Lust, uns damit herumzuschlagen.

Ich lese laut vor: »Lähmungserscheinungen, erhöhte Muskelanspannung, Gangunsicherheit, Blasen-/Darmstörungen, Sehnerventzündung, Augenmuskellähmung, kognitive Störungen, Himmel, was noch? Ach ja, Tremor, Sprachstörung, Koordinationsstörungen, Fatigue und, sieh mal einer an, Gefühlsstörungen ...«

»Was für eine Scheißkrankheit!«, bekräftigt Amelie noch einmal wutschnaubend. »Und überhaupt, ich dachte, das sei eher eine Alte-Leute-Krankheit. Aber schau dir mal das Durchschnittsalter bei Beginn der Erkrankung an!« Sie schimpft jetzt richtig laut in den Hörer.

Ich lese wiederum laut und zunächst noch gelassen vor: »Das Durchschnittsalter bei Beginn der Erkrankung liegt zwischen zwanzig und vierzig Jahren, Frauen erkranken daran häufiger als Männer.« Ich lese weiter und zitiere dann auch schon etwas gereizt: »Die Multiple Sklerose kann das Gehirn und das Rückenmark betreffen. Die Isolierschicht, auch genannt Myelin, des Hirns oder Rückenmarks wird durch entzündliche Herde zerstört. Es entstehen Narbengewebe, die nicht in der Lage sind, Nervensignale fehlerfrei weiterzuleiten. Na toll.«

»Sieh dir mal die abgebildeten Hirn-Scans an!«, knurrt Amelie. »Links normal und gesund, das Ding rechts sieht dagegen aus wie ein Sieb! Das sollte eigentlich meines sein, ich vergesse alles und muss immer alles suchen.«

»Ich kann mir nicht vorstellen, dass ich so ein Emmentaler-Gehirn habe. Das müsste ich doch merken, außerdem bin ich fast schon zu alt, ich bin einundvierzig!«, versuche ich abzuwiegeln.

»Vielleicht hast du das ja schon jahrelang und weißt es nur nicht«, murmelt Amelie wie in Gedanken. Das könnte einiges erklären, denke ich perplex, sage aber nichts dazu.

»Heilbar ist die Scheiße auch nicht!«, wirft Amelie mir als Nächstes vor, »und schwer zu diagnostizieren ist sie wohl auch. Manche kommen jahrelang nicht dahinter, mit was sie es zu tun haben.« Aha.

Da wir offensichtlich beschlossen haben, die MS in »Scheiße« umzutaufen, fahre ich fort: »Scheinbar kann man die Scheiße mit einigen Präparaten günstig beeinflussen. Lies mal weiter!«

Ich höre unwilliges Brummen am anderen Ende der Leitung, so weit weg von mir, und doch sehe ich meine kleine große Schwester ganz deutlich über ihren Computer gebeugt vor mir, mit ihrem wallenden Pferdeschwanz und dem fast blickdichten Pony in der Farbe eines alten, schweren Burgunderweins.

»Ja, schon, aber es gibt wohl unterschiedliche Verlaufsformen. Eher gutartige, aber auch sehr drastische Krankheitsbilder, bei denen Therapien weitgehend versagen.«

»Von meinen Vibrationen und den elektrischen Entladungen steht hier allerdings weit und breit nichts!«, kritisiere ich.

»Aber die sprechen von Kribbeln, Taub- und Pelzigsein, das hast du doch gehabt, oder?«

»Ja, zwei Fingerkuppen sind auch jetzt noch pelzig«, gebe ich widerwillig zu.

Wir schweigen eine Runde.

»Hmmm, interessant. Und dieser Dr. Ballermann hat dich also tatsächlich für gesund erklärt?«, fragt Amelie ungläubig.

»Ja, laut Dr. Ballhaus sind die Befunde dieser Elektro-Foltergeschichte und auch die Computertomografie völlig normal. Er hat mich sozusagen gesund geschrieben«, versuche ich zu scherzen.

»Die schreiben hier, dass man die MS unter anderem nur mit Hilfe einer Magnetresonanz-Tomografie nachweisen kann.«

»Ja, ich habe ihn explizit noch mal nach diesem Verfahren gefragt, denn irgendwo muss doch etwas sitzen, das sich nachweisen lässt.«

»Und?«, fragt sie.

»›Liebe Frau Valesa, wir können ja schließlich keine Magnetresonanz-Tomografie von Ihrem ganzen Körper machen!‹«, zitiere ich meinen Arzt.

»Warum denn eigentlich nicht? Er muss ja nicht dafür aufkommen, das tun ja offensichtlich andere!«, schimpft Amelie weiter.

»Ehrlich gesagt, fiel mir dann auch nichts mehr ein. Ich fragte ihn lediglich noch, was ich denn jetzt tun könnte«, erwidere ich.

»Und?«, kommt prompt die Frage aus Brüssel.

»Er hat mich gefragt, ob ich in nächster Zeit mal nach Deutschland käme.«

»Und?«

»Ich habe ihm gesagt, dass ich vorhätte, zum achtzigsten Geburtstag unserer Mutter Ende November nach Deutschland zu reisen.«

»Und?«

»Er meinte, ich könnte bei der Gelegenheit ja mal eine Lumbalpunktion machen lassen, so für alle Fälle.«

»Lumbalpunktionen macht man nicht einfach so für alle Fälle. Das weiß mittlerweile selbst ich nach Sichtung dieser ganzen Horrorlektüre. Wir haben jetzt Mitte September, ist der Mann eigentlich noch ganz bei Trost?«, erwidert Amelie ärgerlich.

»Der glaubt einfach nicht, dass es etwas Gravierendes zu diagnostizieren gibt. Er meint wahrscheinlich nach wie vor, ich hätte nicht alle Tassen im Schrank.«

»Und was sagt die Frau mit der Chinesischen Klinik dazu?«

»Frau Poser meinte, sie sei erleichtert, dass auf den Aufnahmen nichts Auffälliges zu sehen sei. Sie hätte ein gutes Gefühl und ich solle mit der Akupunktur also ruhig weitermachen.«

»Na klasse!«, kommentiert Amelie meinen Bericht, »dann verdient sie auf jeden Fall weiter guten Gewissens an dir, richtet wahrscheinlich auch keinen Schaden mit der Piekserei an, und der Ballermann deutet an, dass der Fall in diesem Medi Center für ihn abgehakt sei.«

Wir legen wieder eine Schweigeminute ein.

»Dann sind die Würfel also gefallen? Du fliegst nach Hongkong zu einem Neurologen? Na, hoffentlich haben die dort mehr Ahnung.«

Ich nicke, für Amelie unsichtbar.

»Wenn die in Hongkong nichts unternehmen, dann kommst du heim! Versprochen?«, sagt Amelie nun mit etwas belegter, rauer Stimme.

»Hmmmm«, antworte ich, es klingt allerdings überhaupt nicht mehr so souverän wie bei Angelina Jolie. Die Zeiten sind wohl vorbei. »Ich glaube, wir hören für heute besser auf mit unseren Nachforschungen!«, schlage ich jäh erschöpft vor, »ich muss raus aus diesem kranken Internet, sonst findest du mich bald in der Psychiatrie!«

»Na ja, in neun Monaten gehe ich in Rente, da kann ich dich dann jede Woche besuchen kommen«, unkt meine Schwester. »Such dir eine schicke Anstalt aus, irgendwas am Meer. Wie wär's mit Heiligendamm oder so?«

»Siehst du, die Perspektiven sind doch gar nicht so schlecht!«, stimme ich zu, »und nach fünfundzwanzig Jahren Fernbeziehung und ein paar Wochen Ruhestand zu Hause mit Frank brauchst du bestimmt auch eine Therapie.«

»Da kannst du dich drauf verlassen«, brummt Amelie. Eine merkwürdige, ungewisse Zukunft scheint sich vor uns beiden aufzubauen. Für heute wollen wir nicht mehr über sie spekulieren und verabschieden uns.

◆ ◆ ◆

Ich stelle mir vor, wie ein dynamischer Dr. Ralph Siegel in aller Herrgottsfrühe sein Büro in Michigan betritt. Der Mann hat eine Mission. Er sieht entschlossen aus. Er sieht unpassenderweise wie sein deutscher Namensvetter aus. Ich kann mir einfach kein anderes Gesicht zu dem Namen vorstellen.

Vielleicht spricht er jetzt über eine Gegensprechanlage mit seiner Assistentin. Das könnte dann folgendermaßen klingen: »Maude, verbinden Sie mich bitte sofort mit dieser Nummer in China, die ich Ihnen gestern noch hingelegt habe! Eine Mrs Catterfeld in Peking hat sie durchgegeben.«

»China?«, fragt Maude, oder wie immer sie heißt, überrascht, »was wollen Sie denn da, Herr Doktor?«

»Vielleicht will ich nach China auswandern! Wäre doch mal eine Abwechslung!«, verkündet er möglicherweise grinsend, »da gibt es kein Thanksgiving, kein Weihnachten und noch nicht einmal Silvester!«

»Wie Sie meinen!«, wird Maude ganz cool zurückgeben, »weiß Ihre Frau schon Bescheid?«

»Solange die Kreditkarten funktionieren, wird sie mich nicht vermissen!«, antwortet Dr. Siegel mit großer Wahrscheinlichkeit.

Während er auf die Verbindung wartet, überfliegt er sicherlich noch einmal seufzend die Schilderung der Patientin in Shanghai.

»Das klingt wirklich nicht gut«, knurrt er vielleicht.

Das Telefon reißt mich aus meinen Gedankenspielchen. Das Klingeln kommt aus den USA, ich weiß es und nehme erleichtert den Hörer ab.

Donnerstag, 16. September

Hardy kommt heute von einer zweitägigen Dienstreise aus Yantai zurück. Yantai liegt ungefähr anderthalb Flugstunden nördlich von Shanghai an der Küste in der Provinz Shandong.

Es gibt dreiundzwanzig so genannte Provinzen in China, außerdem fünf autonome Regionen und vier zentral verwaltete »Stadtstaaten«, zu denen auch Shanghai gehört. Dann gibt es noch »spezielle Gebiete«, über die man besser nicht spricht, vor allem, wenn man Einheimischer ist. Das sind die Insel Taiwan, die offiziell von Peking immer noch als Provinz angesehen wird, sich selbst aber für unabhängig erklärt hat, und die autonome Region Tibet, um die ein ewiger Konflikt schwelt.

In der Provinz Shandong gibt es keine Probleme, außer dass sie den vielleicht gewöhnungsbedürftigsten Speisezettel der Ostküste ihr Eigen nennen darf. Shandong-Küchenchefs sehen das vollkommen anders und brüsten sich damit, dass die Shandong-Küche landesweit die beste sei. Also doch ein schwelender Konflikt, aus dem ich mich aber gerne heraushalte. Begleite ich Hardy für ein paar Tage nach Yantai, um Meerluft zu schnuppern, dann nehme ich für den Notfall immer ein Care-Paket mit. Während Kenner mit Begeisterung auf gummiartigen Seegurken und Ähnlichem, meist vormals schwimmendem, bizarrem Getier herumkauen, halte ich mich lieber an meinen Proviant. Getränkemäßig ist Shandong aber die bestbestückte Provinz. Sowohl Biertrinker als auch Weintrinker können dort prima überleben. Qingdao ist die Bierbrauerstadt, und in der Gegend um Yantai wird in idyllischen Weinbergen nach alter französischer Rezeptur guter Wein angebaut. Mein Favorit ist der 1995er Changyu, ein alter roter Tropfen, der einem vieles leichter macht.

Ich hole Hardy vom Flughafen ab, da ich sowieso in der Stadt war. Wieder einmal habe ich eine Unterrichtsstunde mit Grace einem eher wenig ergiebigen Psycho-Gespräch mit Mireille van Gaypens geopfert. Wieder habe ich mir geschworen, dass das heute das letzte Mal gewesen ist. Jede geistige Folterstunde mit Grace bringt mir mehr Erleuchtung als die Talkrunden mit der zwar ausgesprochen netten, aber letztendlich nicht wirklich ertragreichen Mireille.

Hardy kommt pünktlich an und lässt sich erleichtert in die Polster des Autos fallen.

»War's schlimm?«, frage ich, und Hardy weiß, dass sich die Frage auf das gestrige Geschäftsessen bezieht.

»Ausnahmsweise schmeckte es sogar ganz gut, aber ich war heute auch schon siebenmal auf der Toilette«, entgegnet er grinsend, »daher lass uns schnell nach Hause fahren!«

»Hoffentlich gibt es keinen Stau!«, rufe ich besorgt aus.

»Dann muss ich mich in die Büsche schlagen, das machen die Chinesen schließlich auch, wenn Not am Mann ist«, erwidert Hardy ungerührt.

Recht hat er, Chinesen sind pragmatische Leute. Ihre Vorgehensweise überrumpelt mich manchmal, aber letztendlich erreichen sie immer ihr Ziel. Davon bin ich noch weit entfernt. Unser Leben in China ist ein vielfältiger Lehrgang in Akzeptanz von unterschiedlicher Lebensart, manchmal skurril, meistens aber pädagogisch wertvoll.

◆ ◆ ◆

Wenig später gibt es daheim Chicken Massaman, oder zumindest meine Interpretation dieses indischen Gerichts, und Hardy hat seine Ausflüge ins Bad glücklicherweise bereits vollkommen einstellen können.

»Die Reise nach Hongkong ist also für kommende Woche geplant und genehmigt?«, fragt er erleichtert, aber auch ein wenig besorgt. Besorgt, weil er höchstwahrscheinlich nicht mitkommen kann. Gerade jetzt ist sein Projekt in Shanghai in einer kritischen Phase, er muss vor Ort sein.

»Ja, dieser Dr. Siegel ist ein netter Mann. Wir haben uns lange unterhalten, beinahe eine Stunde, und er versteht meine Nöte vollkommen. Er will mir echt helfen.«

»Hat er eine Idee, was es sein könnte?«, fragt Hardy zögernd.

»Er hat mir leider ganz ehrlich mitteilen müssen, dass ihm derartige Beschwerden in seiner gesamten Laufbahn noch nicht untergekommen seien. Allerdings sei er auch kein Facharzt«, antworte ich.

Ich merke Hardy an, dass er sich beinahe fürchtet, mich zu fragen, was ich im Moment alles so an Missempfindungen zusammen mit meinem indischen Hühnchen zu schlucken habe, aber er traut sich schließlich doch.

»Na ja, das übliche Vibrieren und das Starterkabel im Nacken, sonst geht's mir gut«, verkünde ich etwas kümmerlich lächelnd.

»Höchste Zeit, dass du in kompetente Hände kommst. Wie viele Tage haben die SOS-Leute denn für deine Reise vorgesehen?«, fragt Hardy.

»SOS will mich am Sonntag nach Hongkong ausfliegen. Ich checke nach der Ankunft in ein Hotel ein, am Montag früh soll dann der Termin beim Arzt stattfinden. Die Praxis ist in einem gigantischen Shopping-Komplex in Kowloon. Dort sind wohl auch Botschaften und Büros, aber keine interdisziplinäre Poliklinik oder so etwas. Den Rückflug will SOS dann bereits für Dienstagnachmittag buchen.«

»Was sollte der Neurologe denn an nur einem Tag mit dir veranstalten? Das reicht doch nie und nimmer!«, erwidert Hardy zweifelnd.

»Ich habe Miss Catterfeld auch darauf aufmerksam gemacht, dass der Neurologe möglicherweise andere Fachärzte hinzuziehen wird. Das sind Termine, die wir ja noch nicht vorab klären können, sondern erst vor Ort.«

Hardy lässt diese Information zusammen mit einem großen Schluck Rotwein einen Moment lang auf sich einwirken. Ich wirke mit, aber nur ein klein wenig, mit Rücksicht auf meine nunmehr beträchtliche Dosis Beruhigungsmittel.

»Das kann Tage dauern, bis ihr das alles unter einen Hut kriegt«, stimmt Hardy nachdenklich zu.

»Ich kann ja noch mal mit Doc Siegel sprechen, der hat sicher nichts dagegen, wenn ich den Aufenthalt in Hongkong auf ein paar Tage ausdehnen muss«, erwidere ich.

»Ja, der hat sicher nichts dagegen, aber ich.«

Hardy wirft gedankenverloren Porthos ein Hühnerbein zu, der sich vor Freude und Überraschung kaum mehr einkriegt.

»Mach das bitte nicht! Du weißt doch, Hühnerknochen splittern und können sich im Darm festsetzen und …«, mahne ich mit erhobenem Zeigefinger. Niemand schenkt meinem Einwand Gehör.

»Was du brauchst, ist eine Uniklinik mit allem Drum und Dran, einem Professor und dem nötigen Personal für sämtliche Untersuchungen. Leute, mit denen man reden kann, Leute, die den ganzen Tag nichts anderes machen.«

Hardy wirft Thelma ein Stück Bein zu. Sie erschrickt und schaut sich verunsichert um, Louise und Paciencia tauchen wie Schergen aus dem Dunkel der Küche auf. Der Überlebenswille siegt. Thelma schnappt sich das Bein und verzieht sich damit hurtig hinter die Wohnzimmercouch. Lautes Knurren ertönt. Hardys Teller ist leer, Paciencia und Louise können auch aus der Froschperspektive diesen bedauerlichen Zustand erraten. Zur Sicherheit springt Louise noch auf einen Stuhl und schaut nach. Sie gibt Paciencia ein für Menschen unsichtbares Zeichen, und beide glotzen mich nun auffordernd und beleidigt an.

»Okay, okay, das ist aber heute der Ausnahmezustand!«, seufze ich und gebe jedem ein Stück Brust.

»Feigling!«, ruft Hardy grinsend aus und versucht meine beiden Knochen zu schnappen. Ich gebe auf.

Ich höre Thelma weiterhin hinter dem Sofa knurpsen und knurren und weiß, dass dieser wunderliche Hund mir in puncto Überlebenswille einen gewaltigen Schritt voraus ist.

»Was würdest du also machen?«, frage ich Hardy, nachdem der Rest der Truppe zufrieden mit meinen Knochen abgezogen ist.

»Ich lasse dich ungern eine Woche in einer fremden Riesenstadt allein von Untersuchung zu Untersuchung ziehen, in deinem Zustand. Aber ich kann nächste Woche unmöglich länger als zwei Tage weg.« Hardy überlegt und spricht dann sein Urteil aus. »Dann sehe ich dich lieber bei deiner Mutter in Erlangen.«

»Meine Mutter?« Ich spreche die beiden Wörter unsicher aus, wie in einer neuen Sprache. »Du weißt, was das bedeutet?«, frage ich mit mulmigem Gefühl.

»Ja, das bedeutet Neurologische Uniklinik Erlangen, die ist direkt neben der Neurochirurgie, ich erinnere mich genau«, bestätigt Hardy. »Nur ein paar hundert Meter von deiner Mutter entfernt. Praktisch vor der Haustür.«

»Uni Erlangen, meinst du wirklich?«, frage ich noch mal nach.

»Uni Erlangen!«, bestätigt Hardy.

»O Mann, das klingt echt ernst!«, stöhne ich auf und würde mich am liebsten auch unter der Couch verkriechen.

Mittwoch, 22. September

13.25 Uhr

Fast andächtig streiche ich über das aktuelle Cover der amerikanischen *Vogue*. Ich kenne die Namen aller Topmodels und freue mich immer wieder, wenn meine persönlichen Favoritinnen in den kunstvoll inszenierten Bildstrecken der Zeitschrift auftauchen. Was würde ich darum geben, einmal von Annie Leibovitz oder Stephen Meisel fotografiert zu werden. Einfach so, fürs Familienalbum oder großformatig über dem Kamin.

Genug der Träumerei, zurück an die Hausaufgabe! Die Zusammenfassung eines Artikels in der *Vogue* ist angesagt. Ich habe mir eine Reportage über die Frauen der Presley-Familie ausgesucht. Auf dem Cover sind sie alle drei abgebildet, in unveränderlicher, immerwährender Schönheit erstarrt.

Die ewig junge Priscilla, die dem Alter nach meine Mutter sein könnte, aber mehr wie eine Frau Anfang vierzig wirkt. Lisa Marie, die ihrem Vater im Gesicht immer ähnlicher wird, und dann ist da noch Riley, Lisa Maries Teenager-Tochter, die, wie so viele Kinder von Berühmtheiten, eine Modelkarriere anstrebt.

Ich beginne mit einer schlichten und betont heiteren Inhaltsangabe des, bis auf die tollen Fotos, absolut belanglosen Artikels, beschließe die Arbeit irgendwie in sentimentaler Stimmung und verstaue die Hausaufgabe zusammen mit dem Magazin in meinem Ranzen.

Morgen gibt es keine Bessy, keine Mireille, keine geschäftstüchtige Frau Poser, keinen desinteressierten Moonlighter, keinen abweisenden Dr. Ballhaus, keine unsinnigen Apparate, keine Internetexkursionen mehr. Es gibt Grace, die ist genau das, was ich brauche. Die ist mein Segen. Und dann sehen wir weiter.

◆ ◆ ◆

15.45 Uhr, Shanghai-Zeit
9.45 Uhr, Erlangen-Zeit

Bedächtig wähle ich die Telefonnummer des Sekretariats von Prof. Dr. Viehöffer, dem Chef der Uni-Neurologie in Erlangen. Eine Internetexkursion habe ich schließlich doch noch gemacht. Ich habe die Homepage der Erlanger Unikliniken aufgesucht und mir den Mediziner herausgesucht, der mir für mein Anliegen wie geschaffen schien.

Mit ist etwas beklommen zumute. Vielleicht hätte ich das schon längst machen sollen.

Das Freizeichen ertönt, es dauert etwas.

»Sekretariat Prof. Viehöffer, Schmidt am Apparat. Hallo?«

»Guten Tag, mein Name ist Valesa, ich rufe aus Shanghai an«, setze ich an.

»Shanghai! Das ist ja mal ganz was Neues. Was kann ich denn für Sie tun?«, fragt Frau Schmidt in erfrischendem fränkischen Dialekt.

Viel, denke ich und sage: »Ich lebe in China und komme hier mit einem vermutlich neurologischen Problem nicht weiter. Ich habe seit Wochen Beschwerden.«

»Sie wollen einen Termin beim Professor persönlich?«, fragt sie und vermutet richtig.

»Ja, ich komme ursprünglich aus Erlangen und plane jetzt eine Heimreise, um einen Experten aufzusuchen.«

»Das hört man Ihnen aber gar nicht mehr an!«, unterbricht mich Frau Schmidt lachend, »haben die Chinesen Ihnen das Fränkische ausgetrieben?«

»Das ist eine lange Geschichte!«, erwidere ich und lächle. Frau Schmidt gefällt mir. »Ich möchte möglichst schnell einen Termin bei Prof. Viehöffer ausmachen. Vorher würde ich ihm gerne noch per Mail oder Fax eine ausführliche Anamnese schicken und Angaben, was die bisher mit mir hier veranstaltet haben.«

»Mailen Sie mir einfach gleich alles zu, ich gebe es dann an den Herrn Professor weiter! Sie haben Glück, die nächsten zwei Wochen ist er im Haus, dann muss er verreisen.«

Frau Schmidt gibt mir ihre Mailadresse durch, und wir verabschieden uns mit einem herzliche »Ade«. Ich mache mich sofort fieberhaft an die Arbeit.

Ich verfasse ein kleines Anschreiben, füge diverse Attachments hinzu, drücke auf »Send« und hoffe inständig, bald von dem Professor zu hören. Wenn er einen Termin für mich hat, müsste ich schnellstens einen Flug buchen. Die Maschinen von und nach Deutschland sind ständig ausgebucht. Chinesen reisen täglich in großer Stückzahl nach Deutschland, um neue Geschäftskonzepte kennenzulernen. Ebenso viele deutsche Geschäftsleute geben sich die Klinken in China in die Hand, um Projekte unterschiedlichster Größenordnung abzuwickeln. Technologietransfer Tag für Tag. Ob ich »Touristin« mich da kurzfristig mit dranhängen kann?

◆ ◆ ◆

22.03 Uhr Shanghai-Zeit
16.03 Uhr Erlangen-Zeit

»Sehr geehrte Frau Valesa,

Frau Schmidt berichtete mir heute über Ihren Anruf, und Ihre Unterlagen liegen in diesem Moment vor mir.

Danke für die sorgfältige Schilderung Ihrer Beschwerden.

Ich würde Ihnen eine baldige Einweisung in unsere Klinik vorschlagen, um möglichst zügig weitergehende diagnostische Verfahren einleiten zu können.

Für die Terminplanung wenden Sie sich bitte wieder an Frau Schmidt, die Ihnen mit weiteren Auskünften gerne behilflich sein wird.

Mit freundlichen Grüßen

Prof. Dr. Reinhard Viehöffer
Neurologische Klinik
Universität Erlangen-Nürnberg«

Vollkommen sprachlos zeige ich Hardy die Nachricht.

»Der fackelt nicht lange«, kommentiert er nachdenklich.

Ich sage weiterhin nichts, zähle aber an den Fingern die wenigen Stunden ab, die der Professor für seine aussagekräftige Antwort benötigt hat.

»Einweisen?«, frage ich verstört. Wieder ein neues deutsches Wort. Wir machen gewaltige Fortschritte. Das geht ja schneller als bei Grace.

»*Einweisen*?«, wiederhole ich in einer seltsamen Tonlage.

»Ja, der Mann geht vollkommen vernünftig vor, Schatz!«, beruhigt mich Hardy, »das war doch genau das, was wir wollten! Einen Experten, der dich sorgfältig untersucht, von innen nach außen kehrt. Das war der Plan, oder?« Hardy schaut mich prüfend an.

»*Einweisen? Einweisen? Einweisen*? Aber ich bin doch kerngesund, das blühende Leben! So etwas weist man doch nicht ein, das ist nicht erlaubt, oh, nein, ich …«

Hardy zieht mich vom Computer weg, raus aus dem Büro, ich bin völlig apathisch. Er hebt mich mühelos hoch und trägt mich die Treppe zum Schlafzimmer hoch. Louise folgt ihm auf dem Fuß, ich höre sie hinter uns hochtrippeln, das ist ihr nicht geheuer. Hardy setzt mich auf dem Bett ab und hilft mir aus den Klamotten.

»Das können die mit mir nicht machen, bitte ...«, murmle ich. Er übergeht die Bemerkung und steckt mich in ein Nacht-T-Shirt. Es ist eines von seinen. Es reicht mir bis unter die Knie und hat ein Loch im Ärmel.

»Ich kann mich nicht einweisen lassen, ich hab noch nicht mal ein richtiges Nachthemd!«, sage ich listig. Das ist mein letzter Joker, aber Hardy sagt nichts dazu. Er wiegt mich einfach nur hin und her.

Sonntag, 26. September

Michael Schumacher ist bereits vor Wochen zum siebten Mal Formel-1-Weltmeister geworden. Der Gewinner steht also schon fest, und das Rennen in Shanghai, das vorletzte dieser Formel-1-Saison, wird daher keine besondere Dramatik in der Wertung bieten. Es findet aber zum ersten Mal in China statt, und Shanghai hat wieder einmal keine Kosten und Mühen gescheut, dieses wichtige Event in die ehrgeizige Stadt zu holen. Die Rennstrecke liegt nur eine halbe Stunde Fahrt von unserem Haus entfernt. Wir haben gute Karten, mit optimaler Sicht auf die Boxen. Es wäre echt schade darum.

»Bist du sicher, dass du hinwillst?«, fragt Hardy mich, ebenfalls schon zum siebten Mal an diesem Morgen. Er ist sehr besorgt, dass ich mir da zu viel vornehme.

Aber in ein paar Tagen werde ich nach Deutschland fliegen, und ich würde gerne vorher noch mal irgendetwas Besonderes mit Hardy unternehmen. Ich möchte etwas unternehmen, das mich von meiner Angst ablenkt.

»Der Fahrer muss uns ungefähr einen Kilometer vor unserem Tribüneneingang absetzen. Du musst ganz schön weit laufen und Treppen steigen, und heiß ist es heute auch.« Hardy schaut zur Sicherheit noch mal auf das Außenthermometer vor der Küche. Er sieht unglücklich aus. Siebenunddreißig Grad, ich sehe es selbst.

Ich trage offene Sandalen, Jeans, ein ärmelloses Top und meine geliebte Fahrradmütze. Die hat schon viel zu lange im Schrank vor sich hin gedümpelt.

»Ach, weißt du, neulich auf dem Oktoberfest hatten wir doch letztendlich auch unseren Spaß! Erst wollte ich gar nicht mit, und dann wurde es doch ganz nett!«, töne ich plötzlich überraschend optimistisch.

»Du wolltest Lorna erwürgen und bist einem der Musiker auf den Fuß getreten, bevor er dann mitsamt Mikrofon vom Holztisch fiel. Auf Herbert, der war noch am Essen und fand das gar nicht komisch!«, erinnert mich Hardy.

»Was musste die blöde Kuh mich auch zum Mitsingen mit auf den Tisch zerren! In meinem Zustand tanzt man nicht auf Tischen!«, ereifere ich mich. »Das Dirndl-Top ist natürlich auch hinüber!«

»Du hast dich nicht über das Top geärgert, es war etwas, das Lorna dir vorgeworfen hat«, entgegnet Hardy cool.

Draußen fährt Mr Zhang vor. Ich habe mich entschieden. Ich will zur Formel 1.

»Ja, ich war sauer, weil sie mich selbstmitleidig und schwach genannt hat«, gebe ich zu. »Es stünde nicht im Einklang mit Uschis Weisheitslehre, zu der ich sie ja schließlich damals mit ihrer *Alopecia Areata* gebracht habe.«

»Für mich war es einfach das Yul-Brynner-Syndrom!«, meint Hardy lachend, als wir ins Auto einsteigen, »aber ich bin Uschi bis heute dankbar dafür, dass sie Lorna wieder ins Gleichgewicht gebracht hat. Mit der Frau war nicht mehr zu arbeiten!«

Ich erinnere mich nur zu gut an den Sommer 2002, als durch zu viel Stress privat und im Job Lornas körpereigenes Abwehrsystem irrtümlicherweise ihre eigenen Haarfollikel angegriffen hatte und es bei ihr zu einem spontanen Totalausfall gekommen war.

»Hat Uschi eigentlich zu deinem Thema schon was von sich hören lassen?«, fragt Hardy plötzlich.

»O ja, natürlich! Die Gute, sie lässt mich nicht hängen. Ich habe ganz vergessen, es dir zu erzählen!« Ich blühe förmlich auf. »Ihre geistigen Helfer bearbeiten bereits meinen aus den Fugen geratenen Emotionalkörper. Sie sollen mir Erleichterung bringen und mich vor weiterer Verschlechterung bewahren. Sie werden das so lange machen, bis sich die ersten Erfolge einstellen.« Ich versuche mich an den weiteren Wortlaut der E-Mail aus Jomtien zu erinnern und zitiere Uschi weiter:

»Lass es zu, liebe Claudia, dass meine Helfer ganze Arbeit bei dir leisten können. Verliere jetzt nicht dein Urvertrauen!«

Hardy, der laut eigenem Bekunden eigentlich eher keine spirituelle Veranlagung hat, schaut mich an, als hätte ich ihm lediglich einen neuen Börsentrend geschildert, und nickt heftig.

»Das ist gut, sehr gut!«, bekräftigt er. »Du brauchst ihre Unterstützung jetzt mehr denn je.«

»Natürlich möchte auch sie wissen, womit genau wir es zu tun haben«, fahre ich fort, »das würde ihr die Arbeit selbstverständlich erleichtern. Sie erhofft sich von der Deutschlandreise ebenfalls mehr Aufschluss.«

Ich denke an die Uni-Neurologie in Erlangen und hoffe inständig, dass Uschi nicht allzu viel zu tun haben wird.

Kurz Zeit später sitzen wir auf unserer Tribüne in Anting, der Start liegt schon einige Runden zurück. Die Boliden lärmen, immer wenn einer an uns vorbeibraust, recken die Leute die Köpfe und johlen, wenn es einer der Publikumslieblinge ist. Den weiteren Verlauf verfolgen wir auf den Großbildschirmen. Boxenstopps machen Spaß, sie bringen Abwechslung ins Geschehen.

Flavio Briatore ist natürlich da, Models sehe ich im Moment keine, auch durch mein kleines Fernglas nicht. Wo stecken die denn heute alle? Einer plötzlichen Eingebung folgend winke ich Flavio Briatore zu. Vollkommen geistesabwesend winkt er mir lächelnd zurück. Vielleicht hält er mich für die gut erhaltene Mutter einer seiner Eroberungen.

Die Sonne brennt angenehm auf meine Schultern und Arme, es tut fast gut und lenkt von den brennenden Ameisen ab, die sich nach dem längeren Fußmarsch wieder auf meinen

Oberschenkeln zu tummeln scheinen. Ich habe überhaupt nichts gegen diesen Mann, er hat mir doch nichts getan!, denke ich urplötzlich erschöpft. In den letzten Wochen habe ich mich wieder viel zu sehr zu negativen Gefühlen hinreißen lassen. Das muss jetzt dringend anders werden! Hoffentlich ist es nicht zu spät!

Dankbar für diese Erkenntnis döse ich trotz des Krachs auf der Rennstrecke ein. Möglicherweise bin ich die einzige Besucherin des Ersten Großen Preises von Shanghai 2004, die nach Wochen der Schlaflosigkeit in einen erlösenden, zweistündigen tiefen Schlummer verfällt.

Zweiter Teil

Zurück in die Zukunft

Dienstag, 5. Oktober

LH 729 verlässt Shanghai Pudong International Airport täglich am frühen Nachmittag und nimmt zunächst Kurs auf die Hauptstadt Bejing. Das dauert schon einmal eine ganze Weile. Kurz hinter Bejing nimmt die Wüste Gobi ihren Anfang, und da man auf dieser Route ständig an Zeit »gewinnt« und lange genügend Tageslicht hat, kann man die Gobi ausgiebig in ihrer Menschenlosigkeit und ihrer Ausdehnung bewundern. Dann düst die mächtige Boeing 747 über die schier endlose Mongolei, und so geht das stundenlang weiter. Selbst der unerfahrenste Flugpassagier verliert irgendwann das Interesse und wendet sich anderen Ablenkungen zu. Es dauert viele Stunden, ehe man China, vom Osten aus Shanghai kommend, verlassen hat. Nicht, dass ich in Eile wäre. Über den Punkt bin ich seit Wochen hinaus.

Seit dem 15. August frage ich mich, was in aller Welt mit mir los ist. Also kann ich auch noch bis Freitag warten. Prof. Viehöffer hat mir letztlich auf mein Drängen und Bitten hin doch noch einen ambulanten Termin in seinem Büro in der Neurologie am Freitag um 10.30 Uhr angeboten. Er bedauerte allerdings, dass er mich nach dieser ersten Lagebesprechung an Kollegen weiterverweisen müsse, da er noch am gleichen Tag seine bereits geplante Reise antreten werde. Egal. Der Termin beim Professor ist jetzt mein Ziel, darauf fliege ich zu. Alles andere wird sich schon finden.

Der Abschied von zu Hause und meinen Wauzis fiel sehr schwer. Im letzten Moment hätte ich fast kehrtgemacht und wäre am liebsten wieder durch die Haustür zurück in meine vertraute Welt marschiert. Doch meine Welt ist ja nicht mehr vertraut. Sie ist aus heiterem Himmel bösartig und unergründlich geworden.

Hardy begleitete mich natürlich zum Flughafen, die Hunde musste ich leider im Hauseingang verabschieden. Es war mein tränenreichster Abschied jemals von ihnen. Nachdem ich mich ein kleines bisschen gefasst hatte und weil wir einfach los mussten, rief ich ihnen nochmals mein übliches verheißungsvolles »Frauchen kommt gleich wieder!« zu. Sie haben sich zweifelsohne erst einmal damit abgefunden, haben es geschluckt, ich jedoch nicht.

»Ob ich die jemals wiedersehe?«, fragte ich Hardy im Wagen, schniefend und jäh erfüllt von Hoffnungslosigkeit.

»Natürlich, Schatz! In spätestens zwei Wochen bist du hoffentlich wieder da, und wenn irgendwas nicht so gut läuft oder nicht so wie geplant, dann komme ich in einer Woche nach. Das wäre doch gelacht!«, beruhigte mich Hardy. »Wir können jeden Tag über Lautsprecher miteinander telefonieren, dann können sie dich wenigstens hören«, fügte er noch aufmunternd hinzu. Ich schaute ihn traurig an.

»Du hast keinen Gehirntumor, Dummerchen, der setzt doch das Vorhandensein eines Gehirns voraus!«, frotzelte Hardy in einem weiteren Versuch, mich positiv zu stimmen.

Stimmt, dachte ich resigniert, Dummerchen hat kein Hirn, deswegen sitze ich jetzt hier.

Voller Herzschmerz stöhnte ich auf und beugte mich zum Naseputzen ein bisschen zu weit nach vorne. Das Starterkabel im Nacken schlug erfreut und pünktlich zu und erinnerte mich wieder daran, warum ich diese Pein auf mich nahm und nach Erlangen zu Prof. Viehöffer und zu meiner Mutter fuhr. Ich fragte mich in diesem Moment, vor wem ich mich eigentlich mehr fürchtete, vor dem Klinikleiter oder meiner Mutter, und drückte Hardys Hand ganz fest.

Irgendwann mussten Hardy und ich aufhören, uns im Flughafengebäude zuzuwinken, und ich entschwand schließlich traurig, aber entschlossen in Richtung Passkontrolle.

Wie immer kaufte ich mir im Dutyfreeshop ein »Glücksparfum«. Das mache ich immer, wenn ich irgendwo abfliege. Bis jetzt hat mir diese Taktik stets Glück gebracht. Warum nicht auch dieses Mal? Ich halte gerne an alten Ritualen fest, gebe ungern erprobte Dinge auf, die sich als gut erwiesen haben.

»Sind Sie sicher, dass Sie keinen Champagner mögen, Frau Valesa? Ich habe gerade eine Flasche aufgemacht!«

Die nette Stewardess fragt mich schon zum zweiten Mal. Ich sitze allein am Fenster in der dritten Reihe der Schnauze des Jumbos, und der gut bestückte Servicewagen hat gerade neben mir geparkt. Ich schaue ihn sehnsüchtig an. Champagner, Rioja, Chablis, seufz ... Sie hat mir wohl die Gewohnheitstrinkerin angesehen und ermuntert mich, doch zuzugreifen.

»Ich würde ja liebend gerne, aber ich nehme Medikamente, es passt einfach nicht so gut zusammen«, erwidere ich bedauernd. Innerlich verfluche ich meinen Tranquilizerkonsum, aber ohne meine blasslila Pillen wäre ich wahrscheinlich bereits ein Fall für die Psychiatrie. Da kommt mir eine Idee.

»Haben Sie vielleicht ein alkoholfreies Bier?«

Die Stewardess grinst mich an: »Ich glaube, in der Galley treiben sich ein paar davon rum. Werden selten verlangt, können Sie sich ja denken, keiner muss in den nächsten zwölf Stunden mehr hinters Steuer!« Spricht's, verschwindet in der Küche und kommt mit einem Siegerlächeln und einem alkoholfreien Bier zurück.

»Es sind noch drei da, die sind alle für Sie, wenn Sie mögen!«, verkündet sie freudig.

»Her damit!«, sage ich erfreut, »man gönnt sich ja sonst nichts!«

Ich rede mir das Bier schön und vertiefe mich wieder in die Lektüre meines Romans. Nach dreißig Seiten beschließe ich, dass einer meiner drei Lieblingspathologinnen in diesem Werk zu früh die Luft ausgegangen ist, und lege das Buch bedauernd weg. So ein Reinfall! Merkt ein Verlag das eigentlich nicht im Vorfeld?

Mal sehen, was das Inflight-Programm so bietet. Na also, viele neue Thriller. Das Programm hätte Grace auch gefallen, denke ich trübselig. Meine Schule in Gubei scheint schon sehr weit hinter mir zu liegen. Die Vibrationen und das monotone Dröhnen des Flugzeugs tun gut. Ich merke nicht so viel von meinen eigenen Aktivitäten und lehne mich beinahe entspannt zurück. Vielleicht sollte ich einfach immer weiterfliegen, denke ich, dann muss ich wenigstens nicht auf den Boden der Tatsachen zurück.

Doch der nähert sich unaufhaltsam. LH 729 landet superpünktlich am frühen Abend des 5. Oktober in Frankfurt. Die sechs Stunden Zeitverschiebung machen es möglich. Meine Mutter misstraut dem Prinzip der Zeitverschiebung, hält es für Humbug. Sie denkt, manchmal seien meine Flüge nach oder aus Asien eben kürzer und manchmal ein paar Stunden länger. Es macht mir immer wieder Spaß, ihr aufs Neue zu erklären, was es wirklich damit auf sich hat. Es wird mir überhaupt keinen Spaß machen, ihr zu erklären, warum ich so unverhofft sechs Wochen vor ihrem achtzigsten Geburtstag alleine nach Erlangen komme. Sechs Wochen Zeitverschiebung sind doch ein bisschen krass.

In Frankfurt pilgere ich direkt zur Lounge, um mich für den kurzen Hopser nach Nürnberg ein bisschen frisch zu machen und in Ruhe zu telefonieren. Ich lege meinen deutschen Chip ins Handy ein und stelle befriedigt fest, dass noch ein bisschen Guthaben vom letzten Aufenthalt drauf ist. Zuerst rufe ich Hardy über eine besondere Nummer an, die nicht viel Guthaben auffrisst. Er nimmt sofort ab, obwohl er wahrscheinlich schon längst im Bett liegt.

»Nein, ich hab noch nicht geschlafen! Ich warte natürlich auf deinen Anruf!« Er schaltet auf Lautsprecher. »Wir sind alle hier im Wohnzimmer versammelt und freuen uns auf dich!«, bekräftigt Hardy nochmals.

Da muss eine Flasche Rotwein mit im Spiel sein, oder auch zwei …

»Leider müsst ihr noch eine Weile warten«, fiepe ich selbstmitleidig und schaue mich in der Lounge um.

Alle Reisenden sehen so aus, als ob sie freiwillig hier wären, ich bin es eindeutig nicht.

Ich bin in Gefangenschaft geraten. Der Feind ist aber noch vermummt, und ich erkenne ihn nicht.

»Ich liebe dich!«, sagt Hardy. »Wann geht es weiter?«

»Ich liebe dich auch! *Und euch auch*!«, rufe ich ein bisschen lauter. »In einer Stunde geht's weiter, und dann sind Amelie und Frank am Flughafen, um mich in Empfang zu nehmen.«

»Melde dich noch mal, wenn du bei deiner Mutter angekommen bist!«, sagt Hardy.

»Aber dann ist es mitten in der Nacht bei dir«, werfe ich zweifelnd ein.

»Ist doch egal, ich kann sowieso nicht schlafen, bis du endlich angekommen bist«, erwidert mein Mann, und ich freue mich trotz der trostlosen Mission.

Die kleine Mücke, die den Flug nach Nürnberg an diesem Abend übernimmt, ist ebenso pünktlich wie die große Maschine.

Mein schwarzer Koffer ist das erste Gepäckstück, das die Gummilappen am Gepäckband im Ankunftsbereich des Nürnberger Flughafens freigeben. Es gibt kein Zurück, kein Entrinnen. Ich wuchte das große Teil auf einen Gepäckwagen und steuere unausweichlich dem Ausgang entgegen.

Frank sehe ich noch vor meiner Schwester, die mit ihren knapp ein Meter dreiundfünfzig auf den Zehenspitzen neben meinem »Beinahe-Schwager« steht. »Beinahe«, weil er seit 1972 mehr oder weniger mit ihr zusammenlebt, ohne sich von seiner rechtmäßig angetrauten Ehefrau scheiden zu lassen.

Wie immer seit mehr als dreißig Jahren begrüßen wir uns ein bisschen steif und entspannen uns dann meiner Schwester zuliebe. Amelie ist am Wochenende aus Brüssel angereist und hat nun extra ein paar Tage Urlaub drangehängt, um mich in Empfang zu nehmen und mit eigenen Augen zu sehen, wie es um mich steht.

»Du siehst gut aus!«, sagt sie erleichtert und nimmt mich fest in den Arm. »Gott sei Dank, schon mal ein guter Anfang!«

»Deine Schwester ist das blühende Leben, wie immer«, bekräftigt Frank. »Lasst uns losfahren, ich habe keinen guten Parkplatz!«

Das blühende Leben ... Das kommt mir bekannt vor, das hat mir vor zwei Monaten schon mal jemand gesagt, der es eigentlich besser hätte wissen müssen. Aber Frank verzeihe ich seinen Trugschluss. Der hat nicht jahrelang Medizin studiert, sondern ein Leben lang Gardinen und Teppiche verkauft.

Amelie bestaunt meinen Koffer.

»Der ist ja größer als unser Badezimmer!«, ruft sie aus, als Frank und ich ihn im Kofferraum seines Wagens verstauen. Ich lache wie eine alberne Gans, und Frank sieht mich ein bisschen argwöhnisch von der Seite an.

»Bist du sicher, dass du krank bist?«, fragt er noch mal nach.

Das Bordcase kommt zu meiner Schwester auf den Rücksitz, und meine Handtasche, mit deren Inhalt Amelie wahrscheinlich zwei Wochen lang problemlos verreist wäre, nehme ich auf dem Beifahrersitz auf den Schoß.

»Frank, ich habe keine Ahnung, was mit mir los ist«, beantworte ich seine Frage ehrlich. »*Du* siehst nicht so gut aus, wie geht's dir denn so?«, frage ich ihn im Gegenzug.

»Lass uns aufhören, über Krankheiten zu sprechen!«, schnaubt er und ringt sich ein Lächeln ab.

Wir legen die rund fünfundzwanzig Kilometer in die Erlanger Innenstadt relativ schweigend zurück. Zum Reden wird für Amelie und mich morgen noch genug Zeit sein. Frank ist sicherlich froh, wenn er mich absetzen und mit meiner Schwester in ihr neu angemietetes Häuschen in einem Dorf bei Erlangen zurückkehren kann.

Wir erreichen die Kuttlerstraße kurz nach dreiundzwanzig Uhr, und ich werde zunehmend unruhig.

»Ich gehe noch kurz mit rauf und helfe dir mit dem Gepäck!«, verkündet meine Schwester.

»Ja, geht ihr mal schnell alleine, ich kann hier sowieso nicht parken und fahre eine Runde oder zwei im Kreis«, erwidert Frank und fährt los. Ich winke ihm zum Abschied zu.

Den schnellen Abgang kann ich ihm nicht verübeln, parken in der Kuttlerstraße ist ebenso ein Ding der Unmöglichkeit wie Frieden im Gazastreifen.

Amelie und ich wuchten mein Gepäck in den Aufzug des Seniorenwohnheims, in dem unsere Mutter seit zwei Jahren wohnt. Damit ist er voll.

»Und jetzt?«, fragt Amelie genervt.

»Wir drücken auf die Taste für den zweiten Stock und laufen zu Fuß«, schlage ich tatkräftig vor.

»Na klar!« Meine Schwester schlägt sich an die Stirn, ich zwicke sie in die Nase und lächle angeberisch. Wir müssen beide lachen. Manchmal sind wir wie Dick & Doof. Abwechselnd.

Wir stapfen die Treppe hoch und nehmen die Koffer in Empfang.

Meine Mutter steht bereits an ihrer geöffneten Wohnungstür und erwartet ihre beiden Töchter. Hinter ihren Glasbausteinen von Brillengläsern schaut sie uns erwartungsvoll an. Sie ist bereit, in Tränen auszubrechen. Ich auch.

»Die andere, sie ist übrigens weg. Ich habe sie endlich beseitigt!«, dringt plötzlich die Stimme der Intellektuellen an mein Ohr.

»O nein!«, denke ich entsetzt. »Wie konntest du? Wirt und Symbiont zu trennen könnte fatale Auswirkungen haben!«

»Eben drum!«, freut sie sich. »Das Dummerchen ist tot!«

Ich nehme meine Mutter in die Arme und sage mit künstlicher Fassung: »Schön, dass ich schon viel früher als geplant kommen konnte! Ist das nicht eine tolle Überraschung?«

Mittwoch, 6. Oktober

3.04 Uhr

Eine surreale Uhrzeit. Merkwürdige Dinge gehen mir durch den Kopf, während ich hellwach auf dem Bett meiner Mutter sitze. Das ist kein Jetlag, das ist die Art Wachsamkeit, die durch andauernde Angst entsteht. Und durch andauernde Geräusche, an die ich nicht gewöhnt bin. Meine Mutter schnarcht hingebungsvoll auf ihrem Schlafsofa, ab und zu brabbelt sie vor sich hin. Es sind keine zusammenhängenden Sätze, mehr Fragmente, die durch Schnarcher unterbrochen werden. Dann wieder steht sie in tiefer Trance auf und wandelt zur Toilette, ohne aufzuwachen. Ich spreche sie kurz an, sie hört mich nicht.

In der geräumigen, freundlichen Einzimmerwohnung herrscht immer eine indirekte Beleuchtung, die von draußen kommt. Es ist nicht richtig dunkel. Lichtkegel von vorbeifahrenden Autos wandern an den Wänden entlang, Schritte auf der Straße ertönen, zwei afrikanische Studenten vom Haus gegenüber unterhalten sich angeregt eine halbe Stunde lang in einem fröhlichen Singsang vor ihrer Haustür. Warum gehen die nicht rein und sülzen drinnen weiter?, stöhne ich innerlich.

Die neunzigjährige Nachbarin meiner Mutter, Frau Gruber, scheint nachts schwere Gegenstände durch ihr Zimmer zu schieben. Wo hat die nur die Kraft her? Ich hingegen werde langsam wirklich verrückt.

Die Balkontür ist nur angelehnt, mein adoptierter Bruder kommt von draußen herein. Er macht zwei Purzelbäume vorwärts in meine Richtung, dann rollt er sich seitlich in Richtung Bett, wie bei einer Wehrübung. Schließlich richtet er sich abrupt auf und beginnt sein langes weißes Brustfell zu lecken. Er schaut mich dabei kritisch an.

Felis catus – ich bin mit ihnen groß geworden. Sie waren die erste andere Lebensform, die schon neben meinem Kinderbett in Erscheinung trat. Einer von ihnen war immer da. Die meisten blieben uns im Schnitt dreizehn bis fünfzehn Jahre erhalten, dank guter Pflege und Hinwendung. Meine Mutter suchte sich immer wieder die Schönsten ihrer Art aus, die sie finden konnte, und adoptierte sie mit Herz, Leib und Seele.

Daher haben Amelie und ich von jeher Adoptivgeschwister.

Ich bin im Lauf meines Lebens zur Hundehalterin mutiert, aber das geheimnisvolle Band, das mich und meine Adoptivgeschwister verband, ist immer erhalten geblieben. Wir sprechen dieselbe Sprache. In meiner Kindheit waren die Katzen meine liebsten Ansprechpartner. Amelie war schon längst aus dem Haus, als ich geboren wurde. Ich war ein Einzelkind mit großer Schwester und wuchs in einer seltsamen Erwachsenenwelt auf, ohne wirklich dazuzugehören. Mit Gleichaltrigen tat ich mich oft schwer, die fanden mich wiederum komisch, weil meine Eltern so alt waren wie ihre Großeltern und ich schon Dinge tun durfte, die sie nicht erlaubt bekamen. Man traute mir früh viel zu. Ich in meiner Erwachsenenwelt jedoch sah und hörte Dinge, die ich noch nicht verstand, aber ich tat so als ob. Ich galt als sehr vernünftiges Mädchen, eine kleine Erwachsene. Gut, dass die Katzen da waren, denen brauchte ich nichts vorzumachen.

»Was machst du eigentlich auf unserem Bett?«, fragt Calimero. Er ist ein ausgesprochen schöner Maine-Coon-Kater, seit vier Jahren sind wir Geschwister.

»Ich versuche zu schlafen, du Blödmann!«, kontere ich.

»Bei dem Krach hier? Ist das dein Ernst?«, fragt er belustigt zurück.

»Du kannst also nachts auch nicht pennen hier?«, forsche ich nach.

»Keine Chance, deshalb schlafe ich tagsüber. Mutter weiß nicht, dass ich nachts aktiv bin, daher macht sie sich immer Sorgen, wenn ich tagsüber so viel penne.«

Er leckt wieder an seinem Brustfell herum. Ich beneide ihn um seine Gelenkigkeit. Der bekommt garantiert keine elektrischen Schläge in die Arschbacken.

»Warum bist du da? Du kommst doch fast nie hierher!« Er springt anmutig aufs Bett und verteilt seine acht Kilo auf meinen Beinen.

»Hey, du bist ja richtig zutraulich heute!«, freue ich mich und berühre ihn sacht am Kinn.

»Ich mag dich gut leiden, aber ich kenn dich eigentlich kaum. Warum bist du nie hier?«

Er streckt seine Krallen aus und kratzt an der Bettdecke herum. Das knistert, und es macht ihm sichtlich Spaß.

»Ich bin halt die ganze Zeit in China, sorry!«

»Was ist ein China?«, fragt Calimero und lehnt sich genüsslich zurück. Er streckt sich krachend. Würde er, wie sein Pate, eine Eierschale auf dem Kopf tragen, wäre sie spätestens jetzt heruntergerutscht.

»Ein China ist ein riesiges Land im Fernen Osten. Es ist eine ganz große Weltmacht auf dem Vormarsch. Es zieht ausländische Investoren magnetisch an, es boomt und saugt aus den Ausländern ihr Know-how und ihre Technologien heraus wie ein Vampir. Wenn es alles ausgesaugt hat, dann schmeißt es die leeren Hüllen weg, überschwemmt die ausländischen Märkte mit seinen eigenen, billigeren Produkten und bringt die wirtschaftliche Weltordnung durcheinander. Alle sind sauer auf den Erfolg der Chinesen, aber alle möchten dennoch mit ihnen ins Geschäft kommen.«

»Aha«, sagt Calimero, »wie langweilig!«

»So kann man es auch sehen«, erwidere ich und lache ihn an.

»Warum bist du denn jetzt schon hier? Mutter hat dich nicht vor November erwartet«, fragt er.

»Ich bin krank und muss zu einem Spezialisten hier in der Stadt!«, verkünde ich.

»In deiner komischen Weltmacht können sie dir nicht helfen?«

»Nö, scheinbar nicht«, antworte ich bedrückt, »offenbar gibt es Dinge, für die ist in meiner Weltmacht kein Platz, kein Interesse und keine Zeit.«

Ich bin heute sauer auf meine Weltmacht, bin sauer, dass ich überhaupt außerplanmäßig hier in Erlangen sein muss. Normalerweise meckere ich nicht so undiplomatisch über mein Gastgeberland, aber Calimero wird mich nicht verraten.

»Was fehlt dir denn?« Calimero rückt auf mir ein Stück näher zu meinem Oberkörper heran. Aufmerksam betrachtet er mich.

»In mir vibriert etwas ganz schlimm«, stöhne ich und deute auf mein Becken. »Fast immerzu. Jetzt ist es in den Oberschenkeln, und in meinem Unterleib scheint etwas zu kreisen.«

Er robbt näher und setzt sich schließlich auf meinen Bauch. Er ist verdammt schwer, ich spanne meine Bauchmuskeln an. Er lässt sich wieder nieder und hält ein Ohr gegen meinen Unterleib.

»Du hast recht!« Er hört weiter in mich hinein. »Du schnurrst da drinnen!« Er schaut mich ungläubig an.

»Ja, ich schnurre«, bestätige ich, »das hast du sehr gut formuliert!«

»Das ist nicht gut!« Mein kleiner Bruder fährt fort, in mein Becken zu horchen. »Bei Mutter habe ich so etwas noch nie im Bauch gehört.«

Er beginnt synchron mit mir zu schnurren, und ich entspanne mich ein wenig. Es fühlt sich gut an, und es tröstet mich ein bisschen. Wir bleiben ungefähr eine Stunde so liegen und schweigen und schnurren. Irgendwann bemerkt Calimero, dass ich vor mich hin schniefe, und setzt sich wieder auf.

»Wann bist du denn bei dem Spezialisten, Schwester?«, fragt er besorgt.

»Am Freitag«, antworte ich.

»Zu spät, zu spät!« Er setzt sich auf meine Brust und stiert mich an. »Das kann nicht warten! Du musst gleich was unternehmen!«

»Jetzt?«, frage ich fast belustigt.

»Ja, jetzt. Ändere den Plan, auf der Stelle!« Er blickt mich hypnotisch an.

»Okay, ich rufe Hardy an!« Ich richte mich auf und greife nach dem Handy neben mir. »Ich geh ins Bad zum Telefonieren, damit ich Mutter nicht wecke!«, erkläre ich Calimero.

»Die weckt noch nicht mal eine Blasmusik-Kapelle!«, winkt er ab, aber er folgt mir ins Bad.

Wir schließen die Tür hinter uns, und ich setze mich auf den Klodeckel. Calimero hopst in die Badewanne und wälzt sich darin herum.

»Wen rufst du an?«, fragt er.

»Deinen Schwager«, antworte ich.

»Guter Anfang!«, kommentiert er und beobachtet meinen langwierigen Wählvorgang.

Hardy nimmt sofort ab, vermutlich ist er schon im Büro.

»Ich halte es nicht mehr aus, ich flippe aus, ich vibriere immer mehr, und meine Haut brennt, wenn ich ein paar Schritte gehe, ich kann nicht mehr ...«

Ich atme tief durch, um mich etwas zu beruhigen.

»Soll ich kommen, Schatz? Ich buche sofort einen Flug, wenn es sein muss. Scheiß aufs Projekt, du bist mir wichtiger!« Hardy meint es ernst.

Ich schaue meinen Bruder in der Badewanne an. Er hat die Haltung einer Sphinx eingenommen. Jetzt fehlt uns bloß noch die Pyramide des Cheops, um das mehr als merkwürdige nächtliche Tableau abzurunden.

»In ein paar Stunden rufe ich in der Klinik an der Pyramide in Fürth an, wo du damals für deine Nachuntersuchungen warst, erinnerst du dich?«, sage ich plötzlich. »Die haben bestimmt auch eine Neurologie. Ich brauche echt schnelle Hilfe, vielleicht können die mich direkt drannehmen!«

»Wie kommst du denn jetzt auf Fürth?«, fragt Hardy.

»Nur so eine Eingebung«, antworte ich ausweichend. »Ich glaube, ich muss dorthin und nicht in die Uni Erlangen. Vielleicht wäre es am Freitag schon zu spät!«

Hardy weiß alles von mir. Aber das Eingeständnis, dass ich mit Katzen sprechen kann und mich von ihnen beeinflussen lasse, wäre wahrscheinlich selbst für ihn etwas viel.

»Schatz, du machst genau das, was dir deine innere Stimme sagt!«, befindet Hardy. »Wenn du meinst, du musst nach Fürth, dann gehst du nach Fürth.«

Calimero nickt mir aufmunternd aus der Badewanne zu und sagt: »In drei Stunden kannst du dort anrufen, und jemand wird dir einen Termin bei einem netten Arzt geben!«

Er springt mühelos aus der Wanne, stupst die Tür auf, und kurze Zeit später höre ich ihn heftig in seinem Katzenklo in der Küche herumscharren.

Ich verabschiede mich von Hardy und gehe zurück ins Bett. Bald wird es hell werden, und Calimero wird schlafen gehen. Er kommt zurück zu meinem Bett.

»Das hat gut getan. Man sollte den Tag immer mit einem schönen großen Haufen beginnen!«, erklärt er.

»Wem sagst du das?«, erwidere ich. »Du hast vier Cousins, die nach dem gleichen Motto leben.«

Ich streichle Calimero und sage: »Eigentlich schade, dass du meinen Vater nie kennengelernt hast.«

Er schaut mich an und fragt: »Wie war er denn so?«

»Gute Frage«, räume ich ein, »ich habe Vater selbst kaum gekannt. Der Altersunterschied war wohl zu groß.«

Ich denke nach. Doch, wir hatten schon unsere Momente. »Wir haben oft über den Zweiten Weltkrieg gesprochen, er hat da viel erlebt. Er war überall, in Afrika mit einem Typen namens Rommel, in Russland war er in einer Kesselschlacht, auf der Ostsee ist er fast mit einem Kahn abgesoffen, später beinahe in einem Transportflugzeug abgestürzt, angeschossen worden ist er auch. Er hat viele Abenteuer erlebt, früher.«

»Indiana Jones!«, ruft Calimero begeistert aus.

»Woher kennst du den denn? Mutter guckt doch nie amerikanische Abenteuerfilme!«

»Ich gucke schon, wenn sie beim Fernsehen manchmal einnickt, oft die ganze Nacht, wenn die Kameruner nebenan singen.«

»Ja, Vater war früher so was wie Indiana Jones. Bald, nachdem er in Rente ging, da war ich ein Teenager, hat er sich in seine eigene Welt zurückgezogen. Zehn Jahre später bin ich dann in ein anderes Land gegangen, und wir haben uns komplett verloren.«

»Meinst du, er war okay in seiner eigenen Welt? Wie hieß die eigentlich?«

»Alzheim heißt die. Am Anfang hat er sich gesträubt, wollte da nicht hin, später hat er sich gefügt, dann war er darin zufrieden. Es sah so aus zumindest.«

»Und du? Warst du in deinem anderen Land okay?«

»Ja, ich fand es toll und schaute nicht zurück. Ich wollte immer weiter, immer weiter.« Ich intoniere einen Nena-Song.

»Morgen machst du weiter, Schwester, du hast Indiana-Jones-Blut in dir! Ich glaube, du hast Vater sehr gut gekannt.«

Irgendwann schlafen wir dann beide ein und schnurren gemeinsam.

Donnerstag, 7. Oktober

Meine Mutter kann, wenn es sein muss, mit ihren fast achtzig Jahren auch um sechs Uhr morgens schon fit sein. Normalerweise lässt sie ihr System aber erst ein paar Stunden später hochfahren und beginnt den Tag in aller Ruhe. Ihre Freundin ist die Nacht, warum auch nicht? Ich beneide sie darum, ich war auch mal so. Seit mehr als drei Jahren ist die Nacht aber nicht unbedingt meine Verbündete. Was habe ich ihr getan, dass sie mich so meidet?

Als ich kurz nach halb sieben, unausgeschlafen zwar, aber hellwach, fertig geduscht und leicht geschminkt aus dem Bad auftauche, hantiert sie schon mit irgendetwas in der Küche herum.

»Bist du sicher, dass du keinen Tee willst und vielleicht einen Toast mit Marmelade oder Honig?«, fragt sie besorgt.

»Nein, danke, ich bleibe lieber nüchtern! Die wollen mir bestimmt Blut abnehmen«, erwidere ich. »Die haben dort ja eine schöne Cafeteria, und nebenan im Hotel ist ein Restaurant. Ich such mir dann schon was zu essen.«

»Ich verstehe immer noch nicht ganz, was es überhaupt mit diesem Arztbesuch auf sich hat. Und warum jetzt einen Tag früher und dann so weit draußen in Fürth?«

Ich fummele an meinem Koffer herum und stelle mich taub.

»Amelie scheint ja längst davon zu wissen. Von einem Nervenarzt hat sie was erzählt. Nervenarzt! Wenn einer einen Nervenarzt braucht, dann ich! Die Welt ist doch heute vollkommen verrückt … Ich bin eine alte Frau, ich verstehe überhaupt nichts mehr!«

Ich grinse in mich hinein.

»Meinst du, du kommst mittags wieder zurück? Ich kann ja auch was kochen! Alles, was du willst!«, schlägt meine Mutter hoffnungsvoll vor.

»Ehrlich gesagt, ich weiß nicht, wie lange es dauern wird. Mit ein paar Stunden rechne ich schon. Ich ruf dich einfach zwischendurch mal an, in Ordnung?«, erwidere ich. »Außerdem könnte ich dann ja auch einfach von unterwegs was mitbringen. Das spart dir Arbeit.«

Ich stehe in Unterwäsche da, dezent, falls ich beim Doktor wieder strippen muss, und suche mein restliches Outfit zusammen.

»Du bist sowieso viel zu dünn!«, kommentiert meine Mutter missbilligend meinen Arbeitsfortschritt. »Ich glaub, du isst viel zu wenig in diesem China!«

»Ich bin nicht dünn, ich bin schlank!«, protestiere ich vehement, »und das ist gar nicht so einfach! Es ist kein Kinderspiel mit Anfang vierzig!«

»Wozu braucht man das auch? Zehn Kilo mehr würden dir auch stehen!« Sie schüttelt verständnislos den Kopf, ich verziehe entsetzt das Gesicht und schlüpfe in meinen schwarzen Designer-Hosenanzug. Ein Schnäppchen, XS-Hose, Jacke mit Platz für Oberweite, fünfzig Prozent reduziert. Grace hätte mich gelobt.

»Das Schwarz macht dich noch dünner! Schlimm!«, meint meine Mutter.

Laute, glucksende Geräusche ertönen plötzlich vom Wohnzimmertisch. Darauf hat Calimero es sich in voller Länge bequem gemacht und lauscht interessiert unserer Unterhaltung. Irgendwann kann er nicht mehr und bekommt einen Lachanfall. Um in der Menschenwelt nicht aufzufliegen, täuscht er jedoch gekonnt einen heftigen Schluckauf vor.

»Oh, mein Calimero hat einen Hätscher! Der arme Kleine!« Meine Mutter wendet sich unserem erstaunlichen Kater zu, und ich beende meine Vorbereitungen zügig. Meine Handtasche ist vom Flug noch ziemlich vollständig bepackt, die lasse ich einfach so, wie sie ist, mit allem drin: Kreditkarten, Geld, Handy samt Ladegerät, Pille, viel Tranquilizer, ein bisschen was zum Schminken und ein Foto von Hardy. Okay, die Hunde sind auch mit drauf, aber im Hintergrund.

Unten höre ich das bestellte Taxi vorfahren und umarme meine Mutter noch mal aufmunternd.

»Ich melde mich dann, wenn ich mehr weiß. Die werden mich bestimmt wieder richten! Ich habe mir beim Sport sicherlich nur einen Nerv eingeklemmt!« Blöder Spruch, denke ich noch, den habe ich schon früher mehrfach benutzt, ohne Erfolg.

Calimero begleitet mich noch waschbärmäßig schwanzwedelnd zur Tür.

»Na, bis morgen dann, Schwester!«, ruft er mir nach.

»Bis nachher, Bruderherz«, korrigiere ich ihn und klappere auf hohen Hufen das totenstille Treppenhaus hinunter. Hoffentlich habe ich Frau Gruber, die unnachgiebige nächtliche Möbelpackerin, jetzt auch endlich mal geweckt!

◆ ◆ ◆

Weil ich dazu tendiere, die Distanzen im Frankenland zu überschätzen, bin ich ein bisschen früh dran. Das ist das Shanghai-Syndrom. Mein Termin ist um acht Uhr, ich habe heute das Privileg, die erste Patientin in der Neurologie der Pyramidenklinik zu sein. Gestern hatte ich mit einer Frau Straub, einer sehr netten Fränkin, telefoniert, die die Verzweiflung in meiner Stimme wohl deutlich wahrnahm und mir sofort einen Termin für den folgenden Morgen gab.

Ich warte ein wenig im freundlichen Foyer, dezente Musik, moderne Kunst an den Wänden, dann begebe ich mich überpünktlich in die Neurologie. Die Klinik an der Pyramide verfügt außer zahlreichen Einrichtungen für eine stationäre Behandlung auch über eine Vielzahl von unterschiedlichen Fachärzten, die man in ihren Belegpraxen ambulant aufsuchen kann. Die Neurologie ist eine solche Praxis. Die haben gerade aufgemacht, drei hübsche junge Frauen, eine blond, zwei dunkelhaarig, schälen sich aus Jacken und Trenchcoats. Draußen wird es schon frisch.

»Frau Kramer-Valesa, stimmt's?«, fragt mich Frau Straub, die ich sofort an ihrer Stimme erkenne.

»Valesa reicht schon! Guten Morgen, ja, ich bin's!«, bestätige ich.

»Die Chinesin, ein Wahnsinn!«, sagt sie lachend. »Ich bin Sina, das sind Lemya und Meryem!« Sina deutet auf ihre beiden Kolleginnen, die mich ebenfalls fröhlich begrüßen. Beide sehen sehr apart orientalisch aus, und ich vermute ihren Ursprung am Bosporus.

»Wie lange haben Sie die Missempfindungen schon?«, fragt Meryem lächelnd, aber stirnrunzelnd.

»Elf Wochen!«, sage ich ebenfalls lächelnd und nicht minder stirnrunzelnd.

Die drei schauen sich kurz an, und Lemya räuspert sich schließlich.

»Dr. Horvath ist schon auf der Station oben, ich rufe ihn«, sagt sie und greift nach einem Handy.

Ein junger Mann, unbeweißkittelt, in Khakihosen und Holzfällerhemd betritt kurz darauf eiligen Schrittes die Praxis.

»Guten Morgen!«, ruft er, und das gilt allen anwesenden Damen. Er schaut mich freundlich lächelnd an.

»Ich bin die Chinesin!«, sage ich beinahe entschuldigend.

»Ich weiß!«, sagt er leichthin. »Ich bin Pavel Horvath, kommen Sie bitte gleich mit mir!«

Der charmante tschechische Akzent ermutigt mich und wärmt mir mein eiskaltes, ängstliches Herz. Beschwingt vibrierend folge ich dem Doktor in seine Praxisräume.

So sieht also eine richtige neurologische Praxis aus, denke ich. Ich komme an einem Raum mit Monitoren vorbei, dann einer Art Ruheraum mit Infusionsständern, schließlich biegen wir links ab und betreten Dr. Horvaths eigentliches Büro.

»Wie geht es Ihnen denn heute Morgen?«, fragt er, als wir uns beide gesetzt haben.

»Schlecht, ehrlich gesagt«, gebe ich zu.

»Dann schießen Sie mal los!«, fordert Dr. Horvath mich auf.

»Das ist eine lange Geschichte. Wie viel Zeit haben Sie denn für mich heute?«, erwidere ich schwach lächelnd.

Er blickt auf seine Uhr, mir gefriert das Blut in den Adern.

»Also, heute bin ich bis siebzehn Uhr da, wir liegen also noch gut in der Zeit!«, ermutigt er mich lächelnd.

Das Blut taut augenblicklich wieder auf, und ich beginne mit meiner detailfreudigen Schilderung der letzten elf Wochen meines Lebens.

Dr. Horvath greift sich ein hellblaues File, *Claudia Kramer-Valesa* steht außen schon drauf. Sicher Sinas, Lemyas oder Meryems Werk. Drinnen steht noch so gut wie nichts, aber das ändert sich im Zuge der nächsten Dreiviertelstunde gravierend. Dr. Horvath schreibt unermüdlich mit, ganz selten stellt er Fragen. Oftmals nickt er, manchmal schüttelt er den Kopf. Ich beende meinen Sermon mit meinem üblichen Hinweis auf meinen Radsport und meine sonstigen sportlichen Betätigungen.

Hoffnungsvoll warte ich auf eine Bemerkung wie »Ja, sehen Sie, da haben wir ja schon einen Anhaltspunkt!« oder »Das klingt mir ganz nach einem Pudendusnerv!«.

Nichts dergleichen. Stattdessen steht Dr. Horvath auf und sagt ruhig: »Der Sport an sich hat damit eher nichts zu tun, Frau Valesa.«

Das heißt, er ist auf einer völlig anderen Fährte. Das habe ich im Stillen befürchtet und will sie zunächst auch gar nicht kennenlernen. Er öffnet die Verbindungstür zu einem weiteren Raum und bittet mich, ihm zu folgen.

Ein wenig furchtsam trete ich ein und sehe mich um. Behandlungsliege, Monitor, Computer, Stühle, Schränke. Nichts Schlimmes.

»Machen Sie sich bitte frei, bis auf die Unterwäsche, und dann machen wir ein paar Turnübungen!« Er korrigiert sich: »Na ja, Sie turnen, und ich schaue zu!«

»Unfair!«, maule ich, und wir müssen beide lachen.

Etwas besser gerüstet als bei Dr. Zhang stehe ich dann schließlich da. Die Tapirzeichnung ist merklich verblasst, aber dennoch gut sichtbar. Wir müssen wieder beide grinsen.

»Ich hätte zunächst auf Golf getippt«, sagt Dr. Horvath lachend, »Golfer sehen auch oft so aus!«

Ich stimme ihm kichernd zu.

»Ja, stimmt! In meiner aktiven Golfzeit hatte ich eine ähnliche Zeichnung!« Ich nehme Haltung an wie eine Turnerin und plappere weiter. »Golf habe ich allerdings aufgegeben, vor Jahren schon. Nach dem siebten Loch schliefen mir immer die Hände ein, wurden irgendwie pelzig, und ich wusste nicht mehr, wie ich einen Schwung beginnen sollte, was habe ich mich immer geärgert …«

Verblüfft verstumme ich. Das war bereits Ende der neunziger Jahre. Ich habe nicht mehr daran gedacht.

Dr. Horvath verzieht keine Miene und sagt lediglich: »Das Turnen wird jetzt ein bisschen langweilig werden für Sie, vieles davon haben Sie bestimmt schon mal in China gemacht. Ich will es aber trotzdem selbst sehen!«

Ich nicke entschlossen, vergesse die Golfkrise, und wir beginnen mit dem klassischen Zehengang.

Nach vielen Koordinations-, Zähnebleck-, Sicht-, Gleichgewichts-, Kraft- und feinmotorischen Übungen erhalte ich eine hohe Punktzahl in der technischen Wertung. Für die künstlerische Darbietung sogar ein besonderes Lob. Die künstlerische Ästhetik leidet kurzfristig, als die linke Brust beim bisher unbekannten Einbeinhüpfen aus der Halbschale herausspringen will. Sie ist etwas größer als die rechte und hat ein aufmüpfiges Gemüt.

Ich stopfe sie also wieder zurück und denke mir, dass Dr. Horvath im Laufe eines Arbeitstags bestimmt Schlimmeres zu sehen bekommt.

Dann darf ich mich auf die Liege legen, und wir testen, ob ich scharfe von stumpfen Eindrücken unterscheiden kann und wie meine Bauchhaut auf Bestreichen reagiert. Da meine

Füße wieder wach sind, spüre ich auch Vibrationen und weiß, wo sich meine Zehen zu welchem Zeitpunkt aufhalten.

Dr. Horvath kommentiert die meisten Abläufe mit einem kurzen »Gut«, und ich freue mich über jedes davon. Die »Guts« summieren sich. Die Frage nach Blasen- und Darmentleerungsstörungen kann ich ohne nachzudenken verneinen.

»Kognitive Beeinträchtigungen?«

»Nein!«

»Gut!«

Ich sitze freudig beinebaumelnd auf dem Tisch und bin ein bisschen beruhigter als bei meiner Ankunft.

»So, nun schauen wir uns mal Ihr Nackenbeugezeichen an!«, sagt Dr. Horvath freundlich.

Ach, ja, scheiße, da war ja noch was, denke ich enttäuscht. Ich bin ja nicht zum Spaß hier.

»Bitte sitzen Sie gerade, und lassen Sie dann den Kopf nach vorne sinken. Sagen Sie mir, wann es anfängt auszuschlagen und wohin es zieht.«

Er kennt das!, denke ich aufgeregt, hier sitzen öfter Leute, denen es im Analbereich und bis unter die Zehen zieht, wenn sie den Kopf bewegen. Es gibt anscheinend noch mehr von meiner Sorte, Leute, bei denen Verstand und Hintern unweigerlich verbunden sind.

Ich beginne mit dem Blick nach unten und komme nicht weit. Dr. Horvath sieht es mir an. Entschlossen drücke ich noch ein bisschen nach, es ist übel.

»Nicht doch!«, sagt Dr. Horvath sanft. »Es ist unnötig. Forcieren Sie das nicht, ich sehe schon, wo es anfängt.«

»Es schießt wie ein Stromstoß in die Pobacken, manchmal in die Bauchmuskeln, immer auch in die Oberschenkel, und die vibrieren ja sowieso schon fast ständig ...« Ich werde nun doch etwas weinerlich, die Augen werden feucht, und ich verstumme.

»Ich weiß, wovon Sie sprechen. Beruhigen Sie sich, Frau Valesa. Sie bleiben jetzt hier liegen, möglichst entspannt, und Lemya wird bei Ihnen eine Messung durchführen.«

Er ruft über Handy nach Lemya, sie erscheint gleich an der Tür.

»Wir machen ein volles Blutbild, dann SEP, Medianus und Tibialis und eine Neurografie bei Frau Valesa!«, kündigt er ihr an.

Zu mir gewandt sagt er: »Lemya wird Ihnen Blut abnehmen und dann kurz erklären, worum es bei den Messungen geht. Das wird jetzt alles ein bisschen pieksen, das lässt sich leider nicht vermeiden.«

»Macht nichts«, erkläre ich tapfer.

Dr. Horvath schaut wieder auf die Uhr: »Sag Meryem, sie soll der Radiologie irgendwie einen kurzfristigen Termin abringen. Ich brauche einen Kernspin vom Kopf. Heute früh noch! Sonst komme ich nicht voran.«

»Die werden aber begeistert sein«, wirft Lemya ein, »die Röhre läuft praktisch nonstop.«

»Sagt denen, ich hätte einen Notfall aus China, dann werden sie schon was schieben können. Außerdem brauche ich für morgen einen Termin für die Halswirbelsäule.«

Dr. Horvath und ich lächeln uns verschwörerisch zu. Notfälle aus China hat man ja nicht alle Tage.

»Sagen Sie der Radiologie doch, Michelle Yeoh ist auf Deutschlandreise und hat sich im Training böse den Kopf gestoßen!«, schlage ich dreist vor.

»Gute Idee, die finde ich auch cool!«, sagt Lemya, geht wieder und informiert Meryem über den Stand der Dinge.

»Ich schaue in der Zwischenzeit andere Patienten an und komme nach den Messungen zu Ihnen zurück!« Dr. Horvath verlässt mich. Jetzt bin ich erst mal allein.

»Lieber Gott, my Lord Buddha, liebe Uschi«, beginne ich eines meiner üblichen Stoßgebete, »lasst mich bitte nicht hängen!«

»Entspannen Sie sich ein bisschen, machen Sie die Augen zu, einfach alles hängen lassen!«, fordert Lemya mich geduldig auf. Ich habe ein paar lange Nadeln in der Kopfhaut stecken, und wir stimulieren gerade einen Nerv am

Handgelenk elektrisch. Wir sind ungefähr bei einem Wert von drei Hertz, und mein rechter Daumen zuckt leicht und rhythmisch. Das Gleiche werden wir auch noch am anderen Handgelenk und an beiden Knöcheln machen. Am Knöchel wird dann die große Zehe rhythmisch zucken, hoffentlich.

Lemya hat sich mit einem Bleistift einen wuscheligen Knoten in ihr langes, lockiges Haar gemacht, um die Abläufe auf dem Monitor besser sehen zu können. Bei mir würde kein Bleistift halten, denke ich, höchstens vielleicht ein langer Q-Tip.

»Nicht mit den Zähnen knirschen«, sagt sie, »am besten machen Sie den Mund ein bisschen auf und lassen das Gebiss locker.« Sie verfolgt das Ergebnis auf dem Bildschirm. »Ja, sieht schon besser aus! Gut!«

»Jetzt liege ich da wie eine Leiche in der Pathologie!«, nuschele ich vorsichtig.

»Nein, so weit sind wir noch nicht!«, lacht Lemya. »Die hätten in der Pathologie keine rechte Freude an Ihnen, dafür sind Sie viel zu lebendig!«

Ich versuche nicht zu lachen, das könnte ja das Ergebnis verfälschen.

Irgendwann sind wir fertig, ich weiß nicht, wie viel Zeit inzwischen vergangen ist. Dr. Horvath kommt zügigen Schritts durch die Tür. Er studiert die Auswertung der Messungen und macht dann: »Hmmm.«

»Gut oder schlecht?«, frage ich vorsichtig und rappele mich von meiner Liege hoch.

»Gut!«, sagt er. »Eigentlich ein Normalbefund, das dachte ich mir schon.«

»Fein. Heißt das, ich darf nach Hause gehen und alles wird von selbst wieder gut?«, frage ich halbernst.

Meryem öffnet die Tür und verkündet: »Michelle Yeoh hat dann jetzt gleich einen Termin für den Kopf unten in der Röhre und für morgen früh einen um Viertel vor zwölf. Passt Ihnen das so, Frau Yeoh?«

»Habe ich eine Wahl?«, frage ich und schaue von Meryem zu Lemya und schließlich zu Dr. Horvath.

»Nein, haben Sie nicht!«, erklärt Dr. Horvath lächelnd, aber bestimmt.

♦ ♦ ♦

Ein paar Minuten habe ich noch Zeit, und ich versuche, Hardy wenigstens kurz telefonisch über den Fortschritt der Untersuchungen zu informieren. Sina bringt mir einen Orangensaft.

»Haben Sie heute überhaupt schon was gegessen?«, fragt sie besorgt.

»Nein, aber ehrlich gesagt, ist mir auch gar nicht nach Essen zumute, zu viele aufregende neue Eindrücke!«, seufze ich.

»Nach Dr. Ahrweiler kommen Sie mit den Aufnahmen bitte gleich wieder zu uns rauf. Dr. Horvath bespricht die Bilder dann mit Ihnen, und anschließend können Sie ja vielleicht eine verspätete Mittagspause einlegen?«, schlägt Sina vor.

Ich kriege Hardy nicht dran, er wird wohl auch bis zu meiner Mittagspause warten müssen. Also mache ich mich auf in den »Keller« zur Radiologie. Radiologen scheinen gerne das Tageslicht zu meiden, das muss in der Natur ihrer Tätigkeit liegen.

Der Weg zu Dr. Ahrweiler ist weit, ich durchquere praktisch das ganze Klinikum, komme schließlich mit brennenden Oberschenkeln an und stoße die Glastür zur Praxis auf.

»Frau Michelle Yeoh, nehme ich an? Sie sehen ein bisschen anders aus als in Ihren Filmen«, sagt eine resolut aussehende Frau an der Rezeption schelmisch grinsend. »Sie können gleich eine Tür weiter zur Magnetresonanz-Tomografie durchgehen.«

Die anderen Patienten betrachten mich mit mäßigem Interesse. Es sind offenbar alles gestandene Franken. Mit chinesischen Kung–Fu-Stars haben die nicht viel am Hut. Michelle Yeoh fegt einmal um ihre eigene Achse, lächelt selbstsicher und springt dann katzengleich die zehn Meter zur nächsten Tür in einem Satz. Dort betritt sie unbeeindruckt ein neues Paralleluniversum. Nichts kann sie mehr erschrecken. Mit einem weiteren anmutigen Satz landet sie in der verdunkelten Schaltzentrale der Frau, die über dieses geheimnisvolle Reich herrscht.

»Ich bin da!«, kündige ich mein Erscheinen unnötigerweise an.

Die Frau wendet ihr Gesicht keinen Moment von ihren zahlreichen Monitoren ab. Jemand ist in der Röhre. Ein Mann, denke ich nach einem Blick durch die Glasscheibe, die uns von dem da drinnen trennt. Schuhgröße achtundvierzig, schätze ich. Ich sehe seine Fußsohlen aus der Röhre ragen.

»Kabine zwei, bitte alle Metallteile abnehmen, BH ausziehen, Kleidung können Sie anlassen«, trägt mir meine neue Herrin auf. Ich lege meine Moviestar-Allüren ab und trabe hängenden Hauptes in Kabine zwei.

»Ich komme dann gleich zu Ihnen, Frau Valesa, einen Moment Geduld bitte!«, fügt sie noch hinzu. Das klingt schon etwas beruhigender.

Ich entledige mich meines BHs und freue mich plötzlich sehr, dass ich ein todschickes, eng anliegendes beigefarbenes Lycra-Top trage. Die Brüste sinken kaum gen Schwerkraft, das Top hält sie gut zusammen. Fünfundsiebzig Prozent reduziert, ein Sonderangebot! Grace wäre zufrieden. Heute Nachmittag sollte ich eigentlich bei ihr sein.

Aus diesen erheblichen Überlegungen reißt mich plötzlich die Herrin über die dunkle Schaltzentrale. Sie klopft kurz an meine Kabine und stellt sich dann mit verschränkten Armen in die Tür. Sie überragt mich um Haupteslänge. Gardemaß, Ende zwanzig, hübsch auf eine punkige Art. Sie hält irgendeine Art von Brett in der Hand.

»Ich bin Melanie und heute Ihre MTA für den Kernspin!«

»Toll, dann wünschen Sie mir sicher einen guten Flug. Gibt's denn auch was zu trinken?« Ich werde langsam wieder mutiger.

»Klar, unterschreiben Sie das bitte zuerst. Das ist Ihre Einverständniserklärung für das Verabreichen von Kontrastmittel, allerdings geht's ab in die Vene. Champagner bieten wir leider heute nicht an.« Melanie grinst und hält mir das Brett mit einem Formular entgegen.

»Hat das irgendwelche Nebenwirkungen?«, frage ich, unzufrieden mit dem Bordservice.

»Nein, ist nur pro forma, Sie werden es gar nicht merken«, erwidert sie trocken. »Haben Sie alle Metallteile entfernt? Das ist wichtig! Das Magnetfeld, das drinnen herrscht, ist enorm stark«, sagt sie dann mit einem prüfenden Blick auf mich. Ich schaue Melanie ebenfalls prüfend an und kann mir ein Grinsen nicht verkneifen.

Sie trägt ein Augenbrauenpiercing, einen glitzernden Stein im rechten Nasenflügel, zahlreiche lange Ohrringe, und an ihren nackten Birkenstockfüßen hat sie mehrere Zehenringe. Ihre langen, genial verwuselten blonden Haare sind mittels einer gefährlich aussehenden Metallspange auf dem Oberkopf aufgetürmt.

»Sie belieben zu scherzen!«, sage ich schließlich.

»Ich sitze hinter dem Schutzschirm, Sie liegen im Magnetfeld. Das ist der Unterschied zwischen uns!« Sie lächelt charmant, und ich erkenne auch ein Zungenpiercing.

»Was für Hobbys haben Sie denn sonst so?«, frage ich Melanie, als ich ihr schließlich in den Röhrenraum folge. Die Röhre macht ein eigentümliches Geräusch, obwohl sie jetzt ja noch im Ruhezustand ist. *Putsche-puh, putsche-puh, putsche-puh* ... Klingt lustig, wie auf der Enterprise, meinem Lieblingsraumschiff, mit dem ich praktisch aufgewachsen bin.

»Ich sammle Steiff-Tiere, hauptsächlich Bären. Ich mache meinen Freund wahnsinnig damit. Manchmal kaufe ich sie heimlich, besonders die teuren Limited Editions, und verstecke sie dann auf dem Dachboden. Blöd, was?« Sie schaut mich fragend an.

»Ich sammle Straßenhunde, besonders die hässlichen, und ich bilde mir ein, ich könnte mit Katzen sprechen!«, trumpfe ich auf.

»Na, sehen Sie, wir sind völlig normal!«, erwidert sie lachend und bereitet das Anlegen einer Venenkanüle vor.

»Und nur echt mit dem Knopf im Ohr!«, bekräftige ich noch mal entschlossen das Leitmotiv aller Piercing- und Steiff-Tier-Liebhaber, zu denen ich mich auch zähle.

»Bitte legen Sie sich hin, ich setze Ihnen jetzt die Kanüle für die Zuleitung des Kontrastmittels in die Vene. Ich steuere die Zugabe von draußen, sie werden es nicht merken.«

Mein Top rutscht etwas über den Bauch hoch und gibt die winzige Narbe meines Bauchnabelpiercings frei.

»Sie hatten auch schon ein Piercing!«, ruft Melanie begeistert aus. »Was ist denn damit passiert?«

»Mein Körper hat es nach ein paar Monaten abgestoßen, der Piercingkanal ist einfach immer kleiner geworden, bis es zu gefährlich war, es weiter zu tragen. Nach zwei Versuchen habe ich es dann aufgegeben«, antworte ich bedauernd. »Mein Organismus hat sich einfach dagegen gewehrt, er wollte es nicht.«

»Komisch«, kommentiert Melanie, »und jammerschade!«

Jetzt setzt sie mir eine Art Rittervisier aus Plastik auf, um meinen Kopf zu fixieren.

»Soll ich Ihnen noch ein Beruhigungsmittel spritzen?«

»Kein Problem mit Röhren«, verkünde ich, »jahrelange Sonnenbankerfahrung!«

»Die Klopfsequenzen werden sehr laut werden, bitte dann möglichst nicht schlucken, okay? Für den Notfall gebe ich Ihnen noch einen kleinen Ballon mit hinein, bei Bedarf bitte sofort zudrücken, dann breche ich ab.«

Meine Pritsche setzt sich in Bewegung, ich fahre in das Innere der Röhre.

»Und los geht's!«, ruft Melanie aufmunternd und schlägt die Tür hinter sich zu.

Ich versuche weiter, das melodische »Putsche-puh« auf der Enterprise zu hören. Auch als es vehement laut wird und klopft und klackert. Die Borg greifen an, aber Captain Jean-Luc Picard hat alles unter Kontrolle.

Nach fünfundvierzigminütigem Scharmützel im Weltraum und anschließender kurzer Verschnaufpause in der Umkleidekabine geleitet mich Melanie zu Dr. Ahrweiler. Er scheint nichts von Büros und solchem Gedöns zu halten und fühlt sich in seinen Maschinenräumen offensichtlich sehr wohl.

Einladend klopft er neben sich auf die leere Pritsche eines Computertomografen, und ich setze mich neben ihn.

Dr. Ahrweiler wirkt auf mich sehr zentriert. Er ruht in sich selbst und lächelt gleichbleibend friedlich. Ein mildes Lächeln, das ich so gut von meinen zahlreichen Buddhastatuen zu Hause kenne. Vielleicht muss man auch in sich selbst ruhen können, wenn man ständig mit abnormen Veränderungen in menschlichen Körpern konfrontiert wird. Hat er für mich möglicherweise einen hübschen kleinen Gehirntumor parat?

Mich begrüßt Dr. Ahrweiler zunächst mit einem freundlichen »Haben Sie in letzter Zeit schon mal Sehstörungen gehabt?«.

Ich grüße zurück mit einem entsetzten »Ja, ich hatte in den letzten Jahren immer mal Probleme mit Flimmerskotomen. Aber die sollen ja eher harmlos sein, laut Auskunft eines Augenarztes und des Internets.«

»Sollen sie das?« Er pausiert, denkt nach und fährt fort: »Ich meine aber auch keine Flimmerskotome. Ich meine etwas in der Art von Doppeltsehen oder verschwommener Sicht.« Dr. Ahrweiler blickt mich prüfend und ausgesprochen zentriert an.

»Nein, niemals!«, versichere ich mir selbst und dem Doktor.

»Gut!« Mit meinem Lieblingswort überreicht mir Dr. Ahrweiler meine Aufnahmen. »Ich sehe mehrere entzündliche Strukturstörungen, sie nehmen nur mäßig Kontrastmittel auf. Bitte besprechen Sie das mit Dr. Horvath weiter, ich rufe ihn auch gleich dazu an, und morgen früh sehe ich mir dann Ihre Halswirbelsäule an. In Ordnung?«

Ich frohlocke: »Sie sehen also keinen Tumor oder so etwas in der Art?«

Dr. Ahrweiler blickt mich einen Moment lang irritiert an, als hätte ich ihn gefragt, ob er nicht vielleicht zufällig meine verloren gegangene Nagelfeile in meiner Hirnmasse entdeckt hätte.

»Nein, Frau Valesa, wir haben es mit einer Entzündung zu tun.«

»Sollte die denn eher ernst zu nehmen sein?«, frage ich vorsichtig, bevor ich mich zum Gehen wende.

»Sagen wir es mal vorläufig so: Sie ist nicht gut!«, antwortet Dr. Ahrweiler und hält mir zuvorkommend die Tür auf. »Bis morgen dann!«

◆ ◆ ◆

Ich haste quer durch das Untergeschoss der Klinik zurück zur Neurologie. Die Cafeteria wirft mich kurzfristig fast aus der Bahn. Die Tumorlosigkeit gibt mir Auftrieb, und der Magen reckt und streckt sich. Es duftet verführerisch nach Essen. Ich strauchle kurz, dann schüttele ich den Gedanken ab und renne förmlich in die neurologische Praxis. Mittlerweile sitzen da viele Patienten. Das wird dauern, denke ich bedauernd und setze mich dazu.

»Geht es Ihnen gut, Frau Valesa?«, fragt Meryem hinter der Rezeption. »Brauchen Sie einen Schluck Wasser?«

Ich muss bleich aussehen. »Ja, gerne, und wenn Sie vielleicht noch ein neues Gehirn für mich dahätten …«

Meryem lacht laut auf, aber meine Sitznachbarn schauen mich strafend an. Über Gehirne macht man in einer neurologischen Abteilung keine Witze, lerne ich schnell.

»Hat Ihnen Dr. Ahrweiler das gesagt?« Meryem grinst weiter. »Ja, er macht Leuten gern ein bisschen Angst!«

»Ich habe keine Angst vor ihm!«, spiele ich mich auf und nehme dankend das Wasser entgegen, das sie mir reicht. Meine Sitznachbarin steht auf und setzt sich woandershin.

»Ich auch nicht!«, erklärt Dr. Horvath und kommt in das Wartezimmer. »Kommen Sie bitte gleich mit, Frau Valesa!«

Ich trabe bereitwillig hinter ihm her und halte meine großformatigen Aufnahmen stolz im Arm, wie einen Preis.

»Ja, das bin ich!«, kommentiere ich, als ich mein vermeintlich hochnäsiges Riechorgan im Profil im Lichtkasten an der Wand wiedererkenne. Dr. Horvath schaut mich von der Seite an und kann sich ein kleines Lachen nicht verbeißen.

Doch aus Spaß wird dann doch leider wieder Ernst.

»Dr. Ahrweiler hat mich schon informiert, der schriftliche Befund kommt später«, sagt Dr. Horvath und steckt ein zweites Profil neben das erste. »Vorher, nachher. Vor Kontrastmittel, nach Kontrastmittel«, erklärt er und deutet unzufrieden auf kleine Pünktchen in meinem Kopf. Mir fällt auf den ersten Blick nichts auf, dann sehe ich zumindest die Markierungen, die Dr. Ahrweiler an manchen Pünktchen angebracht hat. Kleine Pfeile. Ganz schön viele, finde ich. Es gibt beleuchtete Pünktchen und weniger leuchtende Pünktchen.

»Wir haben es hier mit einem entzündlichen Vorgang im Gehirn zu tun. Die Aufnahme morgen vom Hals wird uns noch mehr Aufschluss geben. Wenn ich richtigliege, werden wir auch eine entzündliche Veränderung im Rückenmark entdecken. Sie wird vermutlich hell aufleuchten.« Er deutet auf die entsprechende Stelle an seinem eigenen Nacken.

»Aber wie kommen die da hin?«, flüstere ich eingeschüchtert. »Was habe ich denn gemacht?«

»*Sie* haben wahrscheinlich gar nichts gemacht. Es gibt mehrere Möglichkeiten. Wichtig ist, dass wir schnellstmöglich die richtige Diagnose finden.«

»Das ist wohl schwierig?«, frage ich verunsichert. »Muss ich jetzt wirklich Angst kriegen?«, füge ich noch hinzu. Mir wird nun doch langsam schwummerig, aber das kann natürlich auch am leeren Magen liegen.

»Es gibt einige entzündliche Erkrankungen des zentralen Nervensystems. Was wir machen müssen, ist eine differentialdiagnostische Abgrenzung, eine Art Ausschlussverfahren.« Dr. Horvath schaut mich kurz an, um festzustellen, ob ich folgen kann.

»Wir gucken also, was am Schluss übrig bleibt?«, frage ich unglücklich. »Wie ernst kann das denn werden?« Ich blicke den Doktor angstvoll an. Irgendwie erahne ich, was er als Nächstes sagt. Es musste früher oder später kommen, die Anzeichen deuteten darauf hin, ich wollte sie nicht wahrhaben.

»Also, ich tippe am wahrscheinlichsten auf eine Fehlsteuerung Ihres Immunsystems.«

Weiter lasse ich Dr. Horvath nicht kommen. Ich fühle mich einer Ohnmacht nahe.

»Doch nicht so etwas wie Systemischer Lupus Erythematodes?«, belle ich hervor und weiche von meiner Aufnahme im Lichtkasten zurück, als sei der Antichrist höchstpersönlich darauf abgebildet. Mir wird schwarz vor Augen, und ich lasse mich in meinen Patientensessel zurückplumpsen.

»Sie sind mit dem Krankheitsbild SLE vertraut?« Dr. Horvath folgt mir zurück an den Schreibtisch und lässt sich mir gegenüber nieder. »Ein Familienmitglied?«, fragt er interessiert.

Ich schaue Dr. Horvath völlig verstört an. »Ja!« Dann sage ich erst einmal lange nichts. Schließlich schüttle ich den Kopf und beginne von einem sehr dunklen Kapitel in unserer Familie zu erzählen.

»Ich liebe Hunde. Ich habe viele davon. Er war mein jüngster. Ungewöhnlich schön und klug. Ein Schäferhundmischling, Riesenkerl, schneeweiß.« Ich schaue nach, ob Dr. Horvath meiner wortreichen Schilderung noch zuhört, er hört zu. »Innerhalb von neun Monaten musste ich erleben, wie sich ein einstmals blühendes Lebewesen in ein Wrack verwandelte. Er hatte sowohl diverse schwere organische Erkrankungen als auch akute Psychosen.«

Dr. Horvath hört immer noch zu und nickt erkennend.

»Die Erkrankung sprach auf nichts an. Eine Bangkoker Tierklinik führte an ihm versuchsweise eine immunsuppressive Therapie durch. Die haben eine derartige Chemotherapie zum ersten Mal an einem Lupuspatienten ausprobiert. Ich war einverstanden.« Ich stöhne und winde mich auf meinem Sessel. Dr. Horvath sieht auch unglücklich aus. »Es hätte andere Möglichkeiten gegeben, das zu beenden. Ich habe ihm keine Wahl gelassen! Das verzeihe ich mir nie.«

Wir schweigen kurz.

Sina öffnet die Tür, bemerkt, dass eine unheimliche Schwingung von mir ausgeht, und sagt nur schnell: »Was wir bisher vom Labor an Blutwerten von Frau Yeoh haben, sieht perfekt aus!«, und geht schnell wieder.

»Dieser Hund wurde nicht einmal zwei Jahre alt«, fahre ich fort. »Ich wusste vorher nicht, wie verheerend sich Immunerkrankungen auswirken können, außer bei Aids natürlich. Ich bin heute noch schockiert. Sorry, dass Sie das jetzt alles abbekommen haben!«

»Schon in Ordnung!«, beschwichtigt mich Dr. Horvath. »Aber nun zu Ihnen, Frau Valesa!«

Ich schaue ihn erschöpft an.

»Also, SLE haben Sie eher nicht. Das ist meine Einschätzung. Er gehört zwar zu den entzündlichen Erkrankungen des zentralen Nervensystems, und ich werde sicherheitshalber auch noch nach den spezifischen Antikörpern suchen lassen. Aber lassen wir den Lupus mal beiseite. Was eine Neuroborreliose ist, muss ich Ihnen als Hundehalterin wahrscheinlich auch nicht erklären?«

Ich nicke heftig. »Kein Feindkontakt mit Zecken, ich achte da schon drauf.«

»Trotzdem, auch das werde ich abchecken lassen, ebenso Befall durch Herpesviren und noch ein paar andere Kriterien.«

»Dann nehme ich den Herpes«, versuche ich zu scherzen, »der ist mir dann noch am sympathischsten, da weiß man, was man hat!« Ich überlege kurz, dann frage ich: »Aber wie kriegen wir das jetzt alles raus?«

»Wir machen eine Liquordiagnostik!«, verkündet Dr. Horvath freundlich.

»Das ist eine Lumbalpunktion, nicht wahr? Iiiiih!«

Gerade hatte ich mich ein bisschen beruhigt, jetzt bekomme ich wieder Herzklopfen.

»Wie viel wissen Sie denn darüber?«, fragt der Doktor etwas belustigt.

»Ähm, nicht viel«, gebe ich zu. »Laut Internet soll die aber nicht angenehm sein.«

»Im Internet steht auch viel dummes Zeug!«, beruhigt mich Dr. Horvath, und ihm glaube ich es.

»Die machen wir dann morgen?«, frage ich zaudernd.

»Nein, die machen wir gleich jetzt! Dann können Sie nicht so viel darüber nachdenken, und ich komme schneller an die Ergebnisse vom Labor. – Sina, machst du alles fertig für Liquor bei Frau Valesa?«, fragt er telefonisch vorne bei den Damen nach. Dann schaut er mich stirnrunzelnd an. »Sina sagt, Sie hätten heute noch gar nichts zu essen bekommen? Also, in die Cafeteria lasse ich Sie. Aber dass Sie mir ja nicht davonlaufen!«

»Mir ist der Appetit vergangen, bringen wir's hinter uns!«, entgegne ich entschlossen.

»Sina? Wir machen es gleich, Frau Valesa ist hart im Nehmen!«, spricht er in den Hörer.

Wir blicken uns entschlossen an.

♦ ♦ ♦

»Dr. Horvath?«, frage ich etwas zögerlich.

»Ja-ah?«

Er entnimmt gerade mittels einer langen Hohlnadel einige Milliliter Nervenwasser aus einem Bereich in meiner unteren Lendenwirbelsäule. Ich sitze leicht nach vorne gebeugt auf einer Behandlungsliege, glotze eine Wand an, und siehe da, es ist nicht schlimm. Ich bin die Ruhe selbst, das Internet lügt.

»Wenn Sie alles ausgeschlossen haben, was Sie ausschließen möchten, und es dann auch keine Zeckenkrankheit und kein Herpes und auch keine Syphilis und auch kein Lupus und was weiß ich noch alles ist«, ich hole Luft, das war ein langer Gedanke, und ich verliere fast den Faden, »dann bleibt wohl irgendeine andere Erkrankung des Immunsystems übrig. Und was machen wir dann?«

Ich versuche mich vorsichtig zu Dr. Horvath umzudrehen.

»Gut«, sagt er wieder, »ist schon fertig, Sie dürfen sich bewegen! Sina wird Ihnen gleich erklären, was Sie in den nächsten zwei Stunden tun werden, beziehungsweise nicht tun werden.«

Ich bestaune kurz mein Nervenwasser in Dr. Horvaths Händen, bis er sehr ruhig und gelassen sagt: »Dann gebe ich Ihnen an drei aufeinander folgenden Tagen hoch dosiertes Kortison über die Vene. Das machen wir hier ambulant, es dauert jeweils nicht länger als zwei Stunden. Damit bringen wir die Entzündung zum Abklingen, und Sie hören hoffentlich auf zu summen und zu brummen.«

»Dr. Horvath?«

»Ja, Frau Valesa?« Er lächelt mich aufmunternd an.

»Können Sie mir nicht irgendetwas sagen, das mir keine Angst einjagt?«, fiepe ich kläglich.

»Die Kortisoninfusionen sind nicht schlimm«, beschwichtigt mich Sina, »das machen wir hier ständig!«

Warum, in aller Welt, habe ich noch nie etwas davon gehört?, frage ich mich, wo ich doch so viel über Nichts weiß …

Seit zwei Stunden liege ich auf dem Rücken und telefoniere. Ich habe das Ladegerät meines Handys in eine Steckdose in der Wand des Behandlungszimmers gerammt und quassele, was das Zeug hält.

Sina oder Meryem kommen ab und zu herein, schauen nach mir und bringen mir Unmengen von Getränken. Super Bordservice. Morgen werde ich mich bei Melanie beklagen!

»Na, hält Ihr Guthaben noch?«, fragt Meryem grinsend bei der nächsten Lokalrunde.

»Ja«, sage ich geheimnisvoll, »ich habe einen ergiebigen Refill!«

»Toll! Hier kommt Ihr nächster Refill von mir.« Es ist eine Flasche Orangensaft. Dem durch die Nervenwasserentnahme entstandenen Unterdruck soll mit verschwenderischer Flüssigkeitsaufnahme und flacher Lagerung entgegengewirkt werden. Ich fühle mich ein bisschen wie eine umgekippte Schildkröte, was mich aber nicht vom Sprechen und Trinken abhält. Ich habe bereits Hardy, Amelie und Hedi »gebrieft«, meiner Mutter gegenüber habe ich unklare Angaben gemacht, zu ihrem Verdruss, und bei der netten Sekretärin von Herrn Prof. Viehöffer habe ich meinen morgigen Termin abgesagt. Sie hatte ihn extra noch bis zum Nachmittag aufrechterhalten. Außerdem hat sie mir viel Glück gewünscht. Alle sind so nett zu mir. Allmächt! Ich bin tatsächlich in meiner alten Heimat angekommen, im Frankenland. Das Universum wird kleiner, wenn man eine Klinikdecke anstarrt. Man selbst wird zurechtgestutzt.

»Irgendwann werde ich zur Toilette müssen, wenn das so weitergeht«, kündige ich Sina beim nächsten Besuch an.

»Sie können sowieso jetzt aufstehen!«, fordert sie mich auf.

Dr. Horvath kommt kurz nach ihr ins Zimmer und kündigt neues Unheil an. »Sie werden heute vermutlich noch Kopfschmerzen bekommen, früher oder später. Ich schreibe Ihnen Tabletten dagegen auf, die können Sie vorne in der Apotheke gleich mitnehmen.«

Ich schaue missmutig drein. Dr. Horvath sucht nach einer aufmunternden Bemerkung, es dauert einen Moment.

»Sie haben einen harten Tag hinter sich, schauen Sie, dass Sie den Rest davon im Liegen verbringen, die Kopfschmerzen lassen dann augenblicklich nach. Ruhen Sie sich aus, und morgen früh gehen wir wieder frisch an die Arbeit, einverstanden?«

»Wie kommen Sie eigentlich zurück nach Erlangen?«, fragt Sina mich jetzt besorgt. »Holt Sie jemand ab?«

»Ich bin heute früh von meiner Mutter aus mit dem Taxi hergekommen«, sage ich und überlege. »Wissen Sie was? Ich bleibe einfach hier!«

»Ich kann Sie gerne einweisen über Nacht, kein Problem!«, sagt Dr. Horvath.

»Neee, danke«, erwidere ich lachend, »ich nehme mir ein Zimmer nebenan im Hotel, da bin ich vor Ihnen bis morgen sicher!« Wir lachen alle drei.

Ich bin tatsächlich für heute entlassen, werde vom ganzen Team sehr für mein einwandfreies Betragen gelobt und verabschiede mich fast euphorisch aus der Neurologie.

Misstrauisch erstehe ich die Schmerztabletten in der hauseigenen Apotheke und hoffe, dass ich sie nicht brauchen werde. Ich kaufe auch gleich ein paar Toilettenartikel, die ich für eine Nacht brauchen werde.

Auf dem kurzen Weg zum Hotel nebenan versuche ich, meine lädierte Michelle Yeoh-Persönlichkeit wieder aufzubauen, und betrete das einladende Foyer des im Stil einer modernen, gläsernen Pyramide gebauten Hotels.

Charmant lächelnd wende ich mich an den jungen Mann an der Rezeption. »Ich hätte gerne ein schönes Zimmer für eine Nacht. Ich habe leider keine Reservierung, ein Arzttermin nebenan hat sich länger hingezogen als zunächst angenommen«, flöte ich.

»Na sicher, das geht klar«, erwidert der junge Mann und reicht mir ein Anmeldeformular. »Ich habe sogar ein ausgesprochen schönes Zimmer für Sie!«

Auf dem Weg zum Lift beginnen die Kopfschmerzen. Sie haben eine bisher unbekannte Qualität. Ich will sie nicht allzu lange auskosten, also schnell zurück auf ein Bett.

Das Zimmer ist so, wie ich es mir gewünscht habe. Der Himmel ist über mir, das Knoblauchsland vor mir, und trotz Schädelweh meldet sich endlich der verdiente Hunger wieder an.

Diesmal gewähre ich ihm sein Recht. Zimmerservice. Die haben eine gute Küche in der Pyramide, ich erinnere mich daran. Ich bestelle fränkische Cuisine und vier Flaschen alkoholfreies Bier. Die müssen denken, ich hätte sie nicht alle …

Ich gehe systematisch vor. Ich schalte den Fernseher an, suche eine bewusst stumpfsinnige Sendung und packe meine Habseligkeiten aus. Die trage ich fast alle ins Bad. Ich habe heute viel erlebt und will nicht darüber nachdenken. RTL 2 bietet gute Ablenkung, genau das Richtige für ein krankes Hirn. Das Essen kommt, und die junge Angestellte und ich lachen beide über die vier Bier.

»Sie wollen wohl heute noch richtig auf den Putz hauen, gell?«

Ich nicke grinsend, und sie zieht sich mit einem netten Trinkgeld zurück. Der letzte Mensch, den ich heute sehen werde, denke ich, fast erleichtert.

Ich esse, es tut gut. Viel Zeit nehme ich mir nicht dafür, denn ich muss mich bald hinlegen. Danach haste ich ins Bad, schnell noch duschen und den Slip und das Top für morgen auswaschen. Ich rieche Angstschweiß in meiner Wäsche, der muss weg.

Splitternackt spurte ich zurück auf mein einladendes Bett und rufe Hardy an, ehe es bei ihm wieder zu spät wird und er sich Sorgen macht. Er macht sich Sorgen und will am Wochenende nachkommen.

»Ich fühle mich hier in guten Händen. Warten wir mal ab, was Dr. Horvath morgen sagt, ich vertraue ihm. Vielleicht musst du gar nicht extra herkommen. Hedi will Anfang der Woche auch runterkommen, dann könnten wir zusammen ein nettes Hotel in Erlangen suchen, und sie bringt mich für die Infusionen an drei Tagen hier in die Klinik.«

»Hedi ist ein guter Kerl, viele Freunde wie sie haben wir nicht!«, bestätigt Hardy richtig gerührt.

»Stell dir mal vor, ihr beide wärt vor fünfundzwanzig Jahren zusammengeblieben, was wäre dann aus uns allen geworden?«, frage ich scherzend.

»Das Beste, was Hedi und mir damals passieren konnte, war, dass wir uns getrennt haben. Sonst wären wir heute nicht mehr befreundet. Ich glaube, sie hätte mich irgendwann im Affekt erwürgt. Schön ist, dass ihr beide euch so mögt, ich freue mich darüber sehr.«

Wir schweigen, draußen wird es dunkel. Sterne erscheinen am Himmel, ich kann sie durch die gläserne Zimmerdecke sehen. Toll, darauf hatte ich gehofft.

»Schatz, ich wünsche dir eine gute Nacht, ich bin in Gedanken bei dir!«, sagt Hardy.

»Ja, lass uns in Gedanken beieinander sein!« Es klingt wie ein Gebet.

Nach Hardy rufe ich kurz Amelie an, auch sie macht sich Sorgen und hat ein schlechtes Gewissen, dass sie mich heute nicht mehr sehen kann. Aber ich will Frank nicht für eine Fünfzig-Kilometer-Fahrt durchs Frankenland von der Couch aufscheuchen. Meine Schwester selbst fährt seit einem Unfall kein Auto mehr.

»Morgen komme ich in die Kuttlerstraße zurück, in Ordnung?«

Wir legen auf. Meiner Mutter binde ich noch schnell einen freundlichen Bären auf, dass alles ganz toll liefe und ich morgen in aller Herrgottsfrühe noch einen Termin hätte und dass eine Heimkehr nach Erlangen eigentlich unnötig sei. Sie stimmt mir schließlich knurrig zu.

Nun bin ich allein mit diesem komischen Körper, und es ist ganz dunkel draußen. Ich liege auf dem Bett, nackt eingehüllt in meine Decke. Ich verstehe nichts von Astronomie, aber ich suche mir einen schönen strahlenden Stern direkt über mir aus. Keine Ahnung, zu welchem Sternbild er gehört. Er schimmert weiß.

»Du heißt ab jetzt Minho«, taufe ich ihn besitzergreifend und spreche zu dem »Neuling« am Firmament. »Es tut mir leid, so leid, dass ich unfähig war, das Richtige für dich zu tun! Ich konnte dich nicht erhalten, und ich konnte dich auch nicht einfach gehen lassen.«

Seit Herbst 1999 halte ich es mit Autoimmunerkrankungen wie mit dem Völkerball. Ich distanziere mich so gut es geht vom Spielgeschehen, doch der Ball ist immer da. Er ist heiß, er kann jeden treffen. Aber ich war auf der Hut, habe mich stets geduckt und versucht, jedem Treffer aus dem Weg zu gehen.

Dann stieß ich auf Lorna. Ihre immunologisch bedingte Alopezia Areata hatte mich erneut aufgeschreckt, da mir die Haare ja ebenfalls wie verrückt ausgingen. Aber es wurde zum Glück alles wieder gut, wir haben den Ball aufgefangen und durften auf dem Spielfeld bleiben. Bis jetzt.

Freitag, 8. Oktober

Sonne, strahlend und wärmend, scheint durch die schräge Fensterfront auf mein Gesicht, das noch mit dem Rest meines Körpers im Bett liegt. Es scheint ein schöner, strahlender Oktobertag zu werden. Es ist noch früh, aber ich habe heute offenbar ja viel vor. Warum nicht versuchen aufzustehen? Ich befreie mich aus meiner eigentümlichen Schildkrötenposition und setze mich auf.

Die versprochenen Kopfschmerzen sind fast augenblicklich da. Leider. Mehr trinken, denke ich zuversichtlich und schnappe mir eine noch halb gefüllte Wasserflasche vom Nachttischchen. Ich könnte natürlich auch die Tabletten nehmen, aber ich will es erst einmal so versuchen. Dummerweise mache ich schmerzhaftes Frühstücksfernsehen an. Ich kann damit nichts anfangen, doofes Blabla, ich kenne die Moderatoren nicht mehr und ihre Themen noch weniger. Da ergeben die chinesischen Sender zu Hause fast mehr Sinn.

Also schalte ich auf Radio um und höre Charivari. Endlich ein Lichtblick. Es dudelt fröhlich auch im Bad vor sich hin, und ich trällere sogar bei einem alten Duran-Duran-Hit mit. Yeah, vielleicht wird es ja heute ein guter Tag, und es stellt sich heraus, dass alles nicht so schlimm ist wie befürchtet.

Unterhöschen und Top sind auch trocken, stelle ich befriedigt fest. Super! Beides riecht frisch nach Kräuter-Shampoo. Verflogen ist der Angstschweiß, zumindest im Moment. Ein Blick in den Spiegel lässt mich jedoch erschaudern. Die Haare sind völlig verdrückt und pappig. Vielleicht kann mich der Hotelfriseur noch vor meinem Termin auf Melanies »Sonnenbank« drannehmen? Es könnte geradezu eine lebensrettende Maßnahme sein. Gestern fühlte ich mich wie ein Häufchen Elend. Wer sagt denn, das das heute so weitergehen muss? Wer sagt denn, dass ich mich jetzt gehen lassen muss?

Eine Stunde lang hege und pflege ich mich im Bad mit den Mitteln aus meinem bescheidenen Fundus und den dazugekauften Produkten. Dann steige ich in die Klamotten des Vortags und beschließe, es trotz oder gerade wegen der Kopfschmerzen mit einem Gang ans Frühstücksbuffet zu versuchen. Hardy ruft an, ehe ich zur Tür hinaus bin.

»Schatz, wie geht's? Bist du schon unterwegs zum Termin?«, fragt er besorgt.

»Nein, ich versuche es erst mit ein bisschen Nahrungsaufnahme, und dann versuche ich noch zum Hotelfriseur zu gehen, damit der wieder einen ansehnlichen Menschen aus mir macht.«

»Du bist wirklich hart im Nehmen!«, sagt Hardy verblüfft. »Wie war denn die Nacht im Hotel? Schlimm, so ganz allein? Ich hab viel an dich gedacht!«

»Na ja, trotz Lumbalpunktion ehrlich gesagt besser als bei meiner Mutter in den beiden Nächten zuvor«, gestehe ich grinsend.

»Falls dein Dr. Horvath dich heute laufen lässt, dann such dir bitte ein schönes Hotel in der Nähe deiner Mutter. Warte nicht, bis Hedi kommt. Du brauchst Schlaf. Deine Mutter ist doch nicht der richtige Umgang für dich!«

Wir lachen beide lauthals.

»Ruf mich noch mal an, bevor du in die Röhre steigst, okay?«

»Okay!«

»Luv u!«

»Luv u 2!«, bestätige ich im SMS-Jargon.

Wir verabschieden uns etwas wehmütig, und ich gehe brummenden Schädels zum Aufzug.

Nach ungefähr zwanzig Minuten kehre ich brummenden Schädels, aber gefüllten Magens wieder zurück und habe sogar einen Friseurtermin gebucht. Gott sei Dank, jetzt kann doch eigentlich fast nichts mehr schiefgehen! Wenigstens äußerlich werden wir meinen Kopf wieder zurechtbiegen.

Ich habe noch ein bisschen Zeit, also kehre ich ins Zimmer zurück und lege mich wieder flach aufs Bett. Der Kopfschmerz geht sofort weg. Faszinierend.

Das Handy läutet, und ich greife träge danach. Schön liegen bleiben. Eine deutsche Handynummer erscheint im Display. Ich kenne sie nicht.

»Hallo?«

»Claudia?«

»Ja?« Ich versuche die Stimme einzuordnen. Das dauert einen Moment, aber dann fällt es mir schlagartig ein: Es ist tatsächlich Helen Dreier, meine ehemals beste Freundin in Thailand.

»Helen???«

»Ja, ich bin's!«

Toller Dialog, denke ich. Jetzt bin ich aber gespannt.

»Joachim sagte mir, dass du allein in Deutschland bist, weil du ins Krankenhaus musst, und ich sollte dich doch mal anrufen.«

Meine Ankunft in Deutschland hat sich also schon unter Hardys Kollegen bis hin zu deren Exehefrauen herumgesprochen.

»Aha, du machst also doch noch, was dein Mann sagt?«, stelle ich belustigt fest.

Sie lacht laut. »Nein, mache ich bestimmt nicht mehr! Ich hab mich blöd ausgedrückt. Hätte ich etwas gewusst, dann hätte ich auch von selbst angerufen.«

»Toll, ich freu mich riesig, dass du dich meldest!«, sage ich ehrlich begeistert. »Du sprichst also noch mit deinem Mann?«, frage ich dann augenzwinkernd, aber das kann sie ja nicht sehen.

»Klar, allein schon wegen der Kids. Die vermissen ihren Papa, und alle zwei Wochen holt er sie übers Wochenende ab. Er ist ja auch wirklich ein toller Vater.« Sie schweigt kurz. »Und was ist mit dir? Was machst du im Krankenhaus, du bist doch das blühende Leben, oder?«

»Ich bin *neben* einem Krankenhaus«, korrigiere ich bestimmt, »in einem Hotel. Ich habe wohl eine Entzündung im Nervensystem, das wird heute noch weiter untersucht. Dann fahre ich wieder zurück nach Erlangen zu meiner Mutter. Jetzt bin ich in Fürth, in einem Hotel neben einer Privatklinik.«

»Wie kommst du denn zu einer Entzündung im Nervensystem?«, fragt Helen ungeduldig. Schon früher erinnerte sie mich manchmal an Amelie, immer schnell gereizt.

»Keine Ahnung, das wollen die Ärzte wohl in den nächsten paar Tagen herausfinden.«

»Musst du im Bett liegen, hast du Fieber, oder wie äußert sich das?« Helen klingt irritiert.

»Nein, ich bin fast völlig normal, habe nur komische Missempfindungen an manchen Stellen. An vielen Stellen, besser gesagt, hauptsächlich hüftabwärts.«

»Das ist ja verrückt, davon habe ich noch nie was gehört!« Sie schnaubt. »Was macht man denn dagegen?«

»Das wird sich wohl heute oder in den nächsten Tagen entscheiden. Es gibt mehrere Alternativen. Hochdosiertes Kortison ist wohl am wahrscheinlichsten.«

»Was für eine blöde Sache, das tut mir wirklich leid für dich! Hoffentlich ist es nichts Ernstes!« Helen klingt aufrichtig besorgt. »Und du bist jetzt ganz alleine dort? Kann ich denn was für dich tun?«

»Das ist lieb von dir! Aber Hardy wird, wenn es sich denn hinziehen sollte, wohl auch nach Erlangen kommen und bleibt dann bei mir, bis alles wieder okay ist…«, beginne ich.

»Ihr zwei seid also tatsächlich noch zusammen?«, fragt sie ungläubig. »Ich hab's zuerst nicht geglaubt. Joachim hatte einmal davon erzählt, dass ihr nach Thailand zusammen nach China seid. Das stimmt also wirklich?«

Mir fällt auf, wie lange wir uns tatsächlich schon aus den Augen verloren haben. Damals, Mitte 2001, hatte unser beider ziemlich dramatisches Eheleben unsere Freundschaft etwas überfordert.

»Ja, wir sind vor rund einem Jahr nach Shanghai gegangen«, bekräftige ich. Ich rechne nach. Helen und Joachim gingen irgendwann im Herbst 2001 gemeinsam und doch getrennt nach Deutschland zurück. Die zwei Jahre Thailand waren ihrer langjährigen Partnerschaft nicht bekommen. Beide hatten sich zu weit in den Dschungel rund um Pattaya vorgewagt, und damit meine ich kein Grünzeug. Wer damit angefangen hat, ist heute nicht mehr von Bedeutung. Keiner werfe den ersten Stein, ich mochte Joachim ebenso gerne wie Helen. Helen war aber eben mehr meine Vertraute.

»Was hast du mit dem verfluchten Luder gemacht?«, fragt Helen mich plötzlich unumwunden. »Soweit ich mich erinnern kann, wolltest du ihr ursprünglich einen Auftragskiller auf den Hals hetzen. Die Idee fand ich ehrlich gesagt sehr gut. Das hätte ich auch machen sollen.«

Ach ja, das Luder, denke ich, fast belustigt. Sechzigtausend Baht, damals rund tausendfünfhundert Euro, wäre ihr Leben wert gewesen. Das Risiko, wegen ihr im berühmten »Bangkok Hilton« zu landen, einem der berüchtigtsten Zuchthäuser der Welt, und dann vielleicht später auch noch in einer jenseitigen Hölle zu schmoren, war mir aber schlussendlich doch zu groß gewesen.

Es scheint schon lange her zu sein, in einem anderen Leben. Zwei anfangs vollkommen normale, freundliche Hausfrauen haben sich allen Ernstes mit der Möglichkeit von Auftragsmord auseinandergesetzt? Das klingt ja wie bei *Desperate Housewives*. Heute kann ich das nicht mehr nachempfinden. Wie verrückt muss das Leben, das Familie Dreier und auch Hardy und ich in Thailand führten, eigentlich gewesen sein?

Sechs Monate lang hatte ich mit dem »Luder« Kommentkämpfe um Hardy ausgetragen. Körperlich hatten wir uns dabei nicht beschädigt, obwohl es manchmal wirklich fast dazu gekommen wäre, aber es blieb doch bei psychologischer Kriegsführung. In puncto Skrupellosigkeit war das »Luder« mir haushoch überlegen, aber ich hatte auch meine Stärken, und letztendlich erhielt ich eine ebenso große wie friedliche Hilfe.

»Na ja, ich habe mich umentschieden und es gewissermaßen ausgesessen!«, verkünde ich schließlich seufzend und lache tatsächlich dabei.

»Ausgesessen? *Ausgesessen*? Wie kann man so etwas aussitzen? Was ist denn aus der stolzen, erhabenen Claudia geworden?« Helen ist ehrlich entrüstet. »Allein schon wegen dem Haarausfall hätte ich das Luder kaltgemacht!«

»Den hatte ich doch vorher schon«, werfe ich seelenruhig ein, »er hatte sich nur plötzlich verschlimmert!«

»*Nur*? Ich fasse es nicht!« Helen verstummt, und ich glaube, sie heftig an einer Zigarette ziehen zu hören. Früher hatte sie nicht geraucht. Sie war Langstreckenschwimmerin, gesundheitsbewusst und wog wie ich zweiundfünfzig Kilo.

»Ich hasse Thai-Tussis«, höre ich sie leise fluchen. »Nichts als Scheiße im Kopf, haben nichts Besseres zu tun, als Männer um den Verstand zu bringen.« Sie knurrt schließlich: »Weißt du, dass einer der Vice Presidents von der Konkurrenz seine vierköpfige Familie samt Labradorhund sitzen ließ für eine Thai, die in der Go-go-Bar Tischtennisbälle aus der Vagina vom Podium aus ins Publikum schoss?«

»Klar«, bestätige ich, »die Story kennt doch jeder! Schnee von gestern. Das mit dem Hund habe ich ihm allerdings persönlich übel genommen.« Ich versuche mich an das Nachtleben auf dem Planeten der Affen zu erinnern. Das geht immer noch mühelos.

»Erinnerst du dich noch an Charles Beckstein?«, frage ich meinerseits. »Er hat mich Ende 2001 mit einer deutschen Bekannten in Jomtien zusammengebracht, die ihm in einer kritischen Phase seines Lebens zur Seite gestanden hatte. Sie ist, was man im allgemeinen Sprachgebrauch Geistheilerin nennt. Ich weiß, das klingt etwas komisch.«

»Mich überrascht nichts mehr, erzähl weiter!«, fordert mich Helen interessiert auf.

»Diese Frau hat in meinem Kopf aufgeräumt, im wahrsten Sinn des Wortes.«

»Ach ja, und deswegen hast du jetzt eine Entzündung da drinnen, oder wie?«, kommt es etwas spöttisch, aber doch neugierig zurück.

»Ich behaupte auch nicht, dass unsere Arbeit vollendet ist. Vielleicht steht sie uns erst bevor«, kontere ich, überrascht von mir selbst.

Ich entspanne mich krachend auf meinem Bett. Fast wie Porthos wälze ich mich hin und her, lasse aber den Teil mit dem Furzen weg und erkläre Helen: »Diese Frau, Uschi heißt sie, hat mich zuallererst mal aus dieser Endlosschleife des Hasses rausgeholt. Das negative Potential, das du dadurch produzierst und aussendest, trifft dich in einem umso höheren Maße wieder selbst. Man sollte sich erst gar nicht dazu hinreißen lassen. Es ist schädlich und greift dich letztendlich selbst da an, wo du am empfindlichsten bist.« Ich klinge etwas merkwürdig gestelzt, als würde ich aus einem Lehrbuch zitieren. Es ist wohl nicht meine Uhrzeit.

»Mensch, weißt du viel. Bist du jetzt Esoterikerin? Dann meinst du also, mit etwas mehr Nächstenliebe hätten die Zwillinge heute keine zukünftige Thai-Stiefmutter?«

»Ich glaube, ihr wolltet damals beide die Trennung, es stand schon lange in eurem Programm. Es stand aber nicht in unserem, das wusste ich intuitiv, und Hardy wusste es auf seine Art irgendwie auch. Zeitweilig war er blind dafür gewesen. Die Liebe war aber doch noch da, ich habe es trotz vieler schlimmer Momente gespürt. Und ich habe auf meine Art dafür gekämpft, dass er die Augen wieder aufmacht.«

Wow, jetzt ist Helen beeindruckt, ich spüre es. Uschi wäre stolz auf meine kleine Einführung in ihre Philosophie.

»Du hast der Thai also Blumen geschickt und dich herzlich bei ihr für ihr Verhalten bedankt?«, schmunzelt Helen.

»So ähnlich! Nein, war nur ein Scherz!«, sage ich lachend. »Anstelle täglich am Lake Land meinen Hass auf sie hinauszuschreien und ihr einen elenden, langsamen Tod zu wünschen, habe ich begonnen, sie in neutrale bis freundliche Gedanken einzuwickeln und sie langsam aus meinem Bewusstsein hinauszuschicken.«

»Und ich glaubte, du wärst fähig, das Luder umzubringen! So kann man sich täuschen! Ich glaube, mit mir wäre deine Bekannte auf keinen grünen Zweig gekommen.«

»Bei mir herrscht heute Waffenstillstand. In kann doch nicht in alle Ewigkeit einen Groll gegen Thai-Frauen hegen«, bekräftige ich feierlich.

»Wie du meinst«, sagt sie lachend, »ich freue mich jedenfalls, dass du und Hardy wieder zusammengefunden habt. Ich war immer der Meinung, dass ihr zusammengehört. Wie Pech und Schwefel. Ein ideales Paar. Ich habe euch oft darum beneidet.«

»Ja«, erwidere ich schlicht. So sah ich das damals auch. Hardy und ich entschieden uns Ende 2001 für eine erneute Reparatur, Joachim und Helen entschieden sich für die Scheidung.

Wir buddeln gemeinsam noch ein bisschen in unserer Thailand-Vergangenheit, lachen und tratschen. Doch dann wird es Zeit für mich, zu meinem ersten Termin aufzubrechen.

Es fällt mir ein bisschen schwer, das Gespräch mit Helen zu beenden. So plötzlich, wie sie aus der Vergangenheit aufgetaucht ist, soll sie nun wieder verschwinden?

»Wo wohnst du denn jetzt eigentlich? Vielleicht können wir uns ja mal treffen, wenn ich wieder normal bin!«, schlage ich vor.

»Du wirst nie normal werden«, ulkt Helen, »aber ich würde mich auch freuen, wenn wir uns wiedersehen!«

Voller guter Vorsätze tauschen wir unsere Kontakte aus. Helen steckt nun also in Rüdesheim, Claudia in Xin Qiao. Räumliche Distanzen spielen heute doch keine Rolle mehr. Das ist auch das Motto unseres Abschiedsgrußes.

Ich öffne meine Zimmertür mit Schwung und stehe dem verblüfften, sehr jungen Zimmermädchen und ihrem Servicewagen gegenüber. Zu neunzig Prozent bin ich mir sicher, dass es eine Thai ist. Zufälle gibt's! Ich versuche es einfach mal.

»*Sawadtih-kah*!« Ich lächle von einem Ohr zum anderen.

Sie strahlt mich ihrerseits begeistert an. »*Sawadtih-kah, sabai-dee mai, kah*?«

»*Sabai-dee, kah, khap khun, kah!*« Ja, mir geht's gut, danke, erwidere ich und wende mich lächelnd zum Gehen.

Sie lässt einen riesigen, enthusiastischen Wortschwall ab, der mich dann doch restlos überfordert. Ich wehre mit einer entschuldigenden Handbewegung ab.

»*Puud pasa thai nid noi, mai geng!*« Ich spreche ein wenig Thai, ich bin nicht so gut, erkläre ich bedauernd.

Auf dem Weg zum Aufzug winke ich ihr noch mal zu. Der Waffenstillstand ist weiterhin in Kraft. Es wäre auch schade darum. Thailand ist einer der schönsten Plätze, die ich je gesehen habe. Vielleicht kam der Waffenstillstand einfach zu spät.

◆ ◆ ◆

Thailand, Anfang Mai 2001

Die Twin Towers in Manhattan stehen noch, die Welt spricht noch nicht von 9/11 und wiegt sich in relativer Sicherheit. Das tue ich auch, denn Dummerchen ist unangefochten an der Macht.

Unsere fast täglichen Gym-Besuche in den letzten Wochen werden mir allmählich entschieden zu anstrengend. Abends treffe ich mich nach Büroschluss mit Hardy im Marriott-Hotel in Pattaya, wo sich unser Fitnesscenter befindet. Wir machen ausgiebig Ausdauertraining auf den Kardio-Maschinen, wuchten freie Gewichte und treffen gleich gesinnte Neandertaler, mit denen man dann zwischendurch ein Pläuschchen hält. Samstag- und Sonntagvormittag ziehen wir mehr oder weniger das gleiche Programm durch.

Mittlerweile habe ich kein Gramm Fett mehr in meinen zweiundfünfzig Kilo, aber das Gewicht ist dennoch schwer zu halten. Der viele Sport macht mich ständig hungrig, und die Muskulatur sieht zwar toll definiert aus, wiegt aber schwer.

Ein, zwei normale Abendessen am Wochenende, und flugs springt die Anzeige meiner Waage auf unerbittliche vierundfünfzig Kilo. Ich mache dann also wochentags eine harte Diät, esse abends meistens nichts, hungere mich von Montag bis Freitag wieder auf zweiundfünfzig herunter, um am Wochenende den gleichen Reigen von vorn zu beginnen. Er ist einfach Teil einer Routine, die ich gar nicht mehr hinterfrage. Hardy macht zwar auch ständig Diät, aber sie äußert sich bei ihm weniger in Hunger. Er bekommt routinemäßig schlechte Laune, obwohl er super aussieht, es ihm gesundheitlich offensichtlich sehr gut geht und wir doch alle rundum zufrieden sein müssten. Wenigstens an zwei Tagen in der Woche will ich mir das Martyrium ersparen und lasse Hardy inzwischen an den Wochenenden morgens alleine ins Marriott fahren.

Er düst dann auf seinem Motorrad manchmal schon um sechs Uhr in der Frühe los. Ich habe keine Ahnung, woher er die Motivation für diesen Aufwand holt.

Zunächst kommt er gegen neun Uhr zurück, wenn ich erfrischt und vollkommen im Reinen mit mir selbst aufstehe, um Khun Manop und die Hunde zum Lake Land zu scheuchen. Wenn ich eine gute Stunde später schwitzend und ausgelaugt zurückkomme, ist Hardy meistens schon wieder unterwegs, um etwas zu besorgen, auf die Driving Range zu fahren oder sich massieren zu lassen. In letzter Zeit kommt er dann allerdings erst immer mittags gegen zwölf von seinem anspruchsvollen Sportprogramm zurück.

Ich weiß, dass es ihn ärgern wird, aber heute frage ich ihn schließlich: »Was machst du denn eigentlich so lange im Marriott? Nach fünf Stunden Sport müsstest du eigentlich so verschwitzt und erledigt aussehen wie ich nach dem Lake Land!«

»Wenn du morgens aus dem Bett kämst, könntest du ja mitkommen und nachschauen«, giftet Hardy mich an.

»Ich will aber am Samstagmorgen nicht um sechs aufstehen, um wieder in dieses blöde Gym zu fahren, in dem ich erst ein paar Stunden zuvor am Vorabend war«, meckere ich zurück.

»Du bist ja sowieso bis Mittag mit deinen Hunden beschäftigt, da kann ich auch genauso gut noch gemütlich frühstücken gehen nach dem Sport«, muffelt er mich an.

»Frühstück! Ich denke, du machst Dauer-Diät? Das ist ja ganz was Neues!«, schimpfe ich erbost.

»Ja, ich geh jetzt frühstücken im Delayney's. Da gefällt es mir besser als bei dir und deinem Wochenendgetrödel zu Hause«, gibt Hardy zurück.

Das irische Pub Delayney's neben dem Marriott ist so ziemlich der letzte Ort auf Erden, den Hardy und ich uns normalerweise für eine appetitliche Mahlzeit aussuchen würden. Außerdem ist es dort morgens schon dunkel drin. Man erkennt kaum jemanden in der Spelunke.

»Von mir aus bleib dann doch gleich bis zum Abendessen da«, meine ich kopfschüttelnd, aber da hat Hardy sich schon abgewandt und verkündet, er gehe jetzt rüber zu Rene, einem Farang-Nachbarn, einen Gin Tonic trinken. Ich kenne Renes Durst und Ausdauer nur zu gut, gehe davon aus, dass ich Hardy in den nächsten Stunden nicht mehr nüchtern wiedersehen werde, und kümmere mich um meine Angelegenheiten in Haus und Hof.

Er kommt aber schon nach zwei Stunden vollkommen normal zurück, und mir fällt auch ein, warum. Heute Abend sind wir in ein Fünfsternehotel in der Nähe zum Dinner mit einem befreundeten Ehepaar eingeladen. Zu einem solch eleganten Anlass will sich Hardy freilich keine Blöße geben und schon verkatert im Restaurant eintreffen.

Gegen 18 Uhr beginne ich mich in Vorfreude auf das zeitweilige Ende der Diät fertigzumachen. Ich laufe zwischen Ankleidezimmer, Schlafzimmer, Tresor und Bad hin und her, lege meine Garderobe und den dazu gewählten Schmuck aufs Bett und spreche mit den Hunden in meinem blumigen Hunde-Blabla.

Hardy kommt ins Schlafzimmer, hört mir mit halbem Ohr zu, sagt: »Wenn du nur mit anderen auch so nett umgehen würdest wie mit deinen Hunden!«, und lässt sich aufs Bett fallen. »Nimmst du bitte deine Klamotten weg, ich will jetzt ein bisschen schlafen. Weck mich in einer Dreiviertelstunde, klar?«, fügt er noch hinzu und versetzt meiner Kleidung und den Preziosen einen Schubs. Die Sachen haben dir doch nichts getan, denke ich traurig, nehme sie aber gehorsam weg.

Louise hat Mausi, die regierende Matriarchin, irgendwie verärgert und muss nun dafür Buße tun. Sie liegt laut schreiend auf dem Rücken, alle viere in der Luft, den Schwanz zwischen den Beinen, und ergibt sich verzweifelt. Mausi steht wie eine Wagner'sche Walküre über ihr und keift im Dezibelbereich eines Airbus beim Start.

»Schmeißt du bitte die verdammten Köter aus dem Schlafzimmer? Ich will jetzt schlafen, verdammt noch mal! Kannst du deinen Haushalt nicht regeln? Du musst doch sowieso fast nichts selber machen!«, keift mich Hardy in derselben Lautstärke wie Mausi an.

»Du hast die Hunde doch genauso gern wie ich!«, verteidige ich meine geschmähte Brut. Und an Personal bist du schon länger gewöhnt als ich, denke ich noch. Ich rufe die Hunde kleinlaut zusammen und vertraue ihnen leise an, dass Herrchen a) heute ein richtiges Arschloch ist, b) es aber sicher nicht so meint und c) einfach müde ist, weil er schon so früh so viel Sport gemacht hat und dann nachmittags mit Onkel Rene viel Gin Tonic trinken musste.

Die Hunde gehen klaglos aus dem Schlafzimmer und lassen sich sofort hinter der geschlossenen Tür niederplumpsen. Ich höre sie da draußen schnaufen, schnarchen und seufzen und bin froh, dass sie da sind. Wir haben doch alle ein prima Leben, was soll der Stress?

Pünktlich um Viertel nach sieben verlassen wir das Haus. Khun Manop, der sich seine Frohnatur auf rätselhafte Weise manchmal auch im Einsatz rund um die Uhr bewahrt, öffnet uns strahlend die Türen der Limousine. Der Wagen strahlt auch, dank Khun Manops unverbrauchter Arbeitsmoral.

Auf der kurzen Fahrt zum Hotel sagen wir alle drei nicht viel. Der CD-Player spielt auch eine Spur zu laut, um eine

Unterhaltung möglich zu machen. Hardy hat eine Techno-CD eingelegt und meint: »Wir könnten auch mal wieder in die Disco gehen. Das Leben ist so langweilig geworden. Echt langweilig.«

Mir ist es nicht langweilig, ich liebe mein Leben, denke ich, halte aber den Mund. Am Hotel angekommen, gibt Hardy mir eine Schachtel Zigarren, sein Mobiltelefon, sein Brillenetui und sein Portemonnaie.

»Hier, steckst du das bitte ein?«, sagt er mit einem spöttischen Blick auf meine kleine Abendhandtasche.

»Ich weiß nicht, ob ich alles unterkriege«, erwidere ich nervös.

»Du schleppst doch immer den halben Hausrat mit dir rum, warum nimmst du dann so eine kleine Tasche mit?«, giftet er mich an.

»Die Tasche hast du mir doch erst zum Geburtstag geschenkt!«, wehre ich mich nun doch mutig.

»Ja, das war eine blöde Idee«, murmelt Hardy und treibt mich an. »Los, lass uns reingehen. Ich hasse es, wegen dir immer zu spät zu kommen.«

Wir sind pünktlich da, fast schon überpünktlich, denke ich nach einem verstohlenen Blick auf die Uhr. Während wir die Lobby durchqueren, um zum Restaurant zu gelangen, überlege ich, wie Hardy das eigentlich mit seinem »Gepäck« anstellt, wenn er manchmal abends alleine in Pattaya unterwegs ist, ohne die Frau mit der zu kleinen Handtasche. Ein durchaus interessanter Gedanke.

Wir nehmen am für uns reservierten Tisch Platz. Da wir die Ersten sind, haben wir natürlich gute Karten und setzen uns in Blickrichtung zum Lokal. Joe und seine Frau Maria sind gut und gern zehn Minuten zu spät dran. Ich grinse hämisch. Joe, ein schwergewichtiger, aber rundherum Fröhlichkeit ausstrahlender Australier, knufft seine nicht minder gut ausgestattete maltesische Ehefrau liebevoll und sagt: »Tut uns leid, wir mussten die Kinder noch auf einer Party abladen, und die Gören trödeln immer furchtbar.«

Ich grinse umso hämischer.

»Wir waren entschieden zu früh da. Macht euch nichts draus. Das ist doch nicht schlimm!«, flöte ich.

»Mit meiner Frau komme ich auch meistens zu spät, auch ohne Kinder«, knurrt Hardy feindlich in meine Richtung. Er führt vor anderen einen Schlagabtausch mit mir. Das macht er doch sonst nie, denke ich überrascht. Sehr seltsam.

»Oh, was für eine schöne Handtasche, Claudia! Hast du die in Bangkok gekauft?«, fragt mich Maria jetzt enthusiastisch.

»Hardy hat sie mir geschenkt. Leider ist sie etwas zu klein, seine Sachen passen nicht alle rein«, sage ich süffisant lächelnd.

Maria ahnt dunkel, dass die Handtasche vielleicht kein gutes Thema für ein nettes Abendessen sein könnte, und besinnt sich auf ein anderes, unverfänglicheres Kompliment.

»Du siehst wieder toll aus, Claudia. Wie hältst du nur diese schmale Figur?«, fragt sie nicht minder enthusiastisch.

»Meine Frau isst die ganze Woche fast nichts«, hilft Hardy mit einer ungebetenen Auskunft aus.

Maria sieht ein, dass die Gewitterwolken für eine unverfängliche Konversation zwischen Ehepaaren zu tief hängen, und gibt schließlich resigniert auf. Ich lächle sie leidgeprüft an und zucke die Achseln. Wir beide schweigen uns durch die Vorspeise. Joe und Hardy reden nun notgedrungen über geschäftliche Dinge. Sie haben eigentlich keine Berührungspunkte im Job und langweilen sich offensichtlich miteinander, aber Maria und ich geben nicht klein bei. Joe tut mir leid. Jovial und harmlos, wie er ist, weiß er überhaupt nicht, wo das Problem liegt. Irgendwann während des Hauptgangs kommt Maria ein versöhnlicher Gedanke.

»Warum holen wir die Kinder nicht nachher alle zusammen in der Disco ab?«, schlägt sie aufs Neue strahlend vor. »Eine neue Disco hat letzte Woche in Pattaya-Mitte aufgemacht. Ralph und Mia sind dort heute zu einer Geburtstagsparty eingeladen.«

Maria schaut Hardy ermunternd an.

»Meine Frau mag Discos nicht so gerne«, beginnt er zögerlich und blickt mich zweifelnd an.

»Ich hab dich in einer kennen gelernt, Schatz«, zwitschere ich, »hast du das schon vergessen?«

»Wie könnte ich?«, zwitschert Hardy zurück und lächelt Maria mit rollenden Augen an.

»Also abgemacht«, bestimmt Joe, »wir gehen in die Kinderdisco und hauen auf den Putz!«

Ich weiß nicht, ob ich einen Sieg oder eine Niederlage errungen habe, und lächle erst mal neutral, bis wir die Rechnung bezahlt haben und wieder bei Khun Manop im Auto sitzen.

»Wir fahren ins X-cite«, gibt Hardy den Kurs an. Er lächelt tatsächlich erfreut.

Ich plane, die Neutralität aufrechtzuerhalten und jeden weiteren Streit zu vermeiden. Diese psychologische Kriegsführung geht mir auf die Nerven. Wie der gute Joe weiß ich eigentlich gar nicht, woher die Feindseligkeiten stammen. Ich habe daher auch keine Ahnung, wie ich ihnen aus dem Weg gehen soll.

Gespannt betreten wir vier die Diskothek. Ich schaue mich in dem gigantischen Raum um und kann mir ein neuerliches Grinsen nicht verkneifen. Überall die üblichen Verdächtigen des Pattaya-Nachtlebens: verliebte Farang-Rentner mit ergiebiger Brieftasche und achtzehnjährigen Thai-Mädchen auf dem Schoß sowie verzweifelte, jüngere Farangs, die das Leben an den Golf von Siam gespült hat, die aber kein Glück bei den Achtzehnjährigen haben, da sie selber beinahe mittellos sind.

Unsere Truppe besetzt einen runden Tisch in unmittelbarer Nähe zum Podium. Ich lächle weiterhin neutral und halte meine Zunge im Zaum. Die lautstarke Filipino-Band bricht in diesem Moment zufällig ein Lied ab, und ein Kellner nutzt den kurzfristig niedrigen Geräuschpegel, um eine Bestellung aufzunehmen. Joe bestellt ein Singha-Bier, Maria einen Wodka-Tonic, Hardy einen Gin Tonic. Ich frage zögernd nach einem Glas Weißwein. Der Kellner schüttelt den Kopf.

»Tut mir wirklich leid, Ma'am, wir haben keinen Wein«, sagt er bedauernd. »Darf's denn was anderes sein?«

»Musst du immer etwas Besonderes bestellen?«, herrscht mich Hardy an. »Bestell dir doch einfach ein Bier, du musst es ja nicht trinken!«

»Schon okay, ich nehme ein Wasser«, sage ich, zu dem netten Kellner gewandt.

Er läuft los, wir lächeln uns alle neutral an. Hardy nicht, der fletscht die Zähne. Ich lächle weiter, aber ich bekomme feuchte Augen. Gottlob kommen jetzt Ralph und Mia zu ihren Eltern an den Tisch. Das lenkt sie von mir ab.

Eine neue Band tritt auf und spielt aktuelle Thai-Rockhits. Sie sind gar nicht schlecht, aber sie sind so laut, dass jede Konversation ohne Peinlichkeit ersterben darf. Hardy wippt begeistert im Takt. Trotz seiner sechsundvierzig Jahre ist er ein unerschütterlicher Fan von Discos und lauter Dröhnung.

Der Kellner kommt strahlend zurück und schreit gegen die Musik an: »Mein Chef holt im Supermarkt eine Flasche Weißwein für Sie, Ma'am! Sie kostet dann ungefähr sechshundert Baht, ist das okay?«

»Danke schön, das ist lieb! Ich nehme sie gerne!«, freue ich mich zwangsläufig lautstark.

Nach kurzer Zeit kommt er tatsächlich mit einem Eiskübel, einer ordentlichen Flasche Weißwein und vier Gläsern bewaffnet an den Tisch zurück. Joe und Maria winken ab. Sie bleiben bei ihren Drinks. Er schaut Hardy fragend an, aber ich sage bestimmt: »Danke, nur ein Glas bitte. Der Wein ist für mich.«

Maria lächelt mich verstohlen an und macht ein Victory-Zeichen. Hardy weiß im Moment nicht, wen er mehr hasst, mich, Maria oder diesen Kellner. Er lächelt neutral. Wir alle lächeln weiterhin neutral und hoffen im Stillen, das wir den Abend bald beschließen werden.

Um Viertel vor eins lassen wir es schließlich gut sein. Ralph und Mia haben ihre normale Bettzeit schon überschritten und gehen nun mit ihren Eltern einträchtig nach Hause.

Nach Hause gehen Hardy und ich auch, allerdings alles andere als einträchtig.

»Na, du hast dich ja mal wieder unmöglich aufgeführt«, beginnt Hardy. »Mit dir hat man wirklich keinen Spaß. In Zukunft gehe ich lieber alleine mit Leuten aus.«

»Das tust du doch sowieso schon die ganze Zeit. Außerdem, den Leuten, mit denen du nachts unterwegs bist, möchte ich tagsüber auch nicht begegnen«, ereifere ich mich, nun endlich bereit, auf jedweden Streit einzugehen. Khun Manop hört den feindseligen Ton unserer Unterhaltung, und er muss nicht Deutsch können, um den Tenor des Gesagten zu erfassen. Er duckt sich vorne auf seinem Sitz und hofft, uns bald abladen zu können.

»Das war heute echt das letzte Mal, dass ich mit dir ausgegangen bin. Ich habe die Nase so voll von dir«, setzt Hardy noch einen drauf.

»Wenn hier einer die Nase voll hat, dann bin ich das«, knurre ich. »Du glaubst doch nicht, dass ich dir deine faulen Ausreden länger abkaufen werde?«, frage ich drohend.

»Brauchst du auch nicht. Ab heute brauchst du das nicht mehr. Ich werde mein Leben leben, mach du, was du willst, aber nicht auf meine Kosten. Such dir gefälligst einen Job, am besten in Deutschland!«, faucht Hardy zurück.

Der spinnt wohl, denke ich mir. Freundchen, da hast du aber die Rechnung ohne das deutsche Scheidungsrecht gemacht.

»Vorsicht, schon mal was von der Drei-Siebtel-Regelung gehört?« Ich zitiere ungefragt und zu Hardys wachsendem Unmut die Faustregel für den so genannten nachehelichen Unterhalt: »Vier Siebtel vom ermittelten Nettoeinkommen des Unterhaltspflichtigen bekommt der Hauptverdiener, drei Siebtel der Nichtverdiener.«

Ich bekomme keine Antwort mehr, und Khun Manop hält vor unserem Haus. Von wegen Haus des leichten Herzens, denke ich mir. Die Bude bringt uns kein Glück.

Hardy sagt Khun Manop anstandshalber »Gute Nacht« und stürmt ins Haus. Khun Manop gibt mir die Autoschlüssel und sagt niedergeschlagen: »Sorry, Madam, so sorry.«

Mir tut auch alles leid, vor allem ich mir selbst. Aber ich bin tapfer und sage zu Khun Manop: »Morgen früh halb zehn für die Hunde, okay?«

Wir verabschieden uns, er lässt sein bei uns abgestelltes Moped an, und ich gehe ins Haus. Die Hunde sind sehr zurückhaltend, ihr feines Gespür für Krisensituationen lässt sie erst einmal unauffällig im Hintergrund verharren. Hardy rumort im ersten Stock in seinem Ankleidezimmer, dann stürmt er, neu eingekleidet, die Treppe an mir vorbei wieder herunter und raus aus der Tür. Was zum Teufel macht er jetzt?, denke ich, glotze dumm auf den Autoschlüssel in meiner Hand und versuche mühsam eins und eins zusammenzuzählen. Das dauert eine Weile, dann gehe ich Hardy nach und luge zur Haustür hinaus.

Er ist schon gut zweihundert Meter weit gekommen und läuft in Richtung Moped-Taxistand. Ich beginne zu verstehen, dass ich gerade das Opfer einer Inszenierung geworden bin und höchstwahrscheinlich wegen einer Thai verlassen werde, und setze mich in Bewegung. Laut rufe ich Hardys Namen. Er hört mich zweifelsohne, bleibt aber nicht stehen. Ich beginne zu rennen. Meine Schuhe sind zwar sehr hoch, aber das hat mich im ganzen Leben noch von nichts abgehalten. Ich sprinte hinter meinem Mann her.

Ein paar Nachtschwärmer, die der deutschen Sprache mächtig sind, sind immer unterwegs, so auch jetzt. Einige bleiben stehen und machen sich erfreut auf eine Szene gefasst. Sie werden nicht enttäuscht. Ich erreiche Hardy und fasse ihn beherzt am Arm.

»Kannst du mir verraten, wo du jetzt noch hinwillst?«, frage ich ihn.

»Es gibt jemanden, der auf mich wartet, und der ist mir wichtiger als du«, erwidert er eiskalt, schüttelt mich ab und wendet sich zum Gehen.

»Machst du Witze, wer sollte das wohl sein?«, höhnt einer der Passanten und torkelt weiter.

»Was habe ich denn getan, dass du mich so behandelst? Ich liebe dich doch!«, rufe ich ihm nach.

»Ja, was hat sie denn getan?«, fragt der Wortführer einer kleinen Gruppe, die interessiert stehen geblieben ist und nun alles verfolgt.

»Nichts hast du getan, einfach nur nichts«, beantwortet Hardy die Frage, »und dafür bezahlst du heute.«

»Ach komm, Alter, du tickst doch nicht richtig«, lallt einer der Zuschauer. »Ich würde die Alte doch nicht für eine andere Alte eintauschen. Kriegst nur mehr Probleme! Behalt die alte Alte!«

Mein Held! Der Mann weiß offensichtlich, wovon er spricht.

Zwischenzeitlich sind noch einige muskelbepackte skandinavische Nachbarn am Tatort eingetroffen und verlangen eine Übersetzung. Sie hoffen auf eine nette kleine Schlägerei.

Ich bedanke mich im Stillen für die unerwartete Hilfeleistung des Betrunkenenchors und das Auftreten der Wikinger, aber wir können alle nichts ausrichten.

»Du hörst von mir«, sagt Hardy kalt, und ich versuche nicht mehr, ihn aufzuhalten.

Die Zuschauer lassen mich durch, und ich gehe wie in Trance zurück zum Haus. Die Hunde sehen mich allein zurückkommen und strahlen momentane Erleichterung aus. Meine so geschmähte Abendtasche steht noch auf dem Wohnzimmertisch. Mechanisch packe ich sie aus. Aha, der Schuft hat seine Zigarren, sein Brillenetui und sein Handy bei mir zurückgelassen. Da passt also doch allerhand rein.

Ich setze mich aufs Sofa und warte auf ein Wunder. Vielleicht kommt er ja gleich wieder reumütig zurück? Dann beginne ich zu schluchzen und stoße hohe Heultöne aus. Niemand kommt. Hardy kommt nicht mehr zurück.

Durch die hohen Heultöne höre ich zunächst nicht, dass sein Handy läutet. Es bewegt sich auf dem Glastisch Richtung Kante, ich halte seinen Suizid mit einem Finger auf.

Die Nummer im Display kenne ich nicht, ein spannender Moment. Ich höre auf zu weinen und bewundere den unermüdlichen Eifer des Anrufers. Nach elf Klingeltönen nehme ich schließlich ab.

»Hallo Liebling, wo bist du denn? Ich warte auf dich!«, tönt die quengelige Stimme einer Thai auf Englisch an mein Ohr. Ich weiß genau, wer es ist. Das hätte ich ihr nie und nimmer zugetraut. Oder doch? Egal, es ist sehr schlimm.

Liebend gerne würde ich in den Hörer kotzen, reiße mich aber zusammen und fauche: »Hallo Schlampe. Hier ist die liebe Claudia!« Ich nutze die Sprachlosigkeit der Teilnehmerin und füge hinzu: »Wenn ich mit meinem Mann fertig bin, bleibt für dich leider kein Pfennig übrig! Das mit der geplanten Altersversorgung durch meinen Farang wird also nicht klappen!«

Ich lege gar nicht erst auf, sondern schmeiße das Handy gegen die Wand. Es zerlegt sich notgedrungen in seine Einzelteile. Mitleidlos lasse ich es in seiner Ecke liegen, sammle meine Hunde um mich und trete den letztendlich unvermeidlichen Rückzug ins Schlafzimmer im ersten Stock an.

Oben angekommen, lasse ich meine kleine Truppe hinter mir und stoße die Tür zur Terrasse auf. Ich bahne mir einen Weg durch dichte Palmwedel und Moskitos und stelle mich an die Brüstung. Nach kurzem Überlegen hole ich tief Luft und brülle in die Nacht über Jomtien hinaus: »Du gottverdammte, hinterhältige Dschungelfotze!« Entgegen meinem normalen Sprachgebrauch benutze ich mit Genuss das unschönste aller deutschen Schimpfwörter für »Frau«. Moment, vielleicht kann ich sogar noch einen draufsetzen? »Du hinterhältige Fickschnitte! Ich werde dich zerstören! Jahrelang hast du mich fast täglich freundlich beim Sport angelächelt, dafür wirst du büßen, und wenn es das Letzte ist, was ich tue!«

Ich gehe wieder hinein und schließe die Tür fest hinter mir. Ich hasse Thailand, draußen soll es bleiben, sich ja von mir fernhalten. Thailand und die Fickschnitte.

Die Hunde schlafen, bis auf Mausi. Sie schaut hoch zu mir und scheint zu lächeln. Dann gähnt sie mich herzhaft an, bis die Kiefer knacken, und schleudert kurz ihre Ohren umher. Ich versuche, ihre Botschaft zu enträtseln.

»Gut gebrüllt, Löwe! Aber nichts davon wirst du je tun!«, decodiere ich enttäuscht. Wahrscheinlich hat sie recht.

Samstag, 9. Oktober

Das Wetter ist schön. Amelie und ich haben unsere Mutter guten Gewissens vor die Tür geschickt, damit wir uns ungestört unterhalten können. Wir lassen uns an Mutters Ess-/Wohn-/Couch-/Katzentisch nieder, und ich serviere grünen Tee.

»Prosecco schmeckt eigentlich schon besser«, murmelt Amelie und zündet sich eine Zigarette an. Ich nicke verständnisvoll und betrachte fasziniert Amelies gieriges Saugen und Inhalieren. Schade. Drei Jahre lang war sie clean gewesen, nach rund fünfunddreißig Jahren Kettenrauchen.

»So, du hast also viele merkwürdige kleine Entzündungen im Gehirn, die teils mehr, teils weniger aufleuchten in dieser gruseligen Magnetröhre?«

»Hmmm ...«, brumme ich zustimmend, »es sieht ein bisschen aus, als hätte ich ein komisches Sternbild im Kopf.«

Calimero langweilt sich allein unter dem Bett unserer Mutter und springt auf den Tisch, um nachzusehen, ob es da etwas nachzusehen gibt. Er füllt zwei Drittel der Tischfläche aus. Vor dem grünen Tee weicht er angeekelt zurück, dennoch bleibt er bei uns sitzen.

Amelie und ich sind es gewöhnt, mit Katzen in nächster Nähe Tische und andere Oberflächen zu teilen, und beziehen ihn in unsere Diskussion mit ein.

»Und in der Halswirbelsäule sitzt auch so ein Fleck, und der soll für deine komischen Empfindungsstörungen hauptsächlich verantwortlich sein?«

»Ja, der ist ganz frisch und aktiv. Er sitzt am hinteren Rand des Nackenrückenmarks wie eine längliche Amöbe und rührt sich da wohl seit Wochen ums Verrecken nicht von der Stelle«, bestätige ich angeregt, als sei das ein neuer Laufstegtrend.

Amelie zündet sich die nächste Zigarette an.

»Also auch eine Entzündung? An zwei verschiedenen Stellen im Nervensystem? Und ohne die aufdringliche Amöbe im Hals hättest du von den anderen Löchern im Kopf wohl nie etwas erfahren?«

»Ja, ohne diese Nackenläsion wäre ich wahrscheinlich jetzt nicht hier«, bestätige ich. »Stattdessen wäre ich weiter der kleine Hypochonder, der seit Jahren beim geringsten Anlass zum Arzt rennt und prompt etwas ungeduldig abgewiesen und nach Hause geschickt wird.«

»Du hattest doch schon öfter mal eine kleine Gefühlsstörung, nicht wahr?«, fragt Amelie und formt geschickt ein Fragezeichen aus Rauch. Ich beobachte fasziniert seine wabernde Wanderung durch den Raum.

»Das waren eher kleine Lappalien, ich habe mich immer bereitwillig von Ärzten abwimmeln lassen.«

»Hast du das deinem Dr. Horvath erzählt?«

»Klar! Das und alles andere, was mir so durch den Kopf ging an Ungereimtheiten der letzten Jahre.«

»Und?«

Ich überlege.

»Diese Sehfeldstörungen, die sonst alle normal finden, und die Tatsache, dass ich erst mit fünfunddreißig Jahren Windpocken hatte, haben ihn schon merklich interessiert.«

Ich reibe gedankenverloren mit der Hand Calimeros Hinterteil. Er stellt sich kerzengerade auf alle viere, streckt genießerisch seinen buschigen Schwanz in die Höhe und reckt den Po gen Zimmerdecke. Mit geschlossenen Augen schnurrt er laut brummend wie ein Vibrator.

»He, du bist ein Junge!«, erinnere ich unseren Halbbruder scherzhaft. »Kein Mädchen!«

Aus heiterem Himmel huste ich eine kehlig dröhnende Salve aus den Tiefen meiner Lungen und klopfe mir mit der Hand auf die Brust. Calimero wendet sich enttäuscht ab und sucht seinen Kratzbaum auf. Das wirkt wohl bei ihm wie eine kalte Dusche.

»Stören dich jetzt etwa meine Zigaretten?«, fragt Amelie besorgt.

»Die haben mich schon im Laufstall nicht gestört, warum also jetzt?«, winke ich ab. »Seit vorhin habe ich irgendwie einen Klumpen im Hals, der geht nicht vor und nicht zurück. Komisch.«

»Werd mir bloß nicht krank!«, ruft Amelie übertrieben entsetzt, und wir prusten beide vor Lachen los.

Dann sind wir einen Moment sehr still.

»Über diese Krankheit habt ihr, Dr. Horvath und du, also überhaupt nicht gesprochen? Warum nicht? Schleicht ihr wie Katzen um den heißen Brei herum?«

Brei? Calimero verzieht sein schönes Antlitz und schaut vorsichtshalber mal nach, was ihm unsere Mutter zum Knabbern bereitgestellt hat.

»Ja, Dr. Horvath muss wohl schleichen. Er hat schon bemerkt, dass ich mir im Lauf der letzten Wochen auf eigene Faust ein zweifelhaftes Halbwissen angeeignet habe und dass ich leider schon miterlebt habe, was Autoimmunerkrankungen mit einem Organismus anstellen können.«

Amelie genügt das nicht. »Du sagst aber doch, man könne sich gut mit ihm unterhalten, er nehme sich Zeit, er sei gründlich, sei auf dem neuesten medizinischen Stand, jung und unverbraucht, was weiß ich …« Sie bricht ab und steckt sich eine weitere Zigarette an.

Das klingt, als hätte ich eine Antwort auf eine Kontaktanzeige bekommen, denke ich belustigt. Dann werde ich wieder ernst, als ich Amelies beeindruckende Rauchringe weiter beobachte.

»Du hast meinetwegen wieder angefangen!«, knurre ich böse.

»Nicht nur deinetwegen, ehrlich! Frank gefällt mir auch nicht, du hast ihn ja gesehen. Er hat oft Schmerzen, verliert Gewicht, aber im Gegensatz zu dir geht er nicht zum Arzt. Er sagt immer, gesund gehe man ins Krankenhaus rein, und tot komme man wieder raus. Der macht mich verrückt! Und dann diese Rente! Jahrelang freue ich mich darauf, mehr Zeit für mich zu haben. Jetzt steht sie tatsächlich vor der Tür!« Amelie seufzt und nimmt einen tiefen Zug. »Brüssel wird mir fehlen, meine Kollegen, mein Tagesablauf, auf einmal fällt das alles weg. Da kommt ein komisches Loch auf mich zu.« Sie atmet zur Abwechslung normale Luft tief ein und aus. »Und nun werdet ihr beide krank. Warum zum Teufel sagt dir der Arzt nicht gleich, dass du MS hast? Dann wissen wir wenigstens, woran wir sind! Er leitet doch schon die entsprechende Behandlung ein. Warum zum Henker bohrst du jetzt nicht nach?«

»Ohne das endgültige Ergebnis aus dem Laborbefund kann es immer noch alles Mögliche sein. Kortison ist auch in einigen anderen Fällen das Mittel der Wahl«, doziere ich. Es wird langsam zur lästigen Angewohnheit. »Es wird nicht mehr herumspekuliert, basta. Du fährst nach Brüssel zurück, und ich halte dich auf dem Laufenden. Unsere Freundin Hedi kommt aus Langenfeld runter und kümmert sich um Transport und Entertainment. Dr. Horvath weiß schon, was er tut, und Hardy kommt eventuell ja auch, wenn ein Problem auftritt.«

»*Ein* Problem!«, höhnt Amelie.

Der Schlüssel sperrt in der Tür. Zaghaft macht unsere putzige kleine Mutter die Tür auf und tritt fast scheu in ihre eigene Wohnung ein.

»Schööön, Mutti!!!«, rufen wir beide einträchtig und begeistert aus.

Sie war beim Friseur und sieht fast jungenhaft hübsch aus mit ihrem frisch gefärbten Garçon-Schnitt.

»Mädels, was haltet ihr davon, wenn wir alle drei losziehen und uns was Neues zum Anziehen kaufen?«, schlage ich, berauscht von einer spontanen Eingebung, vor.

Mittwoch, 13. Oktober

Ähm, ich geh dann doch mal raus ins Wartezimmer! Mit Blut hab ich es ja nicht so, weißt du ja. Oder nein, vielleicht noch besser, ich gehe mit dem Hund ein paar Schritte!«

Hedi erhebt sich von einem der zahlreichen Stühle im Behandlungszimmer 1 von Dr. Horvaths Praxis und geht eilig Richtung Tür.

Meryem hat meine Vene unter dem schicken neuen Kapuzenpulli freigelegt und am Oberarm fest abgebunden. Jetzt zückt sie die Nadel, um mir wie schon letzte Woche mehrere Kanülen Blut abzunehmen.

Ich blicke Hedi nach. Zum ersten Mal seit ungefähr fünf Stunden, das heißt, seit ihrer Ankunft in Erlangen, ist unser Redefluss abgerissen, und wir werden wohl eine kurze Weile pausieren müssen. Sie hat für die paar Tage in Erlangen ihren vierzehnjährigen altersschwächelnden Pudelmischling Popeye mitgebracht. Man kann ihn eigentlich nicht mehr alleine lassen, und ich freue mich, ihn zu sehen.

Hedi ist elf Jahre älter als ich, was unserer Kompatibilität keinen Abbruch tut. Von hinten geht sie immer noch locker als Dreißigjährige durch, denke ich schmunzelnd. Ihre hochhackigen schwarzen Pumps bewegen sich eilig auf den Ausgang zu. Hedis lange, schlanke Beine stecken in einer engen schwarzen Hose, einen schwarz-weißen Paschmina hat sie sich lässig um die Schultern geschwungen, und eine schwarze Designer-Sonnenbrille thront auf dem Kopf, den eine dreifarbig blonde Mähne ziert. Da wird ihr Abgang jäh durch Dr. Horvaths Ankunft gebremst.

Es klopft an der Tür, der Doktor tritt ein, und die beiden stehen sich einen Moment lang etwas verblüfft gegenüber.

»Horvath, guten Tag!«, stellt er sich mit zum Gruß ausgestreckter Hand vor.

»Karras, auch guten Tag!« Hedi greift kräftig pumpend zu. »Ich bin die persönliche Assistentin von Frau Valesa!«

»Ah ja!« Dr. Horvath nickt verständnisvoll und wendet sich dann schließlich an mich. Hedi zieht schnell die Tür hinter sich zu.

Dr. Horvath lässt mein vermeintlich lebensfrohes Äußeres einen Moment lang auf sich einwirken.

»Gut sieht Frau Valesa heute aus, stimmt's?«, fragt Meryem wohlmeinend und beendet die Blutabnahme. »Den CRP-Wert, der infektiöse Vorgänge im Körper nachweisen kann, kriegen wir heute noch aus dem Labor!«, ermutigt sie mich. Ich schniefe bekräftigend und räuspere mich fast schon auf chinesische Art. Den Teil mit dem Ausspucken lasse ich weg. In meinen eigenen vier Wänden tue ich es auch schon, und ich muss sagen, es hat tatsächlich reinigende Kraft. 1,4 Milliarden Chinesen können nicht irren. Seit meiner Ankunft in Deutschland verzichte ich auf mein morgendliches lautstarkes Ausspuck-Ritual, deswegen bin ich jetzt wahrscheinlich auch erkältet.

Dr. Horvath verschränkt nachdenklich die Arme vor der Brust und sagt: »Ehrlich gesagt, haben Sie mir letzte Woche besser gefallen, Frau Valesa. Da waren Ihre Blutwerte ideal. Die Symptome, die Sie mir am Telefon beschrieben haben, klingen mir sehr nach einer Infektion der oberen Luftwege.«

»Scheiße!«, murmele ich traurig und streichle mechanisch über meinen funkelnagelneuen knallbunten Übergangsmantel über der Stuhllehne. Hach, der sieht so verheißungsvoll positiv aus, er riecht auch noch neu, er ist geradezu mit Energie aufgeladen. Dann schlage ich meine brennenden Oberschenkel übereinander, nicht um zu kokettieren, sondern um das Gewicht von einem Ameisenhügel auf den anderen zu verlagern. Hunderte von kleinen Strasssteinchen auf meiner ebenfalls neu erstandenen Jeans fangen das durch die großen Fenster hereinlachende Sonnenlicht ein und bewerfen Meryem und den Doktor mit strahlenden Lichtpünktchen. Meryem läuft mit meinem schillernden Blut los in Richtung Labor.

Das Sonnenlicht lässt meine frisch gehighlighteten Strähnen wie zum Hohn um die Wette mitblitzen, und ich erwarte Schlimmes aus Dr. Horvaths Mund. Das kommt auch prompt.

»Mir fehlt nur noch ein Ergebnis aus dem Labor, ich persönlich hätte für den Kortisonstoß sogar schon morgen grünes Licht gegeben. Es spricht an sich alles für diese Vorgehensweise, aber so kann ich es nicht riskieren.«

Dr. Horvath lehnt sich an die Behandlungsliege mit dem Infusionsständer. Die wäre ab morgen bis Samstag zu meiner jeweils kurzzeitigen Zufluchtsstätte geworden.

»Ich habe nach unserem Telefonat heute Mittag der weiteren Diagnosestellung vorgegriffen und einen Termin in der Inneren Medizin für Sie vereinbart. Frau Dr. Fröbe kann Sie jetzt gleich drannehmen und horcht mal Ihre Lungen ab. Vermutlich macht sie auch noch einen Ultraschall der oberen Bauchorgane. Anschließend gehen Sie bitte in Dr. Ahrweilers Praxis für ein Röntgenbild der Lunge. Sie haben dort einen Termin bei Dr. Nowitzki, einem Kollegen von Dr. Ahrweiler.«

Leise Unmutsbekundungen dringen zwischen meinen Lippen hervor.

»Mit der Lungenaufnahme gehen Sie dann bitte zu Frau Dr. Fröbe zurück«, fährt er ungerührt fort, »und kommen danach noch zu mir. Ich bin heute lange da und warte auf Sie.«

»Warum machen wir nicht noch eine kleine Darmspiegelung, wo wir schon mal dabei sind?«, knurre ich unwillig.

»Verlassen Sie sich darauf, Frau Valesa, wenn Dr. Fröbe eine Darmspiegelung will, dann werden Sie die auch bekommen!«, kommt es prompt zurück.

»Ich wollte eigentlich nur Spaß machen!«, lenke ich ein.

»Ich nicht!«, erwidert Dr. Horvath, und wir betrachten uns einen Moment lang misstrauisch. Dann müssen wir beide doch trotz allen Übels lachen, und im Gehen sagt er noch grinsend zu mir: »Ich hoffe, Ihre persönliche Assistentin hat nichts gegen mein eigenmächtiges Timing!«

Ich schüttele lachend den Kopf. »Nein, sie ist auch hart im Nehmen, keine Sorge!«

»Dann geben Sie ja ein gutes Team ab. Bis später dann!«

Dr. Horvath geht in ein anderes Zimmer, und ich suche meine »Assistentin«, um sie über die erweiterte Versuchsanordnung zu informieren.

Wie erwartet, finde ich Hedi nicht im Wartezimmer, sondern orte sie über Handy irgendwo in den weitläufigen Grünanlagen der Klinik.

»Das wird heute noch ein Weilchen dauern, tut mir leid!«, kommentiere ich die bevorstehenden Untersuchungen.

»Kein Problem! Ich wusste ja, dass du nicht in Ordnung bist, bevor ich herkam.« Pause. »Ja, schön brav! Frauchen macht's Häufchen gleich weg. Moment, wo sind jetzt diese blöden Beutel?«

Ich höre Hedi fluchend in den Untiefen ihrer Umhängetasche wühlen, dann ein befriedigendes Rascheln. Was jetzt?, denke ich abgelenkt. In Deutschland muss doch alles getrennt werden. Trennt man dann auch den Biomüll vom Kackbeutelchen, der ist doch aus Plastik? Ich bin noch vor der verordneten Mülltrennung aus Deutschland ausgewandert, daher kenne ich mich nicht wirklich aus. »Wir« berufsmäßigen Asiaten schmeißen alles in die gleiche Tonne, die holen dann irgendwelche Leute, untersuchen den Ausländermüll sorgfältig und schauen, ob man noch was davon brauchen kann. Meistens kann man das. Kaputte Gerätschaften werden zusammengeflickt, Flaschen werden verkauft, Plastik wandert in dunkle Kanäle, und wer weiß, welch nützliche Gebrauchsgüter aus meinen leeren Hundefutterbüchsen werden? Echtes Recycling findet man nur in der Dritten Welt.

»Bist noch da?«, fragt Hedi nach.

»Klar doch. Ich war grade gedanklich in globalem Müll unterwegs.«

»Ich gehe mit Popeye noch, bis er müde wird, dann trinken wir einen Kaffee nebenan im Hotel, und Frauchen genehmigt sich einen Wodka.«

»Klingt wesentlich besser als mein Plan. Neid!« Ich erkläre Hedi kurz, worum es geht, und sie gibt mir ihren Segen mit den Worten: »Keine weiteren Krankheiten mehr, das musst du mir versprechen. Lass dir nichts einreden! Ach, ich sehe schon, das werden zwei Wodka! Viel Erfolg!«

◆◆◆

Ich entschwinde in Richtung Innere Medizin, beneide Hedi um ihren Wodka und betrete einen weitläufigen Empfangsraum, der erfreulicherweise an einen Starbucks-Betrieb erinnert. Espressomaschinen, Säfte, Kekse, Schokolade. Das Wartezimmer ist gut besetzt, und fast jeder mümmelt und trinkt etwas. Cool, bei Dr. Ahrweiler im Keller geht es spartanischer zu. Ich bediene mich mit Orangensaft, leider ohne Wodka.

Eine jüngere, lässig in Jeans gekleidete Frau mit Pagenkopf betritt mit einer Kladde den Wartebereich. Sie schaut sich kurz um und winkt mir dann zu.

»Frau Valesa, folgen Sie mir bitte? Ich bin Dr. Fröbe.«

»Kennen wir uns aus einem anderen Leben?«, frage ich erstaunt, und wir schütteln uns lachend die Hände.

»Meryem sagte, ich würde Sie schon erkennen«, erklärt sie. Im Behandlungszimmer angekommen, brütet sie über meiner Kladde. »Dr. Horvath plant einen Kortisonstoß bei Ihnen diese Woche?«, fragt sie. Sie liest ungläubig weiter, schüttelt den Kopf und fragt dann: »Sie haben seit Wochen Empfindungsstörungen? Kommen Sie in China mit irgendwelchen Giftstoffen in Berührung?«

Gift! Ganz was Neues!, denke ich beeindruckt. Ob Dr. Horvath das auch schon berücksichtigt hat?

»Haben Sie Auswurf? Fieber?«, reißt mich Dr. Fröbe aus meinen Überlegungen.

»Giftmüll eventuell?«, frage ich zurück. Was weiß ich schon, was in den riesigen Industriegebieten um Song Jiang tatsächlich produziert wird, außer Nissin-Nudeln … Wir blicken uns beide verwirrt an.

»Es rasselt beim Atmen, aber ich kriege fast keinen Schleim heraus. 37,2 Grad Maximum heute früh. Ich habe mehrmals gemessen.«

Jetzt sind wir wieder auf der gleichen Wellenlänge. Wir wandern zu einer Behandlungsliege, und ich entledige mich des Kapuzenpullis.

»Ihre Lunge klingt saumäßig! Ich tippe mindestens auf eine Bronchitis«, lautet Dr. Fröbes lapidarer Kommentar zu meinen Abhörergebnissen. Unzufrieden fragt sie mich: »Wie sind Sie denn dazu gekommen? Laut Dr. Horvath waren Sie vor ein paar Tagen in gutem körperlichen Zustand, vom Grund Ihres Hierseins einmal abgesehen.«

»Der Temperaturunterschied vielleicht? Shanghai zweiunddreißig Grad bei Abflug, Erlangen neun Grad bei Ankunft«, mutmaße ich.

Dr. Fröbe zieht belustigt eine Augenbraue hoch. »Sie messen gerne Sachen nach?«, fragt sie. »Dann sind Sie wie ich! Wir machen jetzt noch einen Ultraschall hier bei mir, dann schicke ich Sie in die Radiologie, okay?«

»Bitte keine weiteren schlechten Befunde!«, stöhne ich, als Dr. Fröbe das kühle Gel auf meiner Bauchhaut verteilt. Sie verdunkelt den Raum, und wir schauen beide auf den Bildschirm. Für mich sieht das aus wie Kraut und Rüben. Irgendetwas wird sie beanstanden, ich bin mir ganz sicher. An einer Stelle verweilt sie länger.

»Bauchspeicheldrüse?«, frage ich argwöhnisch.

»Was haben Sie gegen Ihre?«, gibt Dr. Fröbe schmunzelnd zurück.

»Oh, noch nichts. Man hört nur immer so Sachen …«, verteidige ich den guten alten Hypochonder in mir.

»Dr. Horvath hat mir übrigens das mit der Darmspiegelung erzählt«, murmelt Dr. Fröbe mit stoischem Ausdruck.

»Auweia! Bleibt in dieser Klinik nichts geheim?«, quengele ich und lasse mich erschöpft und blamiert zurücksinken.

»Der Ultraschall ist völlig normal. Machen Sie, dass Sie in die Radiologie kommen, hopp, hopp!« Dr. Fröbe hält mir Papiertücher hin. Ich wienere mich trocken, verabschiede mich und haste weiter in die Unterwelt.

◆ ◆ ◆

»Was wollen Sie denn schon wieder hier? Haben Sie keine Filme in Hongkong zu drehen?«, fragt Dr. Ahrweilers freundliche Empfangsdame trocken und verweist mich diesmal auf einen Stuhl. Ich lasse mich dankbar niederplumpsen. Das Gefühl, schwere Steine im Po herumzuschleppen, macht sich heute wieder stark bemerkbar und versucht mit den Ameisen in den Oberschenkeln und den Bauchmuskeln zu konkurrieren. Ich weiß nicht, wer gewinnen wird. Ich offenbar nicht.

Zum ersten Mal in meinen einundvierzig Erdenjahren ziehe ich in Erwägung, diesem Zustand möglicherweise ein Ende zu bereiten, irgendwie. Ich habe schon früher mal mehr im Scherz behauptet, ich sei möglicherweise in der falschen Inkarnation gelandet. Warum die jetzt nicht beenden, ehe sie unerträglich wird?

»Du spinnst wohl!«, knurrt die Intellektuelle aus den Tiefen meines Bewusstseins. »Was wird dann aus mir? Außerdem ziehst du das eh nie durch!«

»Warum eigentlich nicht? Dann kehren wir eben beide in unsere geistige Heimat zurück, du wahrscheinlich schneller als ich. Wir haben doch von Uschi gelernt, dass der Tod als solcher nicht existiert«, gebe ich in lebhaften Gedankengängen zurück.

»Gar nichts hast du von Uschi gelernt! Die einfachen Körner aus ihrer Lehre hast du dir rausgepickt und die schwereren Brocken liegen gelassen. Du lebst weiter so oberflächlich wie eh und je. Hab ich nicht recht?«

Stille.

Ich werde zum Röntgen aufgerufen und bleibe der Intellektuellen eine Antwort schuldig.

Dr. Nowitzki macht seinem Basketball spielenden Namensvetter bei den Dallas Mavericks alle Ehre. Ich lege den Kopf in den Nacken und versuche seinen Ausführungen in ungefähr 2,13 Metern Höhe zu folgen.

»Lungenentzündung! Klarer Fall! Da, schauen Sie!«, sagt er erbost und deutet auf meinen linken Lungenflügel. Wieder Kraut und Rüben. Sieht doch eigentlich ganz gut aus, denke ich noch.

Die Intellektuelle ist nun böse auf mich und hat als Vertretung eine Neue geschickt, die ich noch nicht kenne. Die Hysterische.

»Nein!«

Dr. Nowitzki dreht ungeduldig einen Kugelschreiber zwischen den Fingern hin und her.

»Doch, doch, kein Irrtum!«

»*Nein, nein und nochmals nein*!«, lautet meine Zweitmeinung. Dann lasse ich mich verstört auf einen Besuchersessel plumpsen.

Jetzt tue ich dem hünenhaften jungen Mann doch leid: »Das ist nicht so schlimm, Frau Valesa, da sterben Sie garantiert nicht dran. Zehn Tage Antibiotika, und alles ist wieder in Ordnung. Versprochen!«

»Doch«, schniefe ich jämmerlich, »ich schon!« Ich deute auf meinen Kopf. »Ich war ab morgen für einen Kortisonstoß vorgesehen. Ich empfinde Dinge an Stellen, von denen normale Menschen nicht einmal wissen, dass sie sie haben …«

»Sie sind Patientin von Dr. Horvath? Haben Sie Systemischen Lupus?«

»*Nein, nein und nochmals nein! Kein Systemischer Lupus!*«, schimpft die Hysterische jäh wieder erblüht weiter.

Dr. Nowitzki setzt sich neben mich und liest eine Weile in meine Unterlagen. Dann schauen wir uns an.

»Lupus ist bereits ausgeschlossen, Sie warten noch auf einen Laborwert für die endgültige Diagnose«, erklärt er.

»Sorry, ich wollte Sie nicht erschrecken. Manchmal fehlt es einfach an der Zeit, Patientenunterlagen wirklich ausführlich zu sichten ...«

Weiter kommt er nicht. Im Sitzen sind wir komischerweise fast gleich groß. Ich glotze ihn ungläubig an. Dann müssen wir beide laut lachen.

»Das passiert mir öfter!«, sagt er fast entschuldigend.

»Ich glaube, ich bin aber auch eine Sitzriesin«, überlege ich ernsthaft.

Wir kehren zu den ungleichen Größenverhältnissen zurück und erheben uns gleichzeitig.

»Ich gebe Dr. Horvath Bescheid, alles Weitere müssen Sie mit ihm und Dr. Fröbe absprechen.«

Ich winke noch einmal versöhnlich auf zu ihm und trabe wieder treppauf an die Erdoberfläche.

Der Maulwurf erblickt das spärlich werdende Licht des Tages gegen siebzehn Uhr. Dr. Fröbe ist schon weg, hat aber ein Rezept und Anweisungen für mich deponiert.

Hedi hat laut Auskunft über Handy im Hotel eine Pharmareferentin aus Köln getroffen und unterhält sich beim zweiten Wodka angeregt mit ihr. Ich solle mir Zeit lassen – und ihr auch –, das mit der Lungenentzündung müsse sie erst mal verdauen.

Dr. Horvath ist tatsächlich noch da. Auch er versucht die Lungenentzündung zu verdauen. Für unsere Verhältnisse sind wir beide zuerst ein bisschen wortkarg.

»Der CRP-Wert liegt um ein Vielfaches über der Norm«, beginnt er schließlich. Er weiß, dass ich Shop Talk mag. »Die Aufnahmen der Lunge sind laut Dr. Nowitzki eindeutig.«

Ich nicke eifrig, aber resigniert.

»Ich würde folgendermaßen vorgehen: Sie nehmen das Antibiotikum zehn Tage, wie empfohlen. Wenn die Innere Medizin dann grünes Licht gibt, werde ich umgehend die Stoßtherapie beginnen. Das Steroid, das wir Ihnen verabreichen werden, ist hoch dosiert, ich kann es nicht zeitgleich mit einer Antibiotikabehandlung verantworten. Mit einer solchen Vorgehensweise würden Sie am Ende womöglich auf der Intensivstation landen.«

»Bricht mein Immunsystem jetzt womöglich vollkommen zusammen? Was passiert da nur?«, frage ich kläglich fiepend wie ein Welpe.

»Ich glaube, wir haben es mit einer unglücklichen Verkettung von Ereignissen zu tun.« Dr. Horvath überlegt einen Moment. »Sie haben mit Sicherheit keine Immunschwäche, eher das Gegenteil ist der Fall.«

»Ich habe einfach die Ar…, eine schlechte Karte gezogen!«, bestätige ich.

Dr. Horvath lächelt. »Ja, wenn Sie so wollen. Ich würde Sie wirklich gerne von ihren Empfindungsstörungen befreien, aber ich muss Dr. Fröbe in diesem Fall den Vortritt lassen. Es tut mir außerordentlich leid.«

»An eine Rückreise nach China in den nächsten zwei bis drei Wochen ist dann wohl nicht zu denken?«, werfe ich überflüssigerweise ein.

»Vergessen Sie's. Schonen Sie sich, schlafen Sie ausreichend. Ständige Bettruhe brauchen Sie nicht, aber keine Langstreckenflüge und keine Anstrengungen.«

»Dann wird mein Mann wohl tatsächlich nachkommen«, murmele ich vor mich hin, und mir wird zum ersten Mal die damit verbundene Logistik bewusst. Meine Wauzis! Was wird mit meinen Hunden, wenn Herrchen auch noch fortgeht?

Dr. Horvath sieht, dass ich psychisch und physisch wieder einmal geschafft bin, und geleitet mich hinaus.

»Unabhängig von der Pneumonietherapie möchte ich Sie nächste Woche gerne sehen, wenn Sie sich fit genug fühlen. Vielleicht machen Sie noch einen Termin für Mittwoch, dann schauen wir mal, wo wir stehen.«

»Ja, sicher«, antworte ich trübsinnig, »dann stelle ich Ihnen gleich meinen Mann vor!«

Wir lächeln uns beide etwas erschöpft an.

»Das ist eine gute Idee!«, stimmt Dr. Horvath zu und lässt mich bei Lemya zurück.

Meine Steine, meine Ameisen und ich hasten noch in die Apotheke und holen das Antibiotikum, Hustentropfen und Schleimlöser. Dann traben wir zu Hedi ins Hotel, um sie von der Pharmareferentin zu erlösen.

»Ich glaub's einfach nicht! Was machst du denn plötzlich für einen Mist? Du warst ja schon immer komisch, aber doch nicht so!«, ruft Hedi aus und drückt mich kurz. »Du bist eben wie ich, ein bisschen nervös, hier was mit dem Magen, da was an der Backe. Aber doch nicht ernsthaft krank!«

»Ich glaube, diesmal habe ich es vermasselt«, sage ich nur und glotze vor mich hin.

»Hallo, Frau Valesa, wollen wir trotzdem was essen gehen?«, fragt sie zweifelnd und schaut mich von der Seite an.

»Ja«, erwidere ich, das Bewusstsein wiedererlangend, »ich glaube, das haben wir uns beide redlich verdient. Die Chefin gibt der Assistentin einen aus!«

»Die Chefin hat Appetit und Humor!«, lacht sie, »das ist ein gutes Zeichen. So gefällst du mir besser!«

Donnerstag, 21. Oktober

Den ersten Arzttermin habe ich heute um halb zwölf in Fürth. Wir liegen gut in der Zeit. Ich komme im Bad zwar langsam voran, aber zu einem Frühstück vor der Abfahrt in die Klinik wird es noch locker reichen. Die freundlichen Besitzerinnen des kleinen Boutique-Hotels, in dem wir zwischenzeitlich abgestiegen sind und das nur zweihundertfünfzig Meter von der Wohnung meiner Mutter entfernt ist, haben es morgens nicht so eilig und lassen für Hardy und mich auch gerne etwas länger gedeckt.

Hardy telefoniert seit 6.30 Uhr mitteleuropäischer Zeit mit Shanghai. Er sitzt zwar schon fertig geduscht, aber noch in ein Badetuch gewickelt auf dem Bett, sein Laptop neben ihm ist online, und wenn ich ab und zu durch den offenen Türspalt schaue, bemerke ich, dass er kopfschüttelnd auf eine Abfolge von Fotos einer Industrieanlage blickt. Der Fernseher läuft leise im Hintergrund, aber durch die offene Tür bekomme ich undeutlich die Wiederholung einer Sendung vom Vorabend mit, die jeden Tag live aus Australien übertragen wird.

Ich löse den Schleimlöser in einem Glas auf und muss beim Trinken jäh und unvermutet so heftig husten, dass ich die Hälfte spontan ins Waschbecken zurückspucke. Scheiße, jetzt muss ich noch eines von den Dingern auflösen. Ich beobachte zum zweiten Mal, wie sich das vormals klare Wasser in milchig weiße Flüssigkeit verwandelt. Sie sieht eigentlich meinem Teint ganz ähnlich. Abermals trinke ich entschlossen und bin diesmal auf der Hut. Draußen im TV futtert eine attraktive, platinblonde Frau meines Alters im knappen Bikini mit gefesselten Händen im Matsch kauernd Fliegen, wie es scheint. Ich kenne sie nicht, ich weiß nur, dass sie zu einer Gruppe von Prominenten gehört, die sich freiwillig in einer Art Soap-Konzentrationslager vierundzwanzig Stunden am Tag in Australien filmen lassen und Dschungelkönig werden wollen. Die Hirn-MRTs von den Machern solcher Programme möchte ich auch mal sehen. Die sind wahrscheinlich vollkommen unauffällig.

Hardy schimpft seit rund einer Stunde auf die Firma Nuhr ein. Erst war Rolf dran, der erwies sich aber als unschuldig. Jetzt hat Hardy den Hauptverdächtigen am Wickel. Es ist Herbert, der sich zunächst eine halbe Stunde lang telefonisch tot gestellt hatte, aber dann wohl auf Rolfs Drängen hin nachgegeben hat und nun Rede und Antwort steht. Nuhr hat, um Kosten zu sparen, einen unbekannten chinesischen Zulieferer in Hardys Projekt hereingebracht, der so ziemlich gegen jede Sicherheitsbestimmung im Umgang mit Schadstoffen und Auflagen zum Schutz des Personals verstößt.

Ich greife nach dem Shampoo und seife mühevoll meinen Kopf ein. Das muss ich in einer relativ gerade aufgerichteten Haltung tun, um das nimmermüde Nackenbeugezeichen nicht zu provozieren. Leichter gesagt, als getan. Irgendwann kommt beim Haarewaschen immer der Punkt, an dem man sich mehr oder weniger zum Ausspülen nach vorne gen Brausestrahl neigen muss. Vorsichtig beuge ich aus der Taille heraus den Oberkörper mit geradem Nacken in einem Neunzig-Grad-Winkel und berühre dabei unweigerlich mit den Pobacken die kühlen Fliesen hinter mir. Ich schrecke zurück, und die Shampooflasche landet platschend im Duschbecken. Ach scheiße, denke ich mir wieder einmal.

Draußen höre ich Hardy etwas von »aus dem Kopf schlagen« und »vergangenen Glanzzeiten der Firma Nuhr beim Konzern« brummen. Meine Glanzzeit ist auch um, ein Blick in den Spiegel reicht schon. Ich kann mir mein früheres Leben aus dem Kopf schlagen, wenn das so weitergeht.

Bei meinem nächsten geplanten Arbeitsfortschritt erstarre ich. Beine und Bikiniareal rasieren. Ich schaue auf den Rasierer in der Hand, dann hebe ich vorsichtig ein Bein an und studiere die Länge des Haarnachwuchses. Wer weiß, was Dr. Horvath heute mit mir vorhat. Vielleicht muss ich strippen, wieder bis auf den Slip? Vor Frau Dr. Fröbe geniere ich mich nicht, aber Dr. Horvath ist schließlich ein Mann.

Erschaudernd blicke ich wie ein komischer, pickender Riesenvogel im Neunzig-Grad-Winkel zwischen meine Beine. Dreitagebart, klarer Fall. Das Chaos ist angekommen. Ich sehe aus wie ein Biberweibchen. Ich lasse das Rasieren sein. Vielleicht wage ich mich morgen daran.

Schließlich trockne ich mich verärgert ab, ziehe Unterwäsche an, schminke ein bisschen an meinem fahlen Gesicht herum und gehe mit halbgetrockneten, gekämmten Haaren ins Schlafzimmer.

Hardy blickt besorgt zu mir auf. Er sieht mir zu, wie ich eine der Antibiotikatabletten aus der knisternden Verpackung herausdrücke und sie lässig mit einem kleinen Schluck Orangensaft schlucke. Sie hat die Größe einer Pekanuss.

Inzwischen hat er sich ein wenig beruhigt und spricht nun wieder in einem freundlicheren Ton mit Herbert. Der hat sich offensichtlich besorgt nach meinem Befinden und dem geplanten Datum der Rückreise erkundigt.

»Ich weiß es nicht, Herbert. Es geht ihr wirklich sehr schlecht, ich kann im Moment nicht zurück nach Shanghai. Aber jetzt muss ich Schluss machen, wir haben Termine in der Klinik.«

Hardy steht auf und schält sich aus dem Badetuch. Er ist noch ganz braun, ich bin fast ganz weiß.

»Ja, ja, danke! Ich werde es ihr ausrichten. Ja, lieb von dir. Aber kümmere dich um die chinesischen Zulieferer, der Verein ist ein potenzielles Pulverfass. Sonst sitzen wir bald alle auf der Straße! Ich, du, Lorna, die Hunde und meine Frau.«

◆ ◆ ◆

Hardy streicht mir über meinen neuerdings fast schon konkaven Bauch in einer vermeintliche Kampfbereitschaft signalisierenden schwarzen Lederhose. Auch sie ist ein Ergebnis des noch nicht lange zurückliegenden Beutezugs der drei Kramer-Frauen.

»Du solltest versuchen, ein bisschen mehr zu essen, Schatz. Du fängst mir an zu schwächeln!«

Ich nicke zustimmend und lehne mich bequem im Beifahrersitz des Mietwagens zurück. Hardy biegt auf den Frankenschnellweg ab. Schnellweg ist ein Euphemismus: Die erlaubte Durchschnittsgeschwindigkeit beträgt seit Jahr und Tag achtzig Stundenkilometer.

»Ich esse heute Abend drei fränkische Klöße, versprochen!«, entgegne ich, während ich den Zustand des fruchtig roten Lippenstifts im Beifahrerspiegel überprüfe. Wenigstens mogelt er so etwas wie ein bisschen Heroinschick auf mein sonst eher blankes, ausgezehrtes Gesicht. Hardy hat mir geholfen, die feuchten Haare zu föhnen und ein bisschen Schwung in die schlappen Strähnen zu bringen. Ich konnte Haarspray reinsprühen, so viel ich wollte, es flappte immer wieder zusammen.

»Was gibt's denn dazu?«, fragt Hardy nun angeregt.

»Meine Mum macht fränkische Flugente und dazu die berühmten rohen Klöße und Rotkraut.« Ich sehe die kindskopfgroßen Klöße fast schon im Wassertopf sprudeln. Meine Laune hebt sich. Mutter ist und bleibt die Beste.

»Viel Arbeit für deine alte Lady, aber darauf freue ich mich schon!«, bestätigt Hardy meine Gedankengänge.

»Sie lässt sich nicht davon abbringen. Sie will uns wenigstens einmal standesgemäß bekochen, wo schon keiner bei ihr wohnen will. Sie freut sich so, dass wir jetzt beide hier sind, und so lange.« Wenn sie wüsste, dass ich mich eigentlich überhaupt nicht über unser Hiersein freue, denke ich matt.

»Ich glaube, sie nimmt es dir immer noch übel, dass du ins Hotel gezogen bist«, sagt Hardy schmunzelnd, »und dass du ihr gesagt hast, sie würde im Schlaf brabbeln und ganz fürchterlich schnarchen.«

»Es ist die reine Wahrheit! Außerdem will ich nicht, dass sie zu viel von meinen merkwürdigen Sachen mitbekommt. Ich kann ihr nicht alles erzählen, sie würde in Panik ausbrechen. Dass du jetzt auch noch hergekommen bist, konnte ich ihr nur als überraschende Geschäftsreise verkaufen.«

»Fällt dir denn überhaupt noch ein unverfängliches Thema ein? Mir wäre schon die Luft ausgegangen.«

»Für ein paar Stunden am Tag kann ich mich schon zusammenreißen, und dann reden wir über Calimeros Stuhlgang, Grabschmuck für meinen Vater, Seifenopercharaktere und was ihr alles nicht mehr schmeckt, dass alles nicht mehr so ist wie früher, über ihre komischen Nachbarn und über Nina Ruge.«

»Nina Ruge? Was hat sie denn mit der zu tun?«

»Sie mag sie nicht. Sie redet ihr zu viel und sieht übertrieben blond aus.«

Hardy schaut mich verblüfft an.

»Siehst du? Ich habe komische Gene geerbt, das kann ich dir sagen. Die kommen im Alter anscheinend immer mehr zum Tragen!«, stöhne ich auf. »Aber ich mag Nina Ruge noch, das ist doch ein gutes Zeichen.«

»Deine Mutter ist doppelt so alt wie du, da darf man schon ein bisschen komisch sein«, meint Hardy aufmunternd, »sie lebt noch selbständig, kann für sich sorgen und kocht heute für uns, obwohl sie fast nichts mehr sieht. Ich habe niemanden mehr.«

Wir verlassen das Auto in der Tiefgarage der Klinik.

»Eigentlich habe ich nur noch dich. Du bist mein Leben. Du und diese Stinker zu Hause in China.« Hardy lacht, aber er meint es ernst.

»Du bist auch mein Lebensinhalt«, entgegne ich und ergänze nach kurzem Nachdenken: »Na ja, okay, dann noch die Stinker, meine Mutter und natürlich Amelie.«

Wir steuern auf die Internistische Praxis zu.

◆ ◆ ◆

»Was macht er heute eigentlich mit dir?«, fragt Hardy kurze Zeit später auf dem Weg von Dr. Fröbe hinüber zu Dr. Horvaths Neurologie.

»Lagebesprechung«, vermute ich. »Außerdem wollte er noch das ausstehende Ergebnis aus dem Labor erörtern und einen neuen Termin für diese Kortison-Stoßtherapie planen. Ich freue mich fast schon auf das Kortison. Unvorstellbar, vor ein paar Monaten habe ich gar nicht gewusst, dass es so ein Verfahren gibt.«

Wir nehmen im Wartebereich Platz. Dort sind wir allein. Selbst neurologisch angeschlagene Patienten gehen um diese Uhrzeit zum Mittagessen. Ich nicht und Dr. Horvath scheinbar auch nicht, denn Sina winkt uns beim Telefonieren zu, nickt und deutet Richtung Sprechzimmer. Wir sind einen Augenblick verunsichert. Eigentlich wollte ich Dr. Horvath ja zuerst Hardy vorstellen.

»Geh nur. Ich sehe, hier gibt's Kaffee, eine nette junge Dame und eine Zeitschrift zum Lesen. Ich komm schon klar!«

Hardy bleibt sitzen, und ich mache mich unbedarft auf den Weg zum Sprechzimmer. Dr. Horvath bittet mich auf mein Anklopfen hin herein.

»Nanu, gar kein Assistent heute?«, begrüßt er mich freundlich.

»Ähm, doch, er sitzt jetzt allerdings vorne bei Sina und trinkt Kaffee. Soll ich ihn holen?« Eilfertig will ich wieder zur Tür hinaus.

»Setzen Sie sich erst mal, und dann unterhalten wir uns ein bisschen.«

Ich nehme auf der äußersten Stuhlkante Platz. Alarmglocken klingen leise. Unterhalten? Dann würde ich doch lieber wieder ein bisschen vorturnen und mit den Zehen wackeln.

Dr. Horvath begutachtet mich aufmerksam.

»Dr. Fröbe sagt, Sie machen keine großen Fortschritte. Jetzt haben Sie auch noch Schmerzen in der rechten Lungenflügelspitze?«

»Ja«, murre ich. »Es fühlte sich an, als hätte ich mir beim Husten das Zwerchfell zerrissen, daher habe ich außerplanmäßig einen Termin mit Frau Fröbe für heute gemacht. Jetzt traue ich mich kaum noch zu husten und unterdrücke jedes aufkeimende Gebell.« Ich atme genervt aus und sehe, dass meine vor Anspannung feuchten Finger glitschige Spuren auf der Lederhose hinterlassen. »Aber sie meint, da sei nichts beschädigt, ich solle ruhig alles rauslassen und eventuell ein zusätzliches Schmerzmittel nehmen. Ich habe mich natürlich geweigert.« Ich zaubere ein breites, knallrotes Lächeln auf mein mittelalterlich kalkiges Gesicht. »Aber genug von mir! Wie geht es Ihnen denn so? Hatten Sie heute Besuch von einem Pharmareferenten?« Ich deute mit einer ausladenden Geste auf ein Häufchen von Broschüren, DVDs und sogar einem guten alten Video auf Dr. Horvaths Schreibunterlage, lehne mich vorsichtig im Sessel zurück und erhoffe mir ein harmloses Plauderstündchen. Sag mir was Gutes, denke ich, bitte, du bist doch ein netter Mann.

Dr. Horvath lacht kurz auf. »Ja, das könnte man fast so sagen! Das hier ist tatsächlich alles für Sie.« Er lehnt sich vor und breitet seine Hände über dem Häufchen aus. »Ich habe Ihnen noch nicht gesagt, was Sie eigentlich haben, Frau Valesa. Ich glaube, ich sollte das heute mal tun«, beginnt er nun.

»Och, ich habe Entzündungsherde im zentralen Nervensystem, Sie vermuten, dass es eine fehlgesteuerte Immunantwort auf irgendwas ist, von dem wir nicht genau wissen, was sie ausgelöst hat. Mein Immunsystem hat jedenfalls irrtümlich angefangen, gegen körpereigene, gesunde Strukturen zu kämpfen«, helfe ich nach. »Es knabbert mein zentrales Nervensystem an«, füge ich noch mit einem strafenden Unterton hinzu, als würde ich über ein Hundepfützchen im Korridor reden.

»Sehr gut zusammengefasst, Frau Valesa«, sagt Dr. Horvath leise. »Das Kind hat einen Namen. Sie wissen ihn ja vielleicht bereits«

»Ich würde einem verletzten Pudendus-Nerv weiterhin den Vorzug geben«, seufze ich traurig.

»Das wäre mir auch lieber.« Dr. Horvath sagt es schlicht und ehrlich.

Ich blicke kurz auf die oberste Broschüre. Den Titel kann ich auch kopfüber lesen.

Multiple Sklerose, ein Leitfaden für Betroffene. Ein Büchlein eines großen internationalen Pharmakonzerns. Außen ist eine schöne junge, dunkelhaarige Frau abgebildet, die fröhlich ein Kleinkind auf den Knien balanciert.

»Ist es eine Art Todesurteil? Wie viel Zeit bleibt einem damit? Warum sollte man damit ein Kleinkind großziehen wollen?« Ich deute ärgerlich auf die junge Mutter. »Schaut man sich dann die Einschulung via Webcam vom Bett aus an?«, frage ich direkt. Ich will nicht verrecken wie mein Hund an den Komplikationen einer merkwürdigen Immunkrankheit, vollgepumpt mit Medikamenten und doch ohne Chance.

»Sie haben durchaus gute Chancen, mich zu überleben!«, kontert Dr. Horvath ungerührt.

»Sie sind aber auch zwei Jahre jünger als ich!«, gebe ich sarkastisch zu bedenken. »Ich habe auf Ihrer Website nachgeschaut!«

Ich verstumme und schaue die kopfstehende Schönheit auf dem Buch nachdenklich an. »Sie sind sich jetzt also sicher? Es ist MS?«, frage ich dann in einer Mischung aus Faszination und Schock.

»Ja, Sie haben eine klinisch gesicherte MS«, bestätigt Dr. Horvath ohne Umschweife.

»Okay, wenn das von Ihnen kommt, dann habe ich das«, segne ich die Diagnose ab.

»Gut! Dann können wir ja weitermachen«, fährt Dr. Horvath fort. Er atmet fast auf. Scheinbar stehen an diesem Punkt viele Patienten auf und wollen gehen.

»Keine Einsprüche!«, füge ich unnötigerweise noch hinzu. »MS ist unheilbar, stimmt's, oder hab ich was verpasst?«, frage ich nach kurzem Zögern.

»Wie viel wissen Sie bis jetzt über die MS aus Ihren Recherchen?«, fragt Dr. Horvath und lehnt sich nun auch zurück.

Jetzt haben wir also doch unser entspanntes Plauderstündchen.

»Ich nahm früher an, dass es sich um eine altersbedingte, seltene Krankheit handelt. Mittlerweile weiß ich, dass es eine ganze Menge vorwiegend jüngerer Menschen betrifft. Der Erkrankte degeneriert vor sich hin, Nervenzellen gehen unter, das führt zu eingeschränkter Bewegungsfähigkeit, dann kommt der Rollstuhl, nix mehr mit selber Toilette gehen, keine Kontrolle mehr über Körperfunktionen, Frührente, Windeln, Schwerbehindertenausweis, Pflegefall, lieber tot sein …«

Ich breche ab und wundere mich darüber, dass mir nicht schlecht wird. Das wäre doch jetzt endlich mal der Moment. Mein Magen verhält sich jedoch still. Scheinbar ist die Peristaltik vor Schreck über das Gesagte jäh zum Stillstand gekommen.

»Fein, Sie wissen gut Bescheid über die schlechtestmöglichen Szenarien!«, lobt mich Dr. Horvath. »Und wie viel wissen Sie über benigne bis weitgehend klinisch unspektakulär verlaufende Formen?«

»Nichts«, gebe ich zu, »die sind wahrscheinlich zu unspektakulär.«

»Richtig!«, bestätigt Dr. Horvath. »Ein hoher prozentualer Anteil der Erkrankten führt trotzdem weiter ein weitgehend normales Leben. Nach dem gegenwärtigen Stand der Medizin haben wir vier Mittel an der Hand, die das, was Sie seit Wochen erleben, nämlich einen klinisch relevanten Schub der MS, abschwächen und im Idealfall ganz aufhalten sollen.«

Das muss sich einen Moment lang setzen und stößt in der berechtigten Frage auf: »Wie lange habe ich das wohl schon? Was hätte ich machen können? Hätte ich Vorsorge treffen können, hätte ich schon viel früher bei Ihnen vorbeikommen müssen?«

»Ich kann Ihnen nicht zweifelsfrei sagen, wann genau die MS bei Ihnen ihren Anfang genommen hat. Ich kann Ihnen nur raten, was Sie jetzt machen können.«

»Wenn ich verdächtig gewesen wäre, hätte ich anders gelebt …« Fragend schaue ich den Arzt an. Nachher muss ich mal gründlich darüber nachdenken, was ich alles anders gemacht hätte.

»Fangen Sie bloß nicht an, darüber nachzudenken, was Sie anders hätten machen können! Wenn Sie anfangen zu suchen, stoßen Sie immer auf irgendeinen Faktor, der zufällig zutrifft, aber doch nicht mehr zu ändern ist«, liest Dr. Horvath meine Gedanken. Er nimmt den Faden wieder auf.

»Für die Verordnung von Schubprophylaxen, wie ich Sie Ihnen heute anbieten kann, braucht es einige Zulassungskriterien. Wie Sie gesehen haben, dauert es eine Weile, bis man alles zusammen hat. Vorher würde ich Sie nicht mit einer übereilten Diagnose konfrontieren wollen. Mit den MRTs allein hat man noch zu wenig Beweise in der Hand. Man braucht auch eine komplexe, laborgestützte Diagnose.«

»Und jetzt haben Sie alles beisammen, und ich komme plötzlich mit einer Lungenentzündung daher und mache alles noch schlimmer!«

»Mir gefällt das auch nicht. Aber der Krankheitsverlauf wird jetzt nicht mangels prompter Kortisontherapie einen dramatisch anderen Verlauf nehmen. Es tut mir aber leid, dass Sie sich mit so viel unangenehmen physischen und psychischen Ereignissen auf einmal herumschlagen müssen.«

»Ich weiß gar nicht, was ich Sie jetzt fragen soll. Ich glaube, ich bin ein bisschen überwältigt.« Ich stoße einen Seufzer aus. Hardys Hand zu halten wäre jetzt eigentlich sehr schön.

Dr. Horvath fährt fort: »Schauen Sie sich mal in Ruhe diese Materialien an, das sind seriöse Quellen. Sprechen Sie mit Ihrem Mann, schreiben Sie sich Fragen auf, und wählen Sie das Ihnen sympathischste Medikament aus. In drei Fällen handelt es sich um so genannte Betainterferone, eines ist ein anderer Wirkstoff, er heißt Glatirameracetat. Alle werden gespritzt. Manche häufiger, eines nur einmal pro Woche. Sina wird mit Ihnen eine Schulung machen und ein paar praktische Tipps geben, dann …«

Ich unterbreche den Doktor entgegen meiner eher höflichen Art. »Und wenn ich erst mal abwarte?«, frage ich listig. »Vielleicht passiert ja nichts mehr. Spritzen sind eher nicht so mein Fall.«

»Niemand mag Spritzen.« Dr. Horvath lächelt. »Ich kann Sie zu nichts zwingen, es ist Ihre Entscheidung. Ich würde es Ihnen anhand des Befunds aber dringend raten.«

»Das heißt also, es sieht schlecht aus? Ich muss direkt mit zunehmender Verschlechterung rechnen?«, frage ich entsetzt.

»Sie haben jetzt einen akuten Schub, der bei Ihnen verschiedene Empfindungsstörungen im sensorischen Funktionskreis auslöst. Das ist noch das Beste, was einem als MS-Patient zustoßen kann, auch wenn es sich für Sie im Moment unerträglich anfühlt. Sie werden erfahren, dass es mehrere Funktionskreise gibt, die von MS-Herden befallen werden können. Ich will Ihnen jetzt keine Angst machen, aber ich möchte, dass sie so bald wie möglich mit einer Prophylaxe beginnen. Sie haben jetzt schon ungefähr zehn Entmarkungen, also Läsionen, verteilt im Gehirn. Die meisten sind älteren Datums, vielleicht sind einige Ihrer früheren Symptome auf sie zurückzuführen. Vielleicht sind sie auch subklinisch aufgetreten. Einige jedoch sind frisch, so wie die Läsion in der Halswirbelsäule. Sie weisen das auf, was wir eine Schrankenstörung nennen.«

Obwohl ich todernst den Ausführungen des Arztes lausche, schnaube ich in diesem Moment spontan eine Art Lachsalve durch die Nase heraus, wie ein erregtes Pferd. Dr. Horvath blickt mich einen Moment nachdenklich an. »Sind Sie okay, Frau Valesa?«

Ich denke kurz an mein vermeintlich verstopftes Qi von Frau Poser, versuche es in Relation zur gestörten Schranke zu setzen, wiehere noch mal kurz auf und lege dann die Pferdeallüren wieder ab.

Die eigentliche Bedeutung von Dr. Horvaths Aussage beginnt sich nun zu setzen. Ich winde mich auf meinem Sessel und warte darauf, dass mir prompt im nächsten Moment die Backe schlaff herunterhängen wird und ich wahrscheinlich

Hilfe beim Aufstehen benötigen werde. Das kann gut möglich sein, ich fühle mich plötzlich unendlich schwach.

»Sie sehen Rollstühle und schwerste Behinderung vor sich. Ich kenne diese Ängste der Patienten. Es muss nicht dazu kommen, glauben Sie mir. Aber wir sollten so früh wie möglich den weiteren Untergang von Nervenzellen einschränken.«

»Zehn Löcher im Kopf, eines im Hals! Was habe ich nur falsch gemacht?«, wiederhole ich andächtig. »Das war ich selbst, nicht wahr? Ich bin mein eigener schlimmster Feind!«

Dr. Horvath beantwortet diese Frage nicht und schreibt mir stattdessen einen Buchtitel auf. Er schiebt mir den Zettel zusammen mit der Fachlektüre zu. »Pathogenese und Therapie der Multiplen Sklerose von Prof. Gold und Prof. Rieckmann« steht darauf.

»Tun Sie mir den Gefallen, und stöbern Sie nicht mehr auf eigene Faust im Internet herum. Sie landen in irgendwelchen erschreckenden Foren, die uns beiden die Arbeit schwerer machen. Besorgen Sie sich diesen Titel in einer Uni-Buchhandlung. Professor Rieckmann ist ein von mir sehr geschätzter Kollege an der Uni Würzburg. Der Mann macht den ganzen Tag nichts anderes als MS, und Sie werden viel über den gegenwärtigen Wissensstand und die Therapiemöglichkeiten erfahren.«

Ich studiere den Zettel. »Klingt wie neurologische Fachliteratur für Facharzt-Semester. Trauen Sie mir das zu?«

»Sie beißen sich da schon durch!«, ermuntert mich Dr. Horvath. »Ich glaube, viel mehr möchte ich Ihnen heute nicht zumuten.« Er erhebt sich und kommt um den Schreibtisch herum. Ich stehe ohne fremde Hilfe auf und nehme mein Häuflein an mich.

»Wann sehen Sie Frau Dr. Fröbe wieder?«

»Montag machen wir Inventur!«, erwidere ich.

»Mit etwas Glück können wir Ende der Woche die Infusionen einleiten, es sollte Ihnen dann schnell besser gehen, und der Schub sollte zum Stillstand kommen. Am Montag können wir dann auch weiterreden, und bringen Sie gerne Ihren Mann mit, es betrifft ihn ja schließlich auch.«

Ich gehe zur Tür. »Was ist, wenn die Empfindungsstörungen trotzdem nicht mehr weggehen? Wenn ich Sie richtig verstehe, ist der bisher entstandene Schaden ja nicht wirklich reparabel. Was mache ich, wenn es noch schlimmer wird?« Ich blicke Dr. Horvath unsicher an.

Er lächelt aufmunternd. »Wir gehen Schritt für Schritt voran, Frau Valesa. Einen nach dem anderen!«

Ich tappe zu Hardy und Sina zurück. Hardy lächelt erwartungsvoll, Sina lächelt auch. Sie weiß Bescheid, ich sehe es ihr an. Ich lege Hardy das Buch mit der schönen Dunkelhaarigen auf den Schoß.

Sina wendet sich ab und verschwindet höflich hinter ihrem Bildschirm.

»Sicher?«, fragt Hardy leise.

»Sicher!«, bestätige ich.

Er zieht mich auf seinen Schoß und drückt mich an sich. Wir verharren einen Moment lang so, dann fragt Hardy: »Schatz, was möchtest du jetzt machen? Mir fällt gar nichts ein.«

Ich überlege einen Augenblick. Dann denke ich an Calimeros Indiana-Jones-Theorie, und mit überlebenswilligem, knurrendem Magen sage ich: »Klöße essen gehen! Was bleibt einem da noch übrig?«

Wir verlassen die Praxis Hand in Hand. Immer noch ist kein anderer Patient dazugekommen. Bin ich heute die einzige frisch geschlüpfte MS-Patientin?

Montag, 1. November

Mission Commander an Mission Control. Do you copy?« Ich räkle mich für meine Verhältnisse fast schon behaglich in meinem Hotelbett. Endlich schlafe ich wieder acht Stunden pro Nacht, wie vermutlich die Hälfte der Weltbevölkerung auch.

Wenn man einmal den Feind ausgemacht hat, sein Gesicht kennt, fällt einem ein ganzes Stück Last von der Seele. Ich weiß jetzt seit dem 21.Oktober, was mit mir los ist, schon mal ein Fortschritt. Natürlich ist es überhaupt kein Fortschritt, dass Hardy und ich trotzdem immer noch in Deutschland sitzen.

»Yes, Ma'am! Schönen guten Morgen in Deutschland! Wie geht es dir denn?«, fragt Lorna am frühen Shanghaier Nachmittag munter von ihrem Arbeitsplatz im Werk zurück.

»Stell dir vor, meine beiden pelzigen Fingerkuppen sind gestern Nachmittag plötzlich aufgewacht! Nach fast elf Wochen, ich hatte mich schon daran gewöhnt. Unglaublich! Jetzt könnte ich vor Freude heulen!«

Ich höre der Reportage der vergangenen vierundzwanzig Stunden zu, sie ist ebenso unterhaltsam wie aufschlussreich. Es klingt alles sehr vielversprechend. Die Hunde sind guter Dinge und werden definitiv überfüttert. Lorna ist mein persönlicher Blauhelm, mein unbezahlbarer und unverzichtbarer Babysitter. Ich honoriere ihren Einsatz und ihre Einmischung im Krisengebiet Xin Qiao mit grenzenloser Dankbarkeit und bin gerührt, wie sehr sie sich für meine Lieblinge engagiert.

Seit fast zwei Wochen wohnt sie in unserem Haus und schläft im Kreise der furzenden, schnarchenden und müffelnden Hundeschar, nur damit ich beruhigter meine diversen Krankheitsbilder bearbeiten kann.

»Und ich dachte, ich würde in eine Art Darfur-Region zurückkehren und ausgezehrte, traurige Hunde vorfinden«, seufze ich.

»Louise verblüfft mich immer wieder«, fährt mein Babysitter enthusiastisch mit der Reportage fort, »überallhin verfolgt sie mich. Wenn ich auf dem Klo sitze, lässt sie sich auf den Läufer fallen und beobachtet mich aufmerksam. Sie folgt mir auf Schritt und Tritt, wie ein Schatten. Manchmal sieht es aus, als wollte sie mich vor den anderen abschirmen, Manndeckung, wie ein Bodyguard.«

Mir fällt vor Schreck fast der Hörer aus der Hand. Ich atme schwer und stoßweise.

»Du meinst, sie lässt dich nicht aus den Augen?« Sie liebt dich so sehr wie mich?, will ich eigentlich fragen. Fast hätte ich es getan.

»Ja, ich hatte von ihr eher Feindseligkeit erwartet, nun ist sie die Anhänglichste, stell dir vor!«, bestätigt Lorna vergnügt und kann sich ihrerseits nicht vorstellen, dass sie bei mir damit einen massiven Gefühlsschub auslöst, und der ist ausnahmsweise nicht MS-bedingt. Es ist die reine Eifersucht und Herzschmerz.

Ich schlucke tapfer und sage heuchlerisch: »Das ist toll, dass ihr euch so gut versteht, echt spitze! Bin ich froh!«

Hardy kommt aus dem Badezimmer und beginnt sich anzukleiden. Er lächelt mir aufmunternd zu.

»Du, Ma'am, ich hab dir eine interessante Mail zugeschickt, schau mal rein.« Lorna versprüht Begeisterung aus dem fernen Osten bis ins Frankenland. »Eine Reportage aus den USA über eine Frau, die jahrelang MS hatte und nun komplett geheilt ist!«

»MS ist nicht heilbar, vergiss es, Lorna!«, werfe ich ein.

»Die hatten bei ihr festgestellt, dass sie ein Leben lang Süßstoff verwendet hat. Für alles. Du weißt schon, Diät-Cola, Diät-Kuchen, alles voll mit Süßstoff. Dann hat sie den Süßstoff weggelassen und wurde prompt wieder gesund!«, beharrt sie.

Hardy beginnt unserem Gespräch zuzuhören, er wirft die Stirn in Falten.

»Lorna, Leute sind schon an MS erkrankt, bevor es überhaupt Süßstoff gab. Der wunderbare deutsche Dichter Heinrich Heine wurde vor rund zweihundert Jahren geboren, und er vollendete sein Werk in einer Matratzengruft!«

Ich werfe ebenfalls die Stirn in Falten. Jetzt bin ich verunsichert, restlos traurig und wahrscheinlich künftig doch um meinen Schlaf gebracht. Nachtgedanken. Nie hätte ich erwartet, dass den Dichter und mich eines Tages mehr als ein zwiespältiges Verhältnis zu Deutschland inklusive Mutterliebe verbinden würde.

… ich kann nicht mehr die Augen schließen,
und meine heißen Tränen fließen …
nach Deutschland lechzt ich nicht so sehr,
wenn nicht die Mutter dorten wär;
das Vaterland wird nie verderben,
jedoch die alte Frau kann sterben …

»Du wolltest doch duschen, oder?«, fragt Hardy freundlich, aber bestimmt, »und gib mir mal Lorna!« Er streckt die Hand nach dem Hörer aus.

Ich gehe gehorsam ins Bad, lasse die Tür aber weit auf, aus zweierlei Gründen. Erstens will ich den feuchtwarmen Dampf hinauslassen, der beim Duschen unweigerlich entsteht und der mir neuerdings gar nicht wohl bekommt, und außerdem will ich ein bisschen lauschen können. Wie neulich mit Herbert werde ich Zeugin eines Long-Distance-Telefondisputs.

»Wir sind dir unendlich dankbar für deine Hilfe! Aber mach das nie mehr. Keine MS-Mails, keine schlauen Ratschläge«, knurrt Hardy hinüber nach Shanghai.

Lornas Antwort kann ich natürlich nicht hören, dazu ist selbst ihre enorme Lautstärke zu schwach.

»Du kannst dir nicht vorstellen, was ich mir seit zwei Wochen für gut gemeinten Scheiß von Leuten in unserem Umfeld anhöre. Ich erzähle ihr das alles gar nicht.«

Wieder warte ich möglichst geräuscharm eine längere Pause ab.

»Der eine erzählt mir, seine Cousine lasse sich täglich mit Schweineschmalz bestreichen, das helfe ihren Symptomen, der Nächste sagt, seine Tante sei eines Morgens spontan nach zwanzig Jahren im Rollstuhl aufgestanden und habe der Familie vollkommen agil Frühstück gemacht, als wäre nie was gewesen. Da kriegst du echt die Krise.«

Pause.

»Uschi? Klar, da habe ich nichts dagegen! Davon kann sie nur profitieren! Ich selber glaube an nichts, weißt du ja.«

Pause.

»Nein, ich glaube nicht, dass da noch was kommt. Ich bin Atheist. Aber ich beneide euch manchmal um euren Glauben. Du bist Katholikin, Claudia betet zu allen, von Gott bis hin zu Buddha. Uschi setzt positive Energien frei bei ihren Patienten, sie kann in jeder Lebenslage hilfreich sein. Ich habe es ja bei euch beiden schon miterlebt. Wenn es sein muss, liefere ich Claudia dieses Jahr noch höchstpersönlich bei ihr ab.«

Bei mir regt sich was, ich muss schnell aus der Dusche raus. Ich lege noch eine Kaltbrause ein, dann nichts wie raus aus der Kabine, ehe die »Flügel« kommen.

»Ja, vergeben und vergessen, aber halt dich mit Ratschlägen zurück, okay?«

Entlang meiner Wirbelsäule breitet sich ein bereits bekanntes Prickeln und Summen aus. Meine Flügel wachsen mal wieder. Und ich dachte immer, nur bestimmte Energiedrinks verleihen Flügel.

Ich gehe ins Zimmer zurück und lege mich nackt auf das kühle Bett. In ungefähr zwanzig Minuten wird es vorüber sein. Hardy streicht mir vorsichtig übers Knie und verabschiedet sich von Lorna.

»Wachsen sie wieder?«, fragt er mitfühlend.

»Zu viel Süßstoff!«, bestätige ich lächelnd. »Werde ich nun ein Erzengel oder ein Drachen?«

»Ab Donnerstag beginnen wir den Kortisonstoß, dann ist der Spuk erst mal vorbei!«, tröstet Hardy mich. »Mann, freue ich mich, Dr. Horvath wiederzusehen!«, fügt er noch hinzu.

»Ich auch, ich auch!«, trällere ich, schwebe theatralisch tänzelnd im Zehengang mit flügelschlagenden Armen zum Schrank und lege meine Dessous an.

»Ist ja auch schon viel besser geworden!«, freue ich mich, als ich die BH-Haken mit einem sehr vorsichtigen Blick nach unten schließe. Normalerweise benötige ich einen Spiegel dafür und für vieles andere. Das Lhermitte-Zeichen schlägt eher sanft, aber bis unter die Zehen aus. Was für ein schöner Name, denke ich mir, für eine ärgerliche Halswirbelsäulenläsion. Bereits 1924 hat der französische Neurologe Jean-Jacques Lhermitte dieses Zeichen entdeckt. Der Name zergeht auf der Zunge, er klingt verführerisch, wie die Bezeichnung einer unsterblichen kulinarischen Kreation.

Freitag, 5. November

»Hab ich Sie endlich da, wo ich Sie schon seit Wochen haben wollte!« Dr. Horvath beugt sich über mich und schaut mich prüfend an. »Sind Sie so weit?«

Ich nicke übereifrig. Ich bin bereit für die allererste Infusion meines Lebens. Ganz schön aufregend.

»Treffer von Dr. Nowitzki, grünes Licht von Dr. Fröbe, meine Einwilligung haben Sie auch!«, zähle ich unnötigerweise noch einmal auf.

Ich liege rücklings im Behandlungszimmer 1 und schaue fasziniert die Zimmerdecke an. Das Licht der schon kalten Novembersonne fällt durch die großen Scheiben, die Welt sieht freundlich aus und riecht tatsächlich nach erstem Schnee, und ich habe wieder meine mit Strasssteinchen übersäte Jeans an.

Weil ich liege, werfen die Sonnenstrahlen diesmal Hunderte von Lichtpunkten an die Decke. Hardy und Dr. Horvath blicken einen Moment lang überwältigt von dem hübschen kleinen Schauspiel nach oben und betrachten das faszinierende Phänomen.

»Ein gutes Zeichen!«, meint Hardy zuversichtlich und streichelt mir über meine schwarzwolligen, bestrumpften Füße. Die Pumps vom Oktober mussten zwischenzeitlich Stiefeletten weichen, die habe ich unter dem Tisch geparkt.

Dass sie mehr als zwölf Zentimeter hoch sind, war mir beim Kauf ungemein wichtig. *MS & the City*. Die Läsionen im Gehirn scheinen doch gravierendere urteilseinschränkende Auswirkungen zu haben.

»Kennen Sie das Märchen von den Sterntalern?«, frage ich Dr. Horvath plötzlich.

»Natürlich, aber es ist lange her, frischen Sie mein Gedächtnis auf!«, ermuntert er mich, während er meine Vene startklar macht für den Kortison-Shake aus der großen, träge pendelnden Plastikflasche an meinem Infusionsständer.

»Es war einmal ein kleines Mädchen, dem ging alles verloren, also jetzt mal im materialistischen Sinn, und Vollwaise war sie auch«, beginne ich. »Das trifft bei mir ja nun nicht zu.« Mein Publikum schmunzelt. »Aber irgendwann stand sie dann da, völlig aufgelöst vor Angst, mit nichts mehr in der Hand als ihrem Vertrauen in höhere Mächte. Nach und nach musste sie alles aufgeben, was einmal Bedeutung für sie hatte, und siehe da, eines Nachts fielen die Sterne vom Himmel und verliehen ihr ein neues Gewand!«

Hardy und Dr. Horvath schauen mich gespannt an. Ach ja, die Pointe fehlt noch! Ich balle beide Fäuste und sage laut und entschlossen: »Ja, und danach ging es ihr dann wieder so richtig gut!«

Wir atmen alle auf, und Dr. Horvath vollendet seine Vorbereitungen. Er lässt den ersten Tropfen ausschwärmen, er verschwindet in mir. Ich folge fasziniert seinem Weg durch den Schlauch in meinen Arm.

»Noch Fragen, Frau Valesa?« Dr. Horvath will sich zum Gehen anschicken, der nächste Fall wartet bestimmt schon.

»Ähm, jaaa«, sage ich unschlüssig, »bei Prof. Rieckmann et al. steht, dass bei der Therapie der MS in schweren Fällen auch immunsuppressive Mittel wie zum Beispiel Präparate aus der Tumor-Chemotherapie eingesetzt werden. Auch Pla-pla-plasmapherese …«, ich stottere den letzten Begriff unfreiwillig komisch heraus, »wird eingesetzt. Ich habe das alles nicht gewusst. Das ist einfach schrecklich. Letztendlich ereilt mich dasselbe Schicksal wie meinen Hund, und mich schläfern Sie noch nicht einmal ein, und wenn ich Sie auf Knien darum bitten würde!«

»Claudia!«, beschwichtigt Hardy mich, »was soll denn das jetzt?«

»Ja, aber es ist doch wahr. Du hast das Kapitel über die immunsuppressiven Chemotherapien doch auch gelesen!«, werfe ich ein.

Dr. Horvath bleibt stehen. »Sie haben den Professor fleißig studiert! Aber haben Sie auch den Rest gelesen? Was machen wir denn jetzt gerade zum Beispiel?« Er schaut mich interessiert an.

»Wir machen eine Glukokortikosteroidtherapie, weil ich einen akuten Schub der MS habe. Eine hochdosierte Steroidgabe über einen Zeitraum von drei Tagen hinweg. Sie führt zur Rückbildung frischer Herde und dann hoffentlich zum Abklingen des akuten Schubs«, antworte ich ohne zu stocken. »Und dann bilden sich die Gefühlsstörungen hoffentlich zurück ...«, murmele ich noch.

»Sehr gut!«, lobt mich Dr. Horvath. »Und was machen wir dann?« Er bleibt mit verschränkten Armen vor Sterntaler stehen.

Sterntaler antwortet: »Dann beginnen wir mit einer immunmodulierenden Therapie, weil Sie denken, dass eine schubförmig-remittierende MS vorliegt. Ich habe mich für das Dreimal-pro-Woche-Medikament entschieden.« Ich führe eine Spritzen-Pantomime vor. Fast Marcel Marceau, aber ich bin weniger geschminkt.

»Super, wie nennen wir das dann?«

»Basistherapie der immunmodulatorischen Stufentherapie?«, frage ich.

»Klasse. Chemotherapien und andere Maßnahmen setzen wir wann, wenn überhaupt, ein?«, fordert mich Dr. Horvath heraus.

»Wenn die Basistherapie versagt und eine Eskalation der Erkrankung eintritt.«

»Sind wir da jetzt?«, fragt Dr. Horvath noch mal vorsichtig nach. »Eskalieren ›wir‹?«

»Nein, im Moment sind wir am Anfang, ›wir‹ eskalieren hoffentlich nicht«, bestätige ich seufzend. Niemand sollte jemals eskalieren müssen!, denke ich noch.

»Wollen ›wir‹ mit dem Anfang anfangen?«

»Okay«, spricht Sterntaler, und ich lasse das Kortison erst mal seinen Job tun. Viele Tropfen sind schon in meiner Vene verschwunden.

Dr. Horvath lässt den nächsten Patienten draußen vor der Tür noch einen Moment warten und bleibt bei mir.

»Ihnen ist sicherlich schon aufgefallen, dass Professor Rieckmann ›et al.‹ der immunmodulierenden Therapie der schubförmig-remittierenden MS, besonders der frühzeitigen Therapie, einen großen Stellenwert in ihrer Abhandlung zukommen lassen?«

»Ja.« Ich suche jedoch gedanklich nach irgendeinem negativen Aspekt, weil ich nicht anders kann. Ich bin Franke, der Franke ist Pessimist von Geburt an. »Aber ich habe auch gelesen, dass bei MS-Patienten eine etwa siebenfach höhere Suizidrate im Vergleich zur Allgemeinbevölkerung angenommen werden muss. Das sagt ein Mensch namens Sadovnick, steht auch bei Professor Rieckmann.«

Hardy, Dr. Horvath und ich atmen hörbar ein und aus. Hardy schlägt betont brüsk eine Seite seines Wallander-Krimis um und scheint weit fort in Schonen zu sein. Dort ist es ruhig und einsam, und Ermittler Kurt Wallander stellt keine unnötigen Fragen.

»1991 hat er das gesagt«, füge ich unnötigerweise hinzu. Ich bin es immer noch vom Unterricht mit Grace gewohnt, mit Jahreszahlen zu prahlen.

»Hat Sadovnick auch etwas über die erhöhte Suizidrate von Fachmedizinern im Vergleich zur Allgemeinbevölkerung gesagt?«, fragt Dr. Horvath gelassen und wendet sich schließlich zur Tür.

»Ich bin ja schon still«, gebe ich klein bei.

Hardy prustet hinter seinem Buch nun doch unkontrolliert los, und wir grinsen schließlich alle drei vor uns hin.

»Wenn etwas ist«, sagt Dr. Horvath, »bin ich gleich für Sie da.« Er verharrt noch einen Moment. »Stellen Sie sich nur mal einen Moment lang vor, wir erreichen einen relativ stabilen Zustand, und Sie leben dennoch in einem Zustand beständiger

Angst. Das scheint mir nicht erstrebenswert. Sie müssen lernen, positiver zu denken.«

Er entschwindet schließlich, und Hardy meint: »Wenn du wieder in China bist, macht der Mann drei Kreuze!«

»Bin ich so schlimm?«, frage ich ehrlich bestürzt.

»Nein«, sagt Hardy und nimmt meine freie Hand, »du weißt doch, ich hätte weniger Geduld mit mir selbst als du.«

◆ ◆ ◆

Gegen Mittag fahren wir in die Kuttlerstraße und finden prompt einen Parkplatz vor Mutters Haustür. Unglaublich, es geht bergauf! Meine Mutter und Amelie, die gestern wieder aus Brüssel zurückgekehrt ist, erwarten uns schon gespannt.

»Sollen wir heute Abend Karpfen essen?«, schlage ich grußlos, aber mächtig grinsend, beim Eintreten in Mutters Wohnung in einer Lorna-Tonhöhe vor. Die Karpfensaison hat schon vor einem Monat begonnen, jetzt sind die fränkischen Fischküchen in Höchstform.

»Dir geht's gut? Haben sich deine verletzten Nerven wieder beruhigt? Du machst einen frischen Eindruck, Gott sei Dank!« Meine Mutter freut sich unbändig und schlägt die Hände knallend vor der Brust zusammen. Calimero erschrickt und fällt fast vom Fernsehgerät. Er hatte bäuchlings kopfüber eine Talkshow verfolgt, in der es um Hartz IV, Arbeitslosengeld 2, Ich-AGs und 1-Euro-Jobs ging. Der Junge informiert sich, das gefällt mir an meinem Brüderchen.

Meine Schwester knipst die Deckenbeleuchtung trotz hellem Tageslicht an und stellt mich unter Flutlicht auf die Probe.

»Du siehst aus, als hättest du zwei Wochen Urlaub auf Gran Canaria gemacht!«, stellt sie verblüfft fest und kneift mich in die Backe.

»Ja, ihre Haut ist fest und strahlt, sie hat richtig Farbe bekommen«, fällt Hardy begeistert ein.

»Und ich habe eigentlich kein Make-up drauf, nur Lippenstift und Augenbrauenstift!«, stimme ich zu.

»Und das schon nach der ersten Infusion! Wahnsinn! Wahnsinn!« Amelie freut sich und reißt eine Flasche Sekt aus dem Kühlschrank. Mutter klimpert mit den Gläsern, und Calimero setzt sich neben mich auf meinen Lieblingssessel und schaut mich skeptisch an.

»Wie nennt man das jetzt, was du gehabt hast? Ich verstehe es immer noch nicht. Und warum dauert das alles schon so lang?«, fragt meine Mutter noch mal zögerlich dazwischen. Sie und ich kriegen nur ein Anstandströpfchen, Hardy und Amelie gehen aufs Ganze. Die Flasche gönne ich den beiden von Herzen.

Wir halten meine Mutter natürlich seit Wochen in einem Zustand der Halbinformation. Was sollen wir ihr erklären? Wir, die wir auch nur ein eher oberflächliches Wissen über diese bizarre, unheilbare Krankheit haben. Amelie, Frank, Hardy und ich haben beschlossen, meiner Mutter gegenüber niemals den Namen MS zu erwähnen. Irgendetwas hat sie bestimmt schon mal davon gehört, sicher nichts Gutes, so wie ich.

»Encephalomyelitis disseminata!« Ich schlucke lächelnd mein Anstandsschlückchen und verwirre meine Mutter kaltblütig und berechnend mit dem lateinischen Namen der MS.

»Allmächtiger, das merke ich mir nie, nie gehört!«, sagt sie. Gut so, denke ich befriedigt, so soll es auch bleiben. »Und das soll aus dem Immunsystem gekommen sein?«

»Hmmm«, stimme ich lediglich zögernd zu und beschließe das Thema. Was bringt es, einer beinahe achtzigjährigen Frau zu erklären, dass ihre jüngste Tochter im schlimmstmöglichen Fall noch vor ihrer eigenen Mutter zum Pflegefall werden könnte? Außerdem soll ich positiv denken.

Samstag, 6. November

Putsche-puh, Putsche-puh ... 1.30 Uhr, und ich bin wieder auf der Enterprise. Ich bin mein Alter Ego Captain Picard und mache meinen Chefingenieur zur Sau. Beim Beamen ist etwas total schiefgelaufen. Die Heisenberg-Stabilisatoren haben versagt – warum, das kann er mir nicht plausibel erklären. Ich habe keine Ahnung, wo und auf welchem Weg sich meine Elektronen zu einem gegebenen Zeitpunkt befinden. Seinen Ausflüchten, dass die sich mit der Zeit schon wiederfinden würden und dass ich mich doch erst mal mit den Gegebenheiten abfinden solle, will ich nicht mehr zuhören. Ich lege für einen Führungsoffizier ein vollkommen unprofessionelles Verhalten an den Tag, fluche und tobe. Ich bin außer mir! Einfach außer mir! Scheiß drauf! Ich stampfe mit dem Fuß auf, ein paar Elektronen sind wohl doch noch berechenbar und einsatzbereit, und treffe Hardy mit einer Wucht am Knie, dass es ihn fast aus dem Hotelbett fegt.

Dr. Horvath hatte beim Abschied noch darauf hingewiesen, dass das Kortison eine leicht aufputschende Wirkung haben könnte. Vielleicht daher das Putsche-puh, Putsche-puh? Aber gleich so was?

Es gelingt uns, noch mal in einen unruhigen Schlaf zu fallen, und dann ist es plötzlich 7.30 Uhr, Zeit zum Aufstehen und nach Fürth zurückzufahren zu Dr. Horvath. Je früher am Tag man mit dem Kortison loslegt, desto besser für den natürlichen Kortisonspiegel des Menschen. Der Mann arbeitet auch an Wochenenden und besucht morgens seine Patienten auf der Station. Wir drei machen also das Wochenende durch mit unseren intravenösen Cocktails und hoffen, dass die beiden Valesas spätestens am kommenden Freitag zurückfliegen können. Vier bis fünf Tage sollten schon zwischen dem »Stoß« und einer Konfrontation mit großen Menschenmengen liegen. Freitag, der 12. November, wenigstens ist es kein 13.! Dann werde ich fast sechs Wochen in Deutschland hinter mir haben.

Ich schwinge mich erwartungsvoll aus dem Bett.

»Und?« Hardy beobachtet meinen Weg ins Bad gespannt.

»Ich weiß nicht, vielleicht schlafen die Symptome noch«, antworte ich unschlüssig und lasse die Tür hinter mir einen Spalt offen stehen.

Ich lasse mich auf den Klodeckel plumpsen. Aha, das »schwere« Gefühl im Unterleib ist wieder da. Das war doch schon besser gewesen? So geht es weiter. Ich checke, sondiere und hake nacheinander gedanklich meine Symptomliste ab.

Duschen und nun auch der bloße Umgang mit warmem Wasser an beiden Händen sind unangenehm. Es prickelt und bitzelt, als hätte ich mich in Brennnesseln gewälzt. Scheiße! Muss das jetzt wirklich sein?

»Vielleicht hat *Es* jetzt dermaßen einen vor den Bug bekommen, dass es sich noch mal richtig aufbäumt?«, mutmaßt Hardy vorsichtig auf der Fahrt zur Klinik.

Samstagmorgen, wir sind schnell da.

»Wie die Titanic damals?«, frage ich grinsend.

Wir erzählen spaßeshalber Dr. Horvath von der Titanic-Theorie, und auch er versucht es mit Humor zu nehmen.

»Ein Zuwachs von Symptomen ist nun wirklich eher ein bisschen ungewöhnlich.« Er schaut mich prüfend an.

»Nein, ich schwöre, ich simuliere nicht! Ich versuche ganz objektiv zu bleiben, aber es ist mehr da heute früh!«

»Sie haben nie simuliert, Frau Valesa. Wir bleiben erst mal ruhig.« Das »wir« schließt ihn diesmal wirklich mit ein. Er fasst ganz offensichtlich einen Entschluss.

»Ich würde gerne weitermachen. Warum es im Moment so zugeht, weiß ich nicht, aber einen Abbruch des ›Stoßes‹ halte ich für ganz verkehrt.«

»In Ordnung, ich mache auch lieber weiter!«, bestätige ich und setze mich demonstrativ auf »meine« Behandlungsliege und rolle meinen Pulliärmel hoch.

»Am Freitag könnten wir einen Rückflug kriegen«, sagt Hardy. »Halten Sie das für realistisch, Dr. Horvath? Wir müssen irgendwann mal wieder nach Hause.«

»Im Moment glaube ich, ja. Es ist auch wichtig, dass Ihre Frau in ihr gewohntes Umfeld zurückkommt. Sie beide müssen versuchen, so bald wie möglich wieder Ihr normales Leben aufzunehmen. Sie leben hier im Ausnahmezustand, das hilft auch nicht gerade.«

Der erste Tropfen Infusion kullert zögerlich los. »Nun mach schon, aber richtig!«, knurre ich ihn aggressiv an.

Dr. Horvath weiß schon, dass ich nicht ihn meine, und fährt ruhig fort: »Ich denke, Sie können am Freitag wieder ausschwärmen. Ich arbeite daran, okay?«

Dr. Horvath lässt uns mit Kommissar Wallander im Doppelpack alleine. Hardy ist mit ihm in Riga, ich bin mitten in einen Mittsommernachtstraum geraten. Plötzlich frage ich mich, ob Uschi meine letzte SOS-Mail schon gelesen hat. Es ist nicht ihre Art, gar nicht zu antworten, vielleicht ist etwas Dramatisches dazwischengekommen. Es gibt schlimmere Patienten als mich, vielleicht würde sogar Dr. Horvath ihr unbekannterweise zustimmen.

Donnerstag, 11. November

Es muss gegen 11.11 Uhr sein, die Karnevalssaison beginnt in diesen Augenblicken, und ich steche wie jeck mit einer Injektionsnadel auf einen harmlosen kleinen Teddy ein.

Sina beobachtet mich kritisch und mit gerunzelter Stirn. Das darf sie auch, sie ist heute mein Äquivalent zu Grace, *wode lao shi*, und Behandlungszimmer 1 ist heute mein Schulungsraum.

Seit Wochen wundere ich mich über den kleinen Teddy, der immer stoisch auf einem der Wandschränke sitzt, denn ich sehe eigentlich nie Kinder hier bei Dr. Horvath.

Jetzt ist das Rätsel gelöst. Der Teddy hat einen klar definierten Job in der Praxis: Er ist mein Schulungsobjekt. An ihm haben schon viele Selbstinjizierer geübt, er ist hart im Nehmen, nimmt nichts krumm und brummt auch nicht. Ich taufe ihn spontan »Brombel«, weil ihn ein brombeerfarbenes Bäuchlein ziert. Auf das Bäuchlein habe ich es abgesehen.

»Einstichstelle auswählen, kühlen, desinfizieren, trocknen lassen«, wiederhole ich zum x-ten Mal, aber nur verbal, sonst wäre der Brombel schon patschnass. Als Nächstes greife ich mir die Schusswaffe. Ich zerlege den Injektor, komprimiere die Feder in seinem Inneren durch Druck, lege die Spritze ein, bis es leicht knirscht, und schraube den Aufsatz wieder auf. Jetzt ist es nur eine »Platzpatrone«, später wird es ein teures Stück Pharmazietechnik sein. Die Waffe sieht nun wie eine kleine Rakete aus. Ich nehme die Spitze des Injektors gerade nach oben ab, die Plastiksicherung der Spritze löst sich und legt im Inneren des Gerätes die silbrig glänzende Nadel bloß. Sie ist sehr klein und wenig Angst einflößend.

Ich drücke mit einem Gesichtsausdruck wie ein früher Clint Eastwood ab.

Der Bär murrt nicht und Sina auch nicht. Ich halte den Injektor in dieser Position noch eine Weile fest, wie vorher von *lao shi* Sina angewiesen. Dann ziehe ich ihn vorsichtig vom Bärenbauch zurück. Ich puste auf den Injektor mit der nun deutlich herausragenden Nadel, wie nach einem erfolgreichen Schuss, und versuche cool auszusehen.

»Dann tupfe ich noch mal ab und kühle wieder«, rezitiere ich. »Anschließend ziehe ich mich wieder an, gehe in die Küche und gieße mir ein Glas Wein ein, okay?« Ich überlege kurz. »Na ja, vielleicht auch schon vorher, geht das eigentlich?«

Sina nickt. »Klar. Wenn Sie dann noch zielen können, gibt's da, glaub ich, keine Gegenindikation.«

»Ich kann gut zielen mit Rotwein«, bestätige ich.

Sina lacht und bestätigt mir Spritzentauglichkeit. Wir stehen auf, und der Bär hat seine Schuldigkeit getan, der Bär kann gehen.

Gedankenverloren schaue ich mir eine Musterpackung meines zukünftigen Medikaments an. Auf der Rückseite steht: *Produziert aus gentechnisch modifizierten Ovarialzellen des chinesischen Hamsters.* Irgendwie überrascht mich das nicht mehr. Woher sollte es wohl sonst stammen? Ich werde den chinesischen Hamster zukünftig in meine Gebete einschließen.

Behandlungszimmer 1 lassen Sina und ich vorerst hinter uns, in den letzten Wochen habe ich dort viel Zeit verbracht.

Ich lasse mich in einen der Stühle bei Lemya und Meryem am Empfang fallen und warte auf Hardy. Der ist seit zwei Tagen in einem anderen Teil der Klinik mit einer hochmotivierten Zahnärztin zugange.

Carpe diem! Während Dr. Horvath mit mir noch mal alle Untersuchungen, aber auch alle, wiederholt, um dem mysteriösen Verbleib des Kortisonstoßes auf die Spur zu kommen, nutzt Hardy die Zeit für eine längst überfällige Rundum-Zahnbehandlung. Die Zahnärztin ist ebenso gründlich wie Dr. Horvath, hat aber ein viel größeres Mitteilungsbedürfnis.

Sie reist viel in Asien umher und kennt sich mit allerlei ethnisch bedingten Unterschieden in der Mundhygiene und auch sonst mit Land und Leuten aus. Hardy lernt also ebenfalls viel Neues dieser Tage.

»Manchmal habe ich regelrecht Angst, nach Hause zu fliegen!«, gebe ich Lemya und Meryem gegenüber schließlich ungern zu. »Was mache ich in China, wenn das so weitergeht mit mir? Es gibt dort keine neurologischen Schwerpunkt-Praxen, so wie bei Ihnen, wo man Beratung und Soforthilfe bekommt und wo die entsprechenden technischen Voraussetzungen gegeben sind. Soweit ich bis jetzt informiert bin, wird die MS in China nur in sehr geringem Umfang behandelt. Sie ist eine Minderheitenkrankheit, die nur ärgerliche Kosten im Gesundheitswesen verursacht und ja doch nicht zu heilen ist.«

Meryem fragt zögerlich: »Planen Sie und Ihr Mann nicht, vielleicht irgendwann nach Deutschland zurückzukommen?«

Mir fällt momentan keine Antwort ein, und mit der Gegenfrage zu antworten, ob sie beide lieber in der Türkei leben würden, erscheint mir unangebracht.

Hardy kommt eiligen Schrittes zur Glastür herein. Er lächelt uns alle charmant mit blitzenden Zähnen an.

»Sorry, hat etwas länger gedauert, Laserbehandlung und was weiß ich noch alles! Tolle Sachen veranstaltet die Frau mit einem! Eine Aufbiss-Schiene soll ich auch noch kriegen!« Hardy sieht unnatürlich begeistert aus und erinnert mich einen Moment lang stark an Herbert. Hardy hasst Arztbesuche, nur bei Zahnärzten taut er auf und lässt alles bereitwillig mit sich anstellen. Eine Art Kompensation, denke ich, die Dentisten wollen ihm auch keine Tumoren aus den Rippen schneiden, sie sind verhältnismäßig harmlos.

Harmlos bin ich heute aber nicht, ich fühle mich plötzlich in Streitlaune und werde gehässig. Ich hatte in einundvierzig Jahren kein einziges Loch im Zahn, niemals eine Plombe, nichts. Karies war chancenlos. Vielleicht kein Wunder bei meinem angriffslustigen Immunsystem?

»Du hast doch schon mal eine bekommen, wozu jetzt noch eine neue? Außerdem hast du schon Superkronen im ganzen Mund und lachst wie George Hamilton. Dieses Laserzeug ist auch nicht voll erstattungsfähig!«, murre ich, ich habe jetzt echt Lust auf schlechte Laune. Lemya und Meryem vertiefen sich in Unterlagen, Sina murmelt etwas von Labor und verschwindet. »Wie viel tausend Euro zahlen wir denn da wieder dazu?« Ich muss meinem Allgemeingroll einfach Luft machen. Hardy findet meinen Wutanfall amüsant und lässt sich nicht aus der Ruhe bringen.

»Die Zahnärztin meint, die Aufbiss-Schiene könnte meine Rückenschmerzen lindern«, verkündet er schließlich zuversichtlich.

Dr. Horvath kommt jetzt aus seinem Arbeitszimmer und gesellt sich zu unserer Diskussionsrunde.

»Deine Zahnärztin und Frau Poser würden sich bestimmt gut verstehen! Als Nächstes kommt die auch noch mit einem verstopften Qi!«, nörgele ich weiter, nachdem ich Dr. Horvath kurz begrüßt habe. »Ich glaube, wir müssen wirklich dringend zurück!«, bemerke ich säuerlich zu Dr. Horvath, »mein Mann fängt an, aus schierer Langeweile zum Zahnarzt zu gehen!«

»Unser Urologe hier ist auch ein fähiger Mann«, kommentiert Dr. Horvath mit trockenem Humor an Hardy gewandt. »Lemya macht gerne einen Kontrolltermin für Sie, wenn Sie Zeit haben, Herr Valesa!«

Hardy schüttelt energisch den Kopf, und wir müssen alle lachen, zumindest mal einen Moment lang. Tut gut!

◆ ◆ ◆

Wir begeben uns für meine endgültige Urteilsverkündung in Dr. Horvaths Büro. Lebenslänglich ist ja schon klar, vielleicht darf es aber auch gleich Strick oder Schuss sein? Wie lautet das genaue Strafmaß?

»Gute Nachricht zuerst?«, fragt Dr. Horvath lächelnd.

»Schlechte bitte!«, rufe ich, bereit, diesen Prozess zu Ende zu bringen.

»Der Verlauf ist insgesamt untypisch, die Zunahme der Symptome könnte auf eine verspätete Reaktion auf die vorbestehende Lungenentzündung zurückgeführt werden. Ich weiß es aber nicht mit Sicherheit.« Der Mann ist ehrlich.

Mir fällt wieder nichts ein. Untypischer Verlauf, denke ich, das kommt bestimmt einem ungünstigen Verlauf gleich. Verläufen wie der Primär progredienten MS, einer Form, die von Anfang an fortschreitet, manchmal sogar ohne erkennbare Schubtätigkeit, und bei der es zu keiner signifikanten Rückbildung von Symptomen kommt.

Ich halte erst mal weiter den Mund und schaue auf den hell erleuchteten Lichtkasten mit meinen neuesten Halswirbelsäulenbildern. Einen Schwanenhals habe ich nicht, das muss ich zugeben, er sieht eher ein bisschen aus wie der Hals einer fränkischen Flugente.

»Jetzt die gute Nachricht?«, fragt Dr. Horvath. Er sieht mir meinen Überdruss offenbar an, aber er kann es leider auch nicht ändern. »Die spinale Läsion ist rückläufig, wir haben keine signifikante Schrankenstörung mehr. Die Liquoruntersuchung, die ich Ihnen ja leider noch mal antun musste, war weitaus besser. Die Zahl der Entzündungszellen hat sich deutlich verringert.«

Ich stehe auf und schaue mir die Flugente genauer an. Ich sehe kaum einen Unterschied zu vorher. Hardy und Dr. Horvath folgen mir an den Kasten.

»Hmmm«, urteile ich resigniert.

Hardy dagegen meint spontan: »Ja, ich sehe es, die Läsion ist kleiner geworden, flacher irgendwie! Gut!«

»Sie konnten den Flug auf Samstag verschieben?«, fragt Dr. Horvath.

Wir nicken synchron.

»Gut. Ruhen Sie sich noch einen Tag aus. Dann können Sie im Moment eigentlich nur nach Shanghai zurückfliegen, und wir warten ab.«

»Das ist schrecklich!«, stöhne ich auf, »ich glaube, ich werde in China doch verrückt werden, mit diesen Symptomen und nicht zu beantwortenden Fragen.« Ich schlucke heftig, dann kommt die unvermeidliche Frage doch heraus. »Bin ich möglicherweise primär-progredient? Ich bin schon zu alt für eine Erstmanifestation, über vierzig, nicht gut, der Schub dauert zu lange, die fehlende Rückbildung …«

»Hättest du es lieber schon vor zwanzig Jahren bekommen, meinst du, es wäre dann besser verlaufen?«, fragt Hardy etwas unwirsch, aber ich sehe auch ihm die Frustration an.

Wir stecken alle in einer Sackgasse. Dr. Horvath schafft es als Erster heraus.

»Bewahren Sie so gut es geht Ruhe. Ich weiß, das ist leicht gesagt, aber ich bin nach wie vor der Meinung, dass sich Ihre Missempfindungen allmählich zurückbilden werden.«

Bis zum nächsten Schub, denke ich. Den überlebe ich nicht. Den will ich überhaupt nicht erleben.

»Wann soll ich mit den Spritzen beginnen? Sagen Sie mir ein Datum, ich brauche klare Anweisungen, sonst flippe ich aus!« Ich versuche mich zu beherrschen und strecke meinen Hals energisch auf Schwanenformat.

Dr. Horvath und Hardy lächeln schwach. So gefalle ich ihnen besser.

»Wie wär's einfach mit dem ersten Dezember?«, schlägt Dr. Horvath vor.

»Toll, den vergessen wir nicht«, stimme ich zu, »das ist unser Hochzeitstag, den haben wir noch immer gebührend gefeiert.«

Ich denke an Quinta da Paciencia, 1. Dezember 1997, an unsere Versöhnung am umgekippten Pool. Mann, was waren wir beide froh! Wir waren hart im Nehmen und gut im Austeilen. Damals waren Krisen noch leichter zu bewältigen.

»Wenn Sie hier in der Nähe wohnen würden, wäre es freilich leichter für mich, Sie zu beobachten und Fortschritte zu beurteilen«, sagt Dr. Horvath. »Im Moment können wir natürlich jederzeit telefonisch in Kontakt bleiben, und über

E-Mail können sie mich auch ständig erreichen. Schonen Sie sich, lassen Sie Ihrem Körper Zeit, sich so gut es geht zu reparieren.«

»Meinen Sie denn, der will sich überhaupt noch mal reparieren? Vielleicht hat er es jetzt einfach satt?«, zweifele ich.

»Verlassen Sie sich darauf, der Körper wird so schnell nicht müde, sich wiederherstellen zu wollen. Die Reparatur wird vielleicht nicht fehlerfrei erfolgen, aber lassen Sie ihn mal machen!«

Ich schaue Dr. Horvath überrascht an. Ja, denke ich, stimmt! Recht hat er. Gut, dass er mich daran erinnert, dass die Natur jedem Menschen Werkzeuge mitgegeben hat. Wo zum Teufel habe ich eigentlich wieder meinen Werkzeugkasten für Reparaturen stehen lassen? In Thailand natürlich. Ich hoffe, Khun Uschi hat ihn für mich Khun Trottel aufbewahrt.

Dritter Teil

Eine neue Ära?

Sonntag, 14. November

Es ist später Shanghaier Nachmittag, und ich starre ungläubig auf Mr Zhangs Hinterkopf vor mir auf dem Fahrersitz. Er ist es wirklich, ich bin zurück in China. Hat er in den letzten sechs Wochen ein paar graue Haare mehr bekommen in seinem dichten, pechschwarzen Schopf? Könnte sein, könnte ich mir auch einbilden. Warum sollte er graue Haare bekommen haben?

Ich hingegen habe sicherlich ein paar graue mehr bekommen, aber man sieht sie mir ja nicht an in all den goldig hellen Strähnchen, die immer noch trotzig das Sonnenlicht reflektieren. Mein Haar lässt sich nicht unterkriegen, es geht noch nicht einmal mehr aus und wächst zuversichtlich weiter, als wäre nichts gewesen.

Im Rückspiegel sehe ich mich selbst und nehme den ungefähr anderthalb Zentimeter langen dunklen Nachwuchs in meinem Seitenscheitel zur Kenntnis. Er löst keinerlei unwillige Reaktion bei mir aus. So schnell wird mich kein Friseursalon mehr sehen, wozu also überhaupt über Nachwuchs nachdenken?

Die strahlende Novembersonne draußen macht wesentlich mehr Eindruck auf mich nach dem langen Flug. Shanghai weist noch stolze zwanzig Grad auf, in Deutschland herrschte schon düsteres Volkstrauertagsklima.

Wir fahren mit ungefähr hundertzwanzig auf dem Highway. Da überholt uns angestrengt von rechts ein keuchender, qualmender Laster mit einer schlecht festgezurrten Riesenladung alter LKW-Reifen, um nach vollbrachter Leistung direkt vor uns fast auf Schritttempo abzubremsen.

»Honey, we are home!«, kommentiert Hardy sarkastisch, und selbst Mr Zhang muss lachen, trotz des nicht ungefährlichen Bremsmanövers, das er zwangsläufig hinlegen musste. Er schaut im Rückspiegel vorsichtig nach hinten zu mir, und ich sehe ihm die Erleichterung an, als er erkennt, dass ich zumindest grinsen muss. Shanghai hat sich nicht verändert. Jede Autofahrt ist nach wie vor ein potenzielles Risiko für Leib und Leben.

Wir erreichen die Ausfahrt Xin Qiao, und jetzt werde *ich* nervös. Wir haben die Autofahrt überlebt, wir werden wohl gleich zwangsläufig ankommen. »Nervös« ist ja nun mein natürlicher Aggregatszustand, das heißt, ich werde jetzt also noch nervöser, und Knie, Fersen, Zehen und Taille fangen an, noch stärker unsinnige Funksignale auszusenden. Ich rufe *sie* unbewusst. Ob *sie* mich schon hören?

Das ist jetzt kein Traum, ich bin wirklich zurück!, denke ich erschrocken, als ich vermeintlich lässig den uniformierten Wachleuten an der Schranke zur Einfahrt nach Hampton Villas zuwinke. So, als wäre ich mal eben vom »Carrefour« zurückgekommen. Sechs Wochen Dauershopping wären mir auch lieber gewesen.

Das Haus wird frei humanoider Lebensformen sein, das weiß ich. Mr Zhang hat Mrs Ling verständigt, dass wir auf dem Weg seien und dass sie schon mal nach Hause fahren könne. Lorna ist schon heute Vormittag mit Mr Zhangs Hilfe und ihren Sachen zurück in ihre eigene Wohnung in Pudong gefahren. Ich glaube, sie war erleichtert, dass sie mir nicht direkt gegenübertreten musste. Ich wäre mir selbst auch nicht gerne gegenübergetreten.

Sie haben tatsächlich meine Funksignale aufgenommen. Ich höre *sie* schon etwa fünfzig Meter vom Haus entfernt drinnen bellen wie die Verrückten. Ich schlucke heftig und schaue Hardy an wie ein verschrecktes Kaninchen.

»Die werden mich nicht mehr wollen«, stoße ich hervor, »Louise ist eh schon zu Lorna übergelaufen!«

Wir halten vor der Garage an. Die Bellerei geht in Geheul über. Wölfe, Schakale, Hyänen … Die werden mich wegputzen wie nichts. Ich war hier die Alpha-Wölfin. Fünfzehn Jahre lang, neun Hunde später, rangiere ich in der Hierarchie wahrscheinlich noch unter Louise. Ich geh da nicht rein!

»Schatz, warum gehst du nicht durch die Haustür rein und machst uns die Garage auf? Dann packe ich mit Mr Zhang alles aus, und du begrüßt in aller Ruhe die Meute.«

Ich nicke verstört und öffne zitternd die Autotür. Der Hausschlüssel summt leise in meiner Hand. Oder ist es meine Hand?

Porthos muss sich drinnen einen Rammbock besorgt haben, denn ich höre wuchtige, rhythmische Schläge von innen gegen die Tür donnern. Paciencia hat so viel gebellt, dass ihr Gekeife in Husten übergegangen ist. Thelma klingt, wie immer, einfach nur hysterisch, ihre Belle ähnelt dem Zwitschern eines Fabelwesens oder dem einer Hundetunte, und meine abtrünnige Louise heult tatsächlich wie ein Hyänenwelpe. Ich habe keine Wahl, ich muss aufsperren und in dieses neue alte Leben, das ich nicht will, eintreten.

Ich liebe sie so und weiß nicht, wie ich ihnen gerecht werden soll. Die Hunde sind selbst alle uralt und haben sich einen schönen, unterhaltsamen, umsorgten Lebensabend verdient, und mir geht es schlechter als jedem Einzelnen von ihnen. Ich möchte auch laut bellen, hysterisch herumgrölen und meinen Überdruss hinausschreien, pausenlos, bis mir die Puste ausgeht und ich tot umfalle. Das wird nicht funktionieren. Ich mache die Tür auf.

Ich schlüpfe ins Hausinnere und trete meiner tierischen Familie gegenüber. Das Freudenfeuerwerk hält an, man drückt mich platt gegen die Tür in meinem Rücken.

Die denken auch, ich war im »Carrefour«. Hunde haben kein gutes Zeitgefühl, gottlob.

Ich leider schon. Langsam rutsche ich an der Tür entlang nach unten auf den Mosaikboden des Eingangs. Ich lasse sie gewähren. Alle stürzen sich auf mich. Porthos schafft es sogar, mich feucht auf die Wange zu schmatzen, das habe ich bisher nie zugelassen.

Paciencia wirft sich in meinen Schoß und macht den Hammerhai, aus tiefster Lunge hustend. Thelma ist überwältigt und zittert am ganzen Leib vor Freude, gleich wird sie sich vor Glück nass machen. Inkontinenz, ausgelöst durch Endorphine. Louise steht auf den Hinterläufen und versucht Paciencia von mir wegzudrängen. Mit ihrem langen Schwanz versetzt sie mir in einem fort euphorische Peitschenhiebe gegen die Oberschenkel. Jeder Schlag erzeugt einen Nachhall, bis mein linkes Bein bis in die Hüfte hinauf vibriert.

Ich sinke heulend über dem kleinen Hundepulk zusammen, tief inhaliere ich die aufsteigenden Hundedämpfe, die lange Ungewaschenheit signalisieren. Die ältesten Babys der Welt, endlich habe ich sie wieder, aber haben sie mich? Paciencias schlechter Atem steigt mir verlockend duftend in die Nase, noch besser als jedes Parfum auf Erden, meine Hände und mein Mantel sind voller muffelnder Haare, wie wunderschön!

Hardy versucht die Tür zu öffnen und muss uns fünf ein Stück nach vorne schieben.

Er wirf einen kurzen Blick auf die herzzerreißende Familienzusammenführung und lässt uns diskret alleine.

»Ich mach das schon allein«, ruft er aufmunternd und geht zur Garage, »du musst dich um nichts kümmern, Schatz!«

Das wird unser neues Motto, denke ich schaudernd und bleibe unschlüssig auf dem Mosaik sitzen. Ja, ich bleibe einfach hier sitzen, gestiefelt und gespornt, voller Haare von oben bis unten und mit pappigen, durch die intensive Fellreibung wie verrückt pieksenden Händen, vibrierend und surrend wie eine Hummel, aber mit dem Antrieb einer Schnecke.

»Schatz, ich lege die drei Spritzenschachteln gleich hier in der Küche in den Kühlschrank, okay?«, ruft Hardy aus den Untiefen des Hauses.

»Hmmmm!«, hmmmme ich so laut es geht mein Einverständnis zurück. Rund fünftausend Euro an Medikamenten habe ich mitgebracht, Spritzen, Tabletten und ungewöhnliche Präparate wie Fischölkapseln und andere seltsame Dinge.

Ich bin hungrig, aber könnte kotzen. Ich bin dreckig, aber habe Angst davor, mich unter die Dusche zu stellen, ich will keine Flügel mehr. Ich bin müde, aber ich will nicht im Bett liegen. Wenn ich da einmal drin bin, stehe ich vielleicht nicht mehr freiwillig auf.

Die Intellektuelle räuspert sich und stupst mich von innen an. »Ähm, ich wollte eigentlich nicht stinkend auf dem Mosaik verrecken, und die Wauzis wollen Schmackos. Meinst du, das schaffst du?«, fragt sie, entgegen ihrem Naturell, fast freundlich.

Ja, denke ich. Ich versuch's halt mal.

Samstag, 20. November

Für jemanden, der sich nicht unnötig bewegt und auch sonst innerhalb der täglichen vierundzwanzig Stunden wenig Lebenszeichen von sich gibt zwischen Sofa und Bett, habe ich heute ein verhältnismäßig volles Programm.

Zumindest mein Mundwerk bekommt zu tun. Das funktioniert ja noch ohne irgendwelche Einschränkungen. Meine Mutter wird heute achtzig und hatte eigentlich das ganze Jahr erwartet, dass ich diesen Tag mit ihr verbringen würde. Stattdessen habe ich sie sitzen lassen und bin eine Woche vorher abgereist. Die Umstände, die dazu führten, hat sie nie ganz verstanden, mögliche Auswirkungen meiner Erkrankung wird sie hoffentlich nie überschauen können. Es wird keine leichte Gratulation, trotz des bildschönen Fleurop-Ungetüms, das sie zwischenzeitlich erhalten haben müsste. Wahrscheinlich musste es mit einem Kran in die Wohnung gehievt werden.

Zuerst aber werde ich mit Uschi telefonieren. Meine erste Therapie-Telefonkonferenz wird um 14 Uhr Thai-Zeit stattfinden. 15 Uhr im Bauch des gelben Drachen.

Charles Beckstein, mein alter Freund in Pattaya, hatte schließlich auf meine Hilferufe hin nachgeforscht und mir am Telefon erklärt, warum »unsere« Uschi scheinbar vom Erdboden verschluckt war. Offensichtlich war bei ihr jede Sicherung durchgebrannt. Das passiert in ihrem Domizil öfter. »Einfach zu viel kosmische Energie in dem Haus!«, scherzten Charles und ich noch halbherzig miteinander. In Wirklichkeit waren zwei Schlangen die Übeltäter gewesen, die zwischen abenteuerlich installierten Strommasten und Leitungen, Vegetation und Haus herumturnten und eine heftige Explosion verursacht hatten. Lediglich Uschis neues Mobiltelefon funktioniere, aber kein Festanschluss, kein Fax, keine Mail. Ich solle am Samstag um 14 Uhr auf einer bestimmten Nummer anrufen, sie wisse Bescheid.

»So, MS?«, fragte Charles sicherheitshalber noch mal nach, »das tut mir sehr leid. Bärbel hat sich auch schon mächtig aufgeregt.«

Ich musste zwangsläufig lächeln. Die netten Frauen in meinem Umfeld ärgern sich irgendwie alle leicht und sind schnell gereizt. Das muss wohl so sein.

»Ich habe eine alte Freundin in der Schweiz mit MS«, fuhr Charles dann fort, »sie hatte bisher nur einen dieser Schübe, es betraf wohl ihren Sehnerv. Bei ihr läuft es jetzt ganz gut. Ich hoffe sehr, dass du alle Hilfe bekommst, die du brauchst! Wir drücken dir die Daumen, Bärbel und ich. Wenn sie sich abreagiert hat, meldet sie sich sicher bei dir!«

Ich musste unfreiwillig wieder grinsen. Ich habe noch wirkliche Freunde in Thailand, echte Unikate.

»Danke, Charles! Für das erste Mal und auch für dieses Mal!«, antwortete ich und wartete dann ungeduldig auf den Samstag. Ich würde alle erdenkliche Hilfe in Anspruch nehmen, die man mir gewährte. Medizinischer und spiritueller Art. Die spirituelle Art hatte ich bislang mehr als kleines Steckenpferd nebenher laufen lassen. Ich wollte sie ein bisschen für mich nutzen, ohne mich jemals voll, mit allen Konsequenzen, auf sie einzulassen. Zu unbequem. Ich suchte stets eine Abkürzung, diesmal würde ich mich wohl für die gesamte Reiseplanung entscheiden müssen. Die Reiseleiterin würde sich sicherlich nicht auf halbe Sachen einlassen wollen.

◆ ◆ ◆

Thailand, Ende Dezember 2001

Uschi Harir Na Sonkhla und ich befinden uns zeitlich kurz nach Weihnachten 2001, ein paar Tage vor dem Jahreswechsel 2001/2002. Geografisch befinden wir uns auf ihrer weitläufigen Dachterrasse inmitten eines Stückchens Dschungel unweit der Dong Tan Beach in Jomtien. Khun Manop wartet unten vor dem Haus im Schatten eines Baumes, obwohl ich ihm versichert habe, dass er ruhig nach Hause fahren könne, es würde hier eine Weile dauern. Will er aber nicht, er ist starrsinnig. Selber schuld.

Ich deute gen Nordosten und sage: »Luftlinie wohne ich nur ungefähr vierhundert Meter von Ihnen entfernt! Im Gegensatz zu Ihnen sehe ich das Meer nicht. Darum beneide ich Sie wirklich!« Ich deute begeistert nach Süden und auf den irrwitzig blauen Golf von Siam. »Wie sind Sie eigentlich hierhergekommen?«, frage ich noch nach.

»Wir können ruhig du sagen«, erwidert Uschi gelassen und geleitet mich zu einer hölzernen Sitzecke, über die ein Sonnensegel gespannt ist. Alles ist umsäumt von Blumentöpfen, in denen Orchideen in allen Farben wuchern. Ich habe ihr ebenfalls einen Topf Orchideen mitgebracht, als Antrittsgeschenk sozusagen.

»Ich bin ja nur etwa siebenundzwanzig Jahre älter als du, also mich stört das nicht!«, fügt sie hinzu und fährt fort: »Es war Liebe, um deine Frage zu beantworten.« Sie grinst mich an. »Mein zweiter Mann ist Thai. Unsere Romanze begann vor rund zehn Jahren. Der Name Harir stammt noch aus meiner ersten Ehe, mein erster Mann war aus dem Nahen Osten …«

Ich lächle verständig mitfühlend und nehme an, dass er verstorben sei.

»… und ist es noch!«, erklärt Uschi den offensichtlichen Irrtum.

»Liebe, ach so!«, entgegne ich verwirrt, irgendwie aber erleichtert. »Das ist doch endlich mal ein guter Grund, nach Thailand zu gehen!«

Drei Stockwerke weiter unten bellt jemand – ich hoffe, es ist ein Hund –, aus Leibeskräften und läuft auf großen Tatzen auf Kachelboden unruhig hin und her. Er scheint die Größe von Godzillas Nachwuchs zu haben. Man täuscht sich aber auch manchmal.

»Ich bin gut mit Hunden, die mögen mich immer!«, beschwichtige ich die Besitzerin. »Lass ihn ruhig raus!«

»Mein Sinto ist manchmal aber nicht gut mit neuen Patienten!«, wehrt Uschi ab. »Lassen wir den lieber mal, wo er ist, der stört uns jetzt nur!«

»Na gut«, sage ich, enttäuscht darüber, dass man mir einen Hund vorenthält. Persönliche Schlappe.

Wir setzen uns gegenüber auf die Holzbänke, und ich freue mich über die angenehm frische Brise vom Meer und darüber, dass ich hier oben gar nicht ins Schwitzen komme.

Der Dezember ist zweifelsohne einer der schönsten Monate in Thailand, zumindest für Leute, die mit der Dauerhitze schlecht zurechtkommen, sie sich aber ausgesucht haben, so wie ich.

»Ja, Charles hat mir ein bisschen über dich erzählt, nicht viel. Kein Schwätzer, mein guter Freund Charles«, beginnt Uschi, und der Wind spielt mit ihrer leuchtend weißen, lockigen Kurzhaarfrisur. Bei mir rührt sich nichts, alles dünne Haar ist festgeschraubt und fixiert.

»Wie viel weißt du denn über das, was ich mache? Über spirituelle Heilung?«

»Absolut nichts!«, gebe ich sofort zu. »Ich bin gänzlich unvoreingenommen.«

»Auch nicht schlecht«, erwidert Uschi amüsiert, »dann kann ich ja frisch loslegen, ohne Zweifel, Ablehnung oder Ängste beseitigen zu müssen.«

»Ich zweifele eigentlich nur an mir selbst!«, bekräftige ich entschlossen. »Und Angst vor mir selbst habe ich manchmal auch.«

»Deswegen bist du wohl auch hier«, gibt Uschi ruhig zurück. »Bist du irgendwie konfessionell gebunden, gehörst du einer bestimmten Glaubensrichtung an?«

»Ich war mal ein römisch-katholisches Schulkind, aber nach meiner Firmung war ich eigentlich nur noch als Touristin innerhalb von Kirchenmauern.« Ich überlege kurz. »Ich mag Kirchen, Klöster, mystische Orte, Tempel, Synagogen. Eigentlich faszinieren mich alle Arten von heiligen Stätten. Einen bestimmten Weg gehe ich jedoch nicht. Ich habe bestimmte Gewohnheiten, aber ich glaube, die bringen mich nicht weiter.«

Uschi lächelt wissend.

»Ich arbeite überkonfessionell«, erklärt sie. »Jede Glaubensrichtung hat ihre Berechtigung, jede Lehre zeigt einen Weg auf, und jeder Mensch soll entscheiden, welchen Weg er gehen will, ich rede keinem rein. Ich will niemanden zu etwas bekehren, aber ich bin gerne bereit, meine Erfahrungen mit anderen Menschen zu teilen, für die sie von Bedeutung sein können. Meine Helfer sind Geistwesen, die jenseits unserer materiellen Welt existieren, in unser aller geistiger Heimat. Die Geistwesen haben einen Reifezustand frei jeglicher karmischer Belastung und können für immer in dieser geistigen Heimat verweilen. Viele von ihnen wählen dort die Aufgabe, mit bedingungsloser Liebe den Menschen hier unten Heilung und Hilfe zu bringen.«

Ich staune, mit welcher Selbstverständlichkeit diese vollkommen vernünftige, sympathische Frau von einer Art Paralleluniversum erzählt, in dem anscheinend ideale Zustände herrschen. Aber es kommt noch besser.

»Diese Wesen sind an keine Reinkarnation gebunden, sie ist für sie nicht mehr erforderlich«, fährt Uschi fort. »Für uns alle wiederholt sich der Zyklus des Stirb und Werde unendlich oft, bis man ebendiesen Idealzustand erreicht hat. Ich diene lediglich als Vermittler zwischen der geistigen Ebene und den Menschen auf ihrer materiellen Ebene. Als ich etwa in deinem Alter war, habe ich gemerkt, dass ich mit der anderen Ebene in Kontakt stehe. Ich habe mich zuvor lange Zeit in einer schwierigen Lebenssituation befunden, dann hat eine spirituelle Erfahrung mein Leben grundlegend verändert. Ich fühlte mich wieder ganz und heil und begann zu verstehen, dass es meine Aufgabe sein würde, diesen Zustand anderen Menschen zugänglich zu machen. Kannst du mir so weit folgen?«

»Ja-a-ah …«, verkünde ich etwas unschlüssig, »der Gedanke an friedliche, helfende Geistwesen ist mir auf Anhieb sympathisch, mit denen würde ich auch gern kommunizieren können. Aber das mit der Reinkarnation gefällt mir nicht! Ich will nicht wiederkommen müssen. Wer weiß, wer ich dann bin und wo, und vielleicht ist alles noch schlimmer als jetzt?«

»Dann ist es jetzt also schlimm?«

»Ja, nein, ich weiß nicht. Eigentlich hatte ich mein Leben lang das große Los gezogen, dachte ich. Aber irgendwie kriege ich immer wieder unerwartet eins auf den Deckel und weiß nicht, warum. Vielleicht bin ich jetzt schon in der falschen Inkarnation?« Ich erschaudere. Reinkarnation – nicht auszudenken. Alles, bloß das nicht!

»Du bist nicht in der falschen Inkarnation. Die hast du dir, besser gesagt deine Seele, schon vor langer Zeit ausgesucht.«

»Dann muss ich damals verrückt gewesen sein!«, grummele ich unwillig.

»Das sage ich auch immer!«, stimmt mir Uschi heiter lachend zu. »Und da sitze ich nun seit Jahren in Thailand, bin von göttlicher Fröhlichkeit durchdrungen und verrichte hier meinen Dienst auf Erden mit großer Freude im Herzen!«

Ich bin beeindruckt und zweifle keinen Moment an der Aufrichtigkeit von Uschis Worten. Mir kommt eine, wie mir scheint, gute Idee. »Wenn du deine selbst gewählte Aufgabe hier unten richtig gut machst, musst du dann auch wiederkommen, oder darfst du in der ›Oberliga‹ bei den Geistwesen bleiben?«, spekuliere ich. Die Sache beginnt mich zu interessieren. Vielleicht kann man sich um die Wiedergeburt ja irgendwie drücken und trotzdem unvoreingenommen geistige Heilung in Anspruch nehmen? Wenn fundamentalistische Schweizer wie Charles das alles ernst nehmen, kann das doch auch für mich eine Möglichkeit sein, schmerzlich vermisste Energien und Potenziale zu mobilisieren.

»Ja, *ich* habe nicht vor, wiederzukommen!«, stimmt Uschi mir zu. »Ich war schon oft da, und ich glaube zuversichtlich, dass ich mein Soll dann auch erfüllt habe.«

»Oje, ich glaube, dann habe ich aber schlechte Karten und muss noch viele Male neu antreten!«, rufe ich etwas gespielt entsetzt, und wir müssen beide lachen.

»Nein, schlechte Karten hast du meines Erachtens nicht, das fühle ich. Aber wiederkommen wirst du schon müssen, es sei denn, du machst schon diesmal alles richtig!«

»Keine Chance«, stöhne ich, »ich habe schon zu viel falsch gemacht im Leben. Aus mir wird keine heilige Claudia mehr!«

»Du wirst erstaunt sein, wenn du bemerkst, was für eine liebende Kraft in dir selbst vorhanden ist und auch in deinen Mitmenschen. Bedingungslose Liebe und Akzeptanz sind der Schlüssel zu aller Heilung und zum Fortkommen auf der spirituellen Leiter. Es ist nicht zu spät, damit zu beginnen, und noch wirst du ja niemanden umgebracht haben, oder?« Uschi schaut mich belustigt an, man sieht in ihren Augen den Übermut und den Schalk einer eher jungen Frau aufblitzen.

»Na ja, fast«, brumme ich entschuldigend, »hätte ich mal besser, dann wäre die Welt jetzt um ein paar besonders boshafte und hinterhältige Frauen ärmer, und ich hätte mich nicht selbst vor Hass fast verzehrt.«

Ich lache ein bisschen verlegen.

»Bingo!«, verkündet Uschi mit fröhlichem Enthusiasmus. »Jetzt sehe ich völlig klar, warum du zu mir gefunden hast! Wir haben es bei dir mit einem besonders listigen Schmerzkörper zu tun! Der blüht bei abgewiesener Zuneigung und Partnerschaftsproblemen voll auf. Der Schmerzkörper ist deine Sucht nach dem Unglücklichsein! Tut weh! Kann man sich prima reinsteigern!« Uschi sieht tatsächlich zufrieden aus.

Ich muss aussehen, als seien mir Osterhase und Weihnachtsmann auf einmal über den Weg gelaufen.

»Dann erzähl doch einfach mal, was passiert ist!«, fordert Uschi mich schließlich auf und lehnt sich erwartungsvoll zurück.

Ich erzähle facettenreich, aber im Zeitraffer von vergangenen und noch anhaltenden Störfaktoren im Leben der Eheleute Valesa und beobachte dabei Uschi. Sie lächelt bei meinen Schilderungen milde. Ich halte mich etwas länger bei meinem Lieblingsthema »arme, traurige Claudia versus bösartige, seit Monaten im Hintergrund lauernde, hintertriebene Rivalin« auf.

Uschi kann kaum ein breites Grinsen hinter ihren verschränkten Handrücken verbergen. Ich bleibe beim Thema Haarausfall hängen, der überraschenderweise bei ihr keine Heiterkeitsausbrüche hervorruft, sondern sie nachdenklich werden lässt. Auf die schlichte Frage, ob ich meine Beziehung und mich selbst dann gerne heilen möchte, antworte ich spontan mit »ja«.

Da erhebt sich Uschi plötzlich und erklärt unumwunden: »Dann lass uns eine Heilung probieren. Ich werde mit Hilfe meiner Engel versuchen, deinen seelischen Schutzschild zu kräftigen, schon entstandene Löcher zu schließen, und dann wollen wir doch mal sehen, ob du mit Hilfe dieser Stärkung nicht wieder dein Selbstvertrauen und auch die Liebe zu dir selbst wiederfindest!«

Die Terrasse ist nicht der geeignete Ort für die Heilung, wie es scheint, und wir gehen zurück ins Haus, ein Stockwerk tiefer, in Uschis Konzentrationsraum. Da ich jetzt den eigentlichen Wohnbereich betrete, ziehe ich mir nach thailändischer Sitte die Schuhe aus.

Ich erwarte nun irgendwie den unheimlichen Teil der Begegnung und vermute hinter der Tür eine Art New-Age-Kammer voll mit allerlei unbekannten Gegenständen und rätselhafter Symbolik.

Nichts dergleichen. Wir betreten einen hellen, freundlichen Raum mit Bücherregalen, DVD-Spieler und Fernseher. Aber etwas ist doch ungewöhnlich: Alle sind da! Eine Figur Lord Buddhas lächelt aus einer Ecke, Christus hält auf einer Reproduktion Abendmahl mit seinen Jüngern, auf einem anderen Druck schleppt Moses schwer an seinen Gesetzestafeln. Eine anmutige kleine Statue der Hindugottheit Ganesha mit dem

Elefantenkopf tänzelt auf winzigen Füßchen auf einem Regal, und daneben an der Wand sehe ich noch vier Schriftrollen, die ich nicht direkt zuordnen kann. Uschi nimmt meinen fragenden Blick wahr.

»Das sind meine vier Lieblingssuren aus dem Koran. Mein früherer Ehemann hat sie für mich übersetzt«, klärt sie mich auf.

Uschi bittet mich, auf einem Stuhl Platz zu nehmen.

»Muss ich irgendetwas machen?«, frage ich angespannt.

»Versuche dich zu öffnen, den Rest mache ich«, entgegnet sie leichthin, »ich habe um gute Führung gebeten und bekomme gerade eine positive Meldung von meinen Helfern. Das lässt sich gut an!«

Ich merke erst einmal nichts, fühle mich aber ganz wohl und sitze still und entspannt auf meinem Stuhl, während fünfundvierzig Minuten vergehen. Ich bin so entspannt, dass ich abschweife. Uschis enorme Sammlung an DVDs und Videos zieht mich plötzlich in ihren Bann. Ich sitze genau davor, habe alle Titel im Blickfeld und studiere sie eingehend.

Uschi befindet sich währenddessen hinter mir, mal stehend, mal ebenfalls sitzend. Ab und zu berührt sie meine Schulter. Der Vorgang scheint ihr einiges an Kraft abzuverlangen, ich stelle fest, dass sie wie ein Boxer ein Handtuch um die Schultern gewunden hat, um den Schweiß aufzufangen. Dabei ist der Raum eigentlich gut gekühlt, selbst ich bin wohl temperiert.

Die Filmtitel lenken mich wieder ab: *Jenseits von Afrika, Lawrence von Arabien, Dr. Schiwago, Jurassic Park, Wem die Stunde schlägt, Titanic, Superman.*

Ich amüsiere mich göttlich. Die Frau ist begeisterte Cineastin! Steven Spielberg, Akira Kurosawa, Wim Wenders, Josef von Sternberg, Helmut Käutner, sie alle sind da, von Marlene Dietrich bis Robin Williams, von Ingrid Bergman bis zu John Travolta. Für mich eine Offenbarung. Vielleicht die falsche? Vielleicht habe ich nicht richtig aufgepasst? Das ist mir jetzt peinlich.

Schließlich beendet Uschi die heutige Sitzung.

»Müsste ich jetzt nicht etwas Ungewöhnliches fühlen?«, frage ich vorsichtig.

»Jeder reagiert anders«, erklärt sie beschwingt, »manche wiegen bei der Heilung unablässig den Kopf hin und her, manche lachen und fühlen sich in höchstem Maße beglückt, anderen muss ich ihre Schuhe hinterhertragen, die sind so high, die merken nicht, dass sie barfuß sind. Mal schauen, was bei dir passiert!«

Die Schuhe habe ich schon wieder an, der erste Schritt erfolgt ohne Probleme.

»Ich werde dir noch ein paar Hausaufgaben auftragen und zusammenfassen, was heute Wichtiges herausgekommen ist«, meint Uschi. »Es gilt, deinen psychischen Schmarotzer rauszuschmeißen, ehe er deinen Organismus krank werden lässt, denn das wird er zwangsläufig erreichen wollen.«

Ich nicke heftig.

Uschi fährt fort: »Ich sehe, dass du deinen Partner noch liebst, ich sehe auch, dass er dich liebt. Wenn ihr euch heilen wollt, dann konzentriert euch nicht auf das, was der andere falsch macht, sondern richtet stattdessen den Blick auf das, was ihr euch gegenseitig gebt. In eurem Fall ist das offensichtlich nicht wenig!«

Ich nicke weiter heftig und bin froh, dass ich endlich mal an jemanden geraten bin, der die Schönheit von Beziehungen erfasst hat, sie nicht auf Dummheit, Versagen und Lektionen erteilen reduziert und den Dingen einfache Namen gibt.

Uschi zieht beiläufig ein Video aus ihrer Sammlung. »Humor ist ganz wichtig, lass ihn dir niemals abhandenkommen! Er ist Gold wert! Du weißt gar nicht, wie viel du davon in dir hast!« Sie reicht mir den Film. »Schau dir den mal an bis nächstes Mal. Gesehen hast du ihn bestimmt schon mal, stimmt's?«

Wieder nicke ich, es wird zum Dauerzustand.

Es ist Helmut Käutners *Schinderhannes* von 1958 mit Curd Jürgens in der Hauptrolle.

»Magst du Curd Jürgens?«

»Na klar! Ich bin ein großer Fan des deutschen Nachkriegsfilms. Allerdings wäre mir *Des Teufels General* lieber gewesen. Was für eine klasse Rolle!«

»Das ist mir schon klar. Aber schau dir mal den *Schinderhannes* an und guck, ob dir was auffällt«, sagt Uschi grinsend.

»Na ja, das war ein berüchtigter Räuberhauptmann aus dem Hunsrück …« Ich überlege, mehr fällt mir nicht ein. »Ich glaube, er war sehr mutig, ist es das? Er ist hingerichtet worden, ist es vielleicht das?«

»Ich geb dir einen Tipp«, meint Uschi noch. »*Denn Traurigkeit des Herzens schwächet die Kräfte*!… Guck mal, was der Schinderhannes mit dem Bibelspruch macht!«

Ich bin für heute entlassen. Etwas verwirrt begebe ich mich mit Curd Jürgens zum Auto. Als wir zu Hause ankommen, torkle ich beim Aussteigen leicht, als hätte ich einen über den Durst getrunken. Khun Manop blickt mir stirnrunzelnd nach, als es mir schließlich nach mehreren Ansätzen gelingt, die Haustür aufzusperren.

◆ ◆ ◆

Punkt 15 Uhr bei mir auf der Scholle in Xin Qiao. Ich lausche dem Freizeichen im Telefonhörer, denke an die Tuut-tuut tututs der letzten Monate, und dann …

»Uschi? Hallo, hier ist Claudia!«

»Meine liebe Schinderhanne! Was hast du denn diesmal wieder angestellt?«

Uschi bringt mich ärgerlicherweise gleich zum Lachen. Ich wollte doch jammern, und dann kommt sie mir mit meinem Spitznamen und Curd Jürgens!

»Unser Freund Charles hat mich ja schon ein bisschen vorgewarnt. Du hast tatsächlich M & S?« Uschi schweigt einen Moment, seufzt und sagt dann: »Da hast du dir aber gleich einen dicken Brocken ausgesucht! Kleiner ging's wohl mal wieder nicht?«

»Nein, drunter wollt ich's anscheinend nicht machen! Und überhaupt, es heißt eigentlich nur MS, nicht M & S, wie bei S & M. Du lebst auch schon zu lange in Pattaya!«, gebe ich zurück, ärgere mich weiter und füge noch hinzu: »Und ich habe mir das überhaupt nicht ausgesucht!«

»Okay, ich gebe zu, ich lebe tatsächlich schon zu lange hier, aber die M & S«, jetzt macht sie es extra, »hast du dir gewissermaßen schon selber ausgesucht!«

Das kann ja heiter werden. Die Frau wird mich nicht trösten wollen und auch nicht bemitleiden. Die wird mich so weit bringen, die Krankheit auch noch als so genannte Chance anzunehmen und dem inneren Schmarotzer, diesem verdammten Schmerzkörper, letztendlich die Stirn zu bieten. Hätte ich sie nur mal viel früher viel ernster genommen!

Uschi wird schließlich aber doch etwas ernster und sagt freiheraus: »Claudia, ich weiß nicht viel über MS. Ich hatte noch nie einen MS-Patienten, du bist meine Erste. Du kannst mir sicher ein bisschen mehr dazu verraten. Schieß mal los!«

Ich zitiere rund fünfundvierzig Minuten Dr. Horvath und präsentiere eine Kurzfassung der Veröffentlichung von Prof. Rieckmann et al.

»Dann hat das Kind also endlich einen Namen!«, kommentiert Uschi, ebenso wie Dr. Horvath schon Wochen zuvor. »Seit Jahren überlege ich, was genau es ist, das in dir wühlt. Du musst der Krankheit schon lange Unterschlupf geboten haben, jetzt hat sie sich ans Tageslicht getraut.«

Ja, wie ein grantiger Dachs, der sich schließlich wild um sich beißend aus seinem Bau hervorgewagt hat, denke ich und stimme Uschi zu.

»Mein armes Neuröslein, die Krankheit passt hundertprozentig zu dir. Hat dich selbst die Diagnose denn überrascht?«

»Nein!«, antworte ich fest und brummig, »eher nicht!«

»Na, dann haben wir ja schon mal eine solide Basis für unsere weitere Arbeit gefunden!«, freut sich Uschi. »Widerspenstige oder leugnende Patienten machen es mir manchmal schwer, zu ihnen durchzudringen.«

Was die sich immer zu freuen hat über lebensbedrohliche Störungen im Leben ihrer Patienten! Nicht zum Aushalten!, denke ich und sage zynisch: »Mein Dr. Horvath in Fürth würde mir sicherlich bedenkenlos eine Urkunde als ›Patientin des Jahres‹ ausstellen.« Kurzes Nachdenken. »MS ist übrigens eine von den ›Unheilbaren‹!«, fällt mir dann noch ein weiteres unerfreuliches Detail ein.

»Ach, ja, die Unheilbaren! Ohne die würde ich noch arbeitslos werden!«, kontert Uschi geschickt. »Eine unheilbare Krankheit kann man ›fördern‹, schlimmer machen, aber auch ausbremsen, besser machen, stimmt's?«

»Jawoll!«, stimme ich widerwillig zu.

»Deine Empfindungsstörungen stellen im Moment also keine echte Behinderung dar, sie beeinträchtigen quasi ›nur‹ dein subjektives Wohlbefinden?«, forscht Uschi noch mal nach.

»Ja, bewegen kann ich alles. Ich will es nur nicht, da Bewegung die verrücktesten Reaktionen auf der Haut und in den Muskeln hervorruft. Ich glaube, ich halte es in diesem Körper nicht mehr lange aus, ohne überzuschnappen. Das geht jetzt schon viel zu lange, und kein Ende ist in Sicht!« Jetzt schniefe ich doch vor mich hin. »Selbst Hunde zu waschen oder auch nur zu streicheln oder von Hardy in den Arm genommen zu werden fühlt sich bizarr oder unangenehm an.«

»Oje, ich sehe schon, das ist eine schwere Prüfung für dich. Es hat dich an einer für dich sehr bedeutsamen Stelle erwischt«, beginnt Uschi.

Dann setze ich noch hinzu: »Alles, was ich genossen habe und für gegeben hielt, gilt ganz plötzlich nicht mehr! Normale Empfindungen zu haben ist doch nun wirklich nicht zu viel verlangt, oder? Was hat da noch einen Sinn? Was ist das für eine Prüfung, Herrgott noch mal? Die kann ich doch gar nicht bestehen! Mein dämlicher Schmerzkörper wird mich niemals mehr freilassen! Jetzt hat er mich da, wo er mich schon immer haben wollte.«

Wir lassen das einen Moment lang einwirken, dann zetere ich weiter: »MS besitzt die Fähigkeit, ständig nach Belieben die Form zu verändern. Vielleicht trifft mich noch ein ganz anderer Bereich! Das möchte ich gar nicht erst erleben. Ich will nicht, ich will nicht, *ich will nicht*!«

Stille auf dem Planeten der Affen und in der chinesischen Megalopolis. Thailand antwortet zuerst.

»Erstens: Du musst dem Schmerzkörper selbst die Stirn bieten, das kann dir keiner abnehmen. Aber erinnerst du dich noch daran, dass ich dir vor Jahren schon gesagt habe, du würdest für dieses Leben eigentlich ganz gute Karten mitbringen?«, fragt Uschi vorsichtig.

»Ja, das gefiel mir natürlich. Aber ich glaube, ich habe diese Karten irgendwann verloren ...«

»Nein, die verliert man nicht, und ich glaube dir sagen zu können, dass ich auch jetzt gerade eine erfreuliche Durchsage erhalte.«

»Ja?«

»Ja!«

»Ehrlich??? So in der Art: Der Fahrer des Wagens mit dem amtlichen Kennzeichen soundso wird gebeten ...?«

»Ja, so ähnlich.« Ich höre Uschi lachen. »Meine geistigen Helfer teilen mir mit, dass wir deine Krankheit im freien Fall auffangen können!«

»Echt?«

»Echt! Aber du musst an deiner Reißleine mitziehen. Das ist eines der Werkzeuge, die die Natur dir mitgegeben hat. Außerdem musst du die Krankheit über die medizinische Definition hinaus begreifen, annehmen und die alten Werte möglicherweise aufgeben. Du wirst Abstriche machen müssen. Manche Symptome werden vielleicht nicht mehr ganz verschwinden, gewöhne dich lieber gleich daran. Kein Grund, sich das Leben zu nehmen, aber die alten Zöpfe müssen abgeschnitten werden! Du bist doch meine Haarexpertin, Schinderhanne, was sagst du dazu?« Uschi klingt schon wieder belustigt.

»Für Zöpfe reicht's doch schon lange nicht mehr!«, brumme ich unwillig nach Thailand.

»Ja, mag sein, aber Haare hast du doch noch ziemlich viele, stimmt's?«

»Schon«, gebe ich zu, »und Lorna hat sogar wieder ganz tolle …«

»Aha, schön, grüße sie bitte ganz lieb von mir!«, erwidert Uschi. »Das Mädchen trägt übrigens auch kein einfaches Karma ab.«

»Ich auch nicht!«, begehre ich prompt auf.

»Puh, ich habe Krebspatienten, die tatsächlich lustiger sind als du!«, schimpft Uschi.

»Was machst du eigentlich, wenn man einem Kranken einfach nicht mehr helfen kann?«, frage ich spontan.

»Wenn die Zeit auf Erden für jemanden tatsächlich abgelaufen ist, dann kann ich noch helfend eingreifen, indem ich dem Kranken die Ursache seines Leidens aufzeige und er dann hoffentlich sein Karma und sein Schicksal leichter ertragen kann. Du weißt doch, der Tod per se existiert nicht, wir kehren nur alle irgendwann in unsere geistige Heimat zurück.«

»Und kommen dann wieder und fangen mit dem gleichen Mist von vorne an!«, rekapituliere ich.

»Na, mit dieser Einstellung bist du garantiert auf dem richtigen Weg dazu!«, kommentiert Uschi trocken.

»Also, wenn die Lebensumstände irgendwann unerträglich und demütigend werden und man anderen nur noch zur Last fällt, Heilung erschöpft ist, die karmische Last zu hoch wird, dann sollte man ja auch loslassen können und dürfen, oder?«

»Heilung wird nicht erschöpft, und die karmische Last wird nie zu hoch!«, sagt Uschi vorsichtig. »Aber zu deiner anderen Frage sage ich Ja. Wenn der Zeitpunkt gekommen ist, dann ist er da. Der Zeitpunkt kommt für jeden, die damit verbundenen Umstände können freilich verschieden sein. Ich bin auch der Meinung, dass man Leiden nicht künstlich verlängern muss!« Uschi schweigt einen Augenblick und fragt dann: »Worauf willst du eigentlich hinaus? Wer spricht denn hier von Tod? Ich dachte, du rufst an, weil ich dich wieder auf Vordermann bringen soll. Ich bin doch kein Bestattungsinstitut!«

»Ähm, ja, ich würde schon auch lieber wieder auf Vordermann gebracht werden. Aber wie machen wir das denn jetzt? Ich bin diesmal weit weg, kein Khun Manop, der mich eben mal bei dir abliefert …«

»Also, mein Vorschlag lautet folgendermaßen«, beendet Uschi kurzerhand meinen Selbmitleidssermon. »Wir müssen zusehen, dass *du* wieder Herrin deines Schicksals wirst.«

»Unmöglich!«, entfährt es mir. »Uschi, ich glaube, das Ding kriegen wir nicht geheilt!«

»Das Ding kriegen wir vielleicht nicht geheilt, aber wir machen einen Bewusstseinssprung. Weg von der Selbstzerstörung, hin zur Heilung von Körper und Geist. Dann kannst du mit dem Ding leben.«

Ich nicke wieder einmal heftig, für Uschi unsichtbar.

»Hast du genickt?«, fragt sie mich prompt.

»Ja!«, bestätige ich sehr leise, aber hoffnungsvoll. »Wie machen wir denn diesen Bewusstseinsprung am besten?«, frage ich unsicher.

»Da habe ich eine gute Lösung!«, erwidert Uschi erfreut. »Wir telefonieren ab jetzt einmal pro Woche und schauen, wo wir stehen, und ich schicke dir Heilung. Du weißt ja bereits, wie sie funktioniert, sie ist nicht an geografische Gegebenheiten gebunden. Du versuchst zu entschlüsseln, was dir die MS mitteilen will, und änderst endlich verschiedene Dinge in deinem Leben. Das können zunächst kleine Sachen sein. Hör endlich auf, nur oberflächlich zu leben. Gestehe deinem Ego nicht so viel Raum zu, und fang mit mehr liebevoller Hinwendung in deiner kleinen Familie an! Ein bisschen mehr Empathie für deine Mitmenschen, dann fühlst du deine übersteigerte Empfindung nicht mehr so stark. Du wirst es merken, auch wenn du es jetzt nicht hören willst!«

Ich mache mir geistige Notizen, vielleicht sollte ich mir das nächste Mal einen Block hinlegen. Wenn ich Dr. Horvath am Telefon löchere, dann mache ich mir schließlich auch immer Stichworte.

»War ich denn wirklich so ein schlechter Mensch? Werde ich bestraft?«, frage ich Uschi schließlich.

»Du wirst geprüft, meine Liebe. Nicht bestraft, sondern auf die Probe gestellt!«

Ich stöhne. Strafen, prüfen, strafen, prüfen. Gibt es da echt einen Unterschied? Ich erinnere mich plötzlich an eine Sitzung mit Uschi in Thailand.

»Vor Jahren hast du mal gesagt, dass mir mit Anfang vierzig größere Veränderungen ins Haus stehen würden. Wir dachten aber eigentlich nicht, dass diese so schlecht sein würden, oder?«

»Veränderungen müssen letztendlich auch nicht schlecht sein, aber eine Kursänderung ist wohl nötig. Die kann durchaus auch positiv sein.«

Ich lasse das kurz einsickern. Uschi lässt mir die Zeit, dann fügt sie noch hinzu: »Und mach bitte auch, was dein Arzt dir sagt. Schließlich hast du dir den ja aus gutem Grund ausgesucht. Ich werde dir da niemals hineinreden.«

»Okay!«, antworte ich schlicht.

»Dann lass uns gleich mit unserer Arbeit anfangen, Schinderhanne!«, fordert Uschi mich auf. Sie geht ran wie Grace. Wir schreiten vorwärts und nicht zurück. »Du weißt schon noch, wie du zu dem Spitznamen gekommen bist?«

Klar. »Der war in meinem Fall als Ansporn gedacht«, erläutere ich, »der Hannes lachte schallend über den Bibelspruch. Er konnte sich unter der Traurigkeit des Herzens überhaupt nichts vorstellen, folglich wurden seine Kräfte auch bis zum Schluss nie geschwächt!«

»Klasse«, schwärmt Uschi, »besser hätte ich es auch nicht formulieren können. Also, dann wollen wir mal.«

Ich stelle mir vor, wie Uschi ihre spirituelle »Tankstelle« auf der Ebene, von der ich nach wie vor nur eine vage Vorstellung habe, für mich anzapft und mir eine »Tankfüllung« Heilung nach Xin Qiao zukommen lässt.

Dafür setze ich mich sogar gerade auf meine Couch. Louise, deren neuer Titel offiziell »Schwester Louise« lautet, da sie immer meine Injektionen beaufsichtigt, springt verwirrt von meinen Füßen auf den Teppich. Meine Sohlen brummen weniger, wenn ich sie im warmen Bauchfell eines meiner Hunde verstecken kann.

Auch Tiere können heilen, wenn man sie lässt, aber jetzt lasse ich erst einmal Khun Uschi aus der Reichswaldallee in Düsseldorf ran. Hardy, der freche Düsseldorfer Junge, kennt die Reichswaldallee gut von früher. Wer weiß, vielleicht hat er vor langer Zeit als junger Mann einer gut aussehenden, etwas älteren Düsseldorfer Dame nachgeschaut, die das Leben eines Tages nach Asien verschlagen würde, genau wie uns.

Mittwoch, 15. Dezember

Ich hab ihn jetzt dran für Sie, Frau Valesa!«, sagt Meryem und will mich durchstellen.

»Eigentlich könnten wir auch Du sagen, Meryem, so oft, wie wir telefonieren«, konstatiere ich plötzlich. »Ich bin ja nur ungefähr zwanzig Jahre älter, also mich stört das nicht!«

Ich erinnere mich an Uschis lustige, nonchalante Art, mit der sie mit fast denselben Worten vor beinahe drei Jahren mir nervösem Huhn gegenübertrat.

»Sehr gerne, liebe Claudia!«, erwidert Meryem, »Lemya findet das bestimmt auch gut! Na, dann stelle ich jetzt durch. Ach ja, Sina ist übrigens schwanger! Sie freut sich total! Und tschüss!«

Das Leben hat irgendwie die Angewohnheit weiterzugehen, verblüffend … Wo mag ich wohl nächstes Jahr um diese Zeit sein? Und wie mag ich aussehen? Bin ich dann überhaupt noch da?

»Horvath?«

Angeregt vom Gespräch mit Meryem, versuche ich es mit einem Kalauer des Komikers Rüdiger Hoffmann.

»Ja, hallo erst mal! Ich weiß ja nicht, ob Sie's schon wussten …«

»Schönen guten Tag, Frau Valesa! Wo stehen wir denn heute?«

»Wollen Sie erst die gute oder die schlechte Nachricht?«, frage ich, und mein Stimmungspegel senkt sich schon wieder schnell gen Schwerkraft.

»Ich bin ja nicht wie Sie, ich will die gute zuerst!«

»Also, ich spritze nun seit rund zwei Wochen Betainterferon, und es klappt vorzüglich. Keine Nebenwirkungen, keine Probleme, keine Schmerzen, keine Spritzenangst, noch nicht mal ein blauer Fleck bisher«, töne ich stolz.

»Gut!«

Ich hatte mir mehr erwartet. Vielleicht so etwas wie eine Ode an die ach so unerschrockene, tapfere Patientin?

»Und was haben ›wir‹ an schlechten Nachrichten?«, fragt Dr. Horvath nach, und ich meine, ihn in vielen tausend Kilometern Entfernung Notizen in meinen umfangreichen Unterlagen machen zu hören.

»Wir« gibt immer so ein angenehmes Wir-Gefühl, wie in »Teamgeist«, wie in »der Trainer und sein Stammspieler«...

»Neue Gefühlsstörungen seit Tagen. Von der fiesen Sorte, diese sind schmerzhaft.«

Während des Gesprächs streiche ich mir unentwegt beruhigend über mein rechtes Knie, das, von außen zwar unsichtbar, in Flammen zu stehen scheint. Blumig beschreibe ich Dr. Horvath dieses Phänomen und füge dann hinzu: »Das andere ist fast noch grotesker. Es fühlt sich an, als würde ich einseitig ein ganz eng geschnürtes Korsett an der linken Taille tragen.«

Scheiße!, höre ich ihn denken, aber nicht sagen.

»Wie ordnen ›wir‹ denn das jetzt wieder ein? Neuer Schub, alter Schub, neue Läsion, alte aktive Läsion, noch mal Kortison, nie mehr Kortison?«, frage ich und fühle wieder diesen beharrlichen Lebensüberdruss, gegen den Uschi, Hardy und meistens auch ich so ankämpfen. Jeden Tag, jeden lieben langen Tag, von früh bis spät, aber noch keine Erlösung in Sicht.

Nur in seltenen Momenten fühle ich mikroskopisch kleine Stückchen der alten Kraft der früheren Claudia und der Zuversicht, die mich aus Thailand erreichen will. Sie klopft fordernd an, dringt manchmal in kleinen Wellen zu mir vor. Meine Antennen aber sind irgendwie nicht richtig auf Empfang, ich bin zu sehr mit mir selbst als Hauptperson in diesem

Horrorfilm beschäftigt, so dass ich jetzt für andere Menschen und Schwingungen oft schwer zugänglich bin.

»Ich denke, diese neuen Missempfindungen kommen noch im Schlepptau des ursprünglichen Schubs mit daher«, überlegt Dr. Horvath diesmal laut. »Wo sind Sie mit dem Alprazolam und dem Gabapentin?«

Gabapentin habe ich seit meiner Rückkehr eingeschlichen, das Alprazolam, meine lilafarbenen Glücksbringer, habe ich ausgeschlichen. Im Schleichen bin ich neuerdings gut. Gabapentin unterdrückt in vielen Fällen erfolgreich neurologische Schmerzen und Missempfindungen und ist von Haus aus ein Krampflöser aus der Epilepsie-Therapie. Ich könnte aber anscheinend genauso gut Erdnüsse essen.

»Tausendfünfhundert Milligramm Gabapentin im Moment pro Tag! Alprazolam seit ein paar Tagen auf null!«, gebe ich Auskunft.

»Gehen Sie mit dem Krampflöser langsam weiter rauf, bis zweitausendeinhundert, auch zweitausendvierhundert Milligramm, wenn es sein muss.«

»Wow!«, rufe ich verstört aus, »das klingt ja furchterregend! Was, wenn es weiter nicht anschlägt? Bei mir scheint doch nichts zu wirken! Das ist ja eine weitaus höhere Dosis als sie bei Epilepsiepatienten zur Anwendung kommt!«

»Sie haben auch keine Epilepsie, Frau Valesa«, erwidert Dr. Horvath ruhig.

Nein, ich habe die Nase voll vom Leben, das ist es!, denke ich plötzlich. In Gedanken ohrfeige ich mich mehrfach, aber ich muss es einfach sagen. Das Selbstmitleid, mein größter Klotz am Bein, trägt den Sieg davon. Uschi wäre enttäuscht von mir. »Wir haben tolle hohe Gebäude hier«, fahre ich fort. »Vom Jinmao Tower kann man einmal im Jahr Base-Jumping machen. Ich habe gedacht, ich mache da vielleicht mal mit, so ohne Fallschirm. Ich halte das bald nicht mehr aus!«

»Moment! Bevor Sie da runterspringen, möchte ich noch eine Zweitmeinung einholen«, sagt Dr. Horvath schlicht. So leicht lässt er sich nicht aus der Fassung bringen.

»Jetzt wollen Sie mich auch schon loswerden!«, stöhne ich traurig auf. »Normalerweise sind es doch die Patienten, die Zweitmeinungen fordern.«

»Nein, ich will Sie ganz und gar nicht loswerden. Aber wenn wir bis zum Jahresende keinen Durchbruch erzielen, würde ich Sie gerne zu jemand anderem schicken, einem Kollegen, der noch unbefangen ist. Vielleicht sehen wir im Moment den Wald vor lauter Bäumen nicht mehr.«

»Aber der ist nicht in China!«, sage ich abwartend und meine damit nicht den Wald.

»Nein, der ist in Würzburg, und ich habe auch schon mit ihm über Ihren Fall gesprochen.« Dr. Horvath klingt erfreut.

»Professor Rieckmann?«, frage ich nun doch etwas belebter. »Hat er denn Zeit für mich?«

»Ja, für eine Frau Yeoh schiebt er schon mal eine Stunde extra in seinen Terminkalender.« Dr. Horvath will mich endlich wieder zum Lachen bringen. Er ist eigentlich kein Scherzkeks von Natur aus, er strengt sich wirklich an.

Es gelingt. Ich lache laut auf: »Das ist ja wohl schwieriger als eine Audienz beim Papst!«

»Fast«, stimmt Dr. Horvath zu.

Eigentlich haben wir für heute alles besprochen. Eigentlich. Mir fällt aber immer irgendetwas ein, ich will mich noch nicht verabschieden.

»Ähm, Dr. Horvath?«

»Ja, Frau Valesa, ich bin schon noch da!«

»Was wäre denn gewesen, wenn ich schon früher bei Ihnen vorstellig geworden wäre, sagen wir mal vor rund anderthalb Jahren? Ich habe intuitiv ja schon länger bemerkt, dass bei mir irgendwas nicht in Ordnung ist, nur hat es mir ja keiner geglaubt.«

»Sie meinen, ob wir die MS hätten ›verhindern‹ können?«

»So was in der Art, ja!«

»Also, ich persönlich hätte bereits vor anderthalb Jahren bei Ihnen eine MRT vom Kopf veranlasst, wegen der Flimmerskotome und Ihrer sonstigen, teilweise recht unterhaltsamen Schilderungen von Haarausfall, Windpocken, Druckstellen und ähnlichen Sachen. Ich hätte die Skotome vermutlich in Richtung Migräneaura angesiedelt, aber sicherheitshalber bei etwaigem Erkennen von schon bestehenden Läsionen im Hirn auch den Liquor untersucht. Das verwertbare Material hätte aber nicht genügend Aufschluss für eine gesicherte Diagnose MS gegeben. Ich hätte also nicht davon gesprochen, um Sie nicht unnötig zu verunsichern, Sie aber gebeten, bei allen weiteren neurologischen Phänomenen gleich wiederzukommen.«

Ich lasse das einen Moment lang auf mich einwirken.

»Niemand hat Schuld? Das Programm war also schon irgendwie geschrieben? Wir hätten nicht früher das Ruder herumwerfen können, oder?«

»Für einen Therapiebeginn hätte ich zumindest an zwei Orten des Zentralnervensystems zu zwei verschiedenen Zeitpunkten eine entzündliche Veränderung sehen müssen. Multiplizität eben. Man versucht gegenwärtig die Zulassungskriterien für die teuren Schubprophylaxen zu vereinfachen, aber die volkswirtschaftlichen Gesichtspunkte stehen solchen Überlegungen noch im Weg.«

»Danke, das wollte ich noch wissen!«, sage ich freundlich, und wir vereinbaren einen weiteren Telefontermin für kurz vor Weihnachten.

Fast bin ich erleichtert, dass ich von Anfang an »klinisch gesichert« war. Vier Löcher weniger in der Birne, und ich würde möglicherweise ohne Medikament des weiteren Verlaufs harren. Definitiv freue ich mich über das Vorhandensein des chinesischen Hamsters.

Merkwürdig, worüber man sich manchmal so freut.

Sonntag, 26.12., zweiter Weihnachtstag

Weihnachten ist fast vorüber. Wohin ist es verschwunden? Ich war stets eine Weihnachtsfanatikerin, die keinen Aufwand und keine Mühe scheute, ein häusliches Winterwunderland zu erschaffen, drei Meter hohe Weihnachtsbaum-Installationen zu kreieren und Weihnachtsdelikatessen aus aller Herren Länder aufzutreiben und zuzubereiten.

Viel vor der Tür war ich in dieser Adventszeit nicht. Das unerlässliche Einkaufen bekam ich mit Hardys und Mr Zhangs Hilfe gerade so hin. Die Hausarbeit wurde weiterhin erfolgreich von Mrs Ling erledigt. Sie freundete sich sogar mit den Maschinen an und handhabte sie in kürzester Zeit wie ein Profi. Kochen erledigte ich vorwiegend auf einem Barhocker, dann störte mich das Funken, Zirpen, Knirschen, Spannen, Drücken und Reiben in meinen Körperteilen nicht so. Wenn ich mich sämtlicher Textilien entledigte, ging es mir augenblicklich besser. Sollte ich mein restliches Leben vielleicht besser gleich ganz nackt verbringen? Das wäre doch wirklich mal ein *Bild*-zeitungsreifer Gag: *Frau muss ihr Leben nackt verbringen, wegen scheuernder Textilien!* Echt bescheuert. Aber es brachte mich auf irgendeine vage Idee. Noch habe ich den Schlüssel dazu nicht. Wieder eines dieser Werkzeuge, das ich bisher nicht wiedergefunden habe.

Ich war versucht, die letzten Wochen meist einfach zwölf Stunden am Tag flach ausgestreckt im Liegen zu verbringen, um die Symptome und Schmerzen auszutricksen. Das war natürlich kein wirklich gutes Werkzeug, mehr eine Hinhaltetaktik. Ich leistete Dr. Horvaths Anweisungen strikt Folge, viele waren es nicht, und versuchte, Uschis Anleitungen so gut es ging für mich umzusetzen. Ich bekämpfte eher halbherzig das in mir grassierende Unglücklichsein und die Negativität. Aber der Schmerzkörper war so stark wie nie zuvor. Es fiel mir an manchen Tagen verdammt schwer, überhaupt noch aufzustehen, aber Uschi verstand mich und schimpfte nur manchmal mit mir. Das ginge nicht von jetzt auf gleich, sagte sie oft verständnisvoll, wenn ich wieder mit der Sinnlosigkeit des Weiterlebens anfing.

»Wie soll ich denn bewusst im Jetzt leben, den Widerstand aufgeben und mich mit meinem Los abfinden, wenn mir genau das passiert ist, was nie, nie, nie hätte geschehen dürfen? Das ist doch eine Nummer zu groß für mich. Ich schaff's nicht! Es tritt keine Besserung ein, das Jetzt ist für immer verdorben und verloren!«, lamentierte ich ausgiebig beim letzten Gespräch.

»Mannomannomann! Du wirst schon wieder selbstmitleidig! Das ist das Schlimmste überhaupt!«, wurde ich prompt ermahnt.

»Hast du eigentlich die Nase noch nicht voll von mir?«, fragte ich nebenbei.

»Aber nein! Dann trage ich halt wieder eine Runde Karma ab im Gespräch mit dir, das kommt dann wenigstens mir zugute!«, konterte sie lachend, aber sie ermahnte mich auch mehrfach ernsthaft. »Schinderhanne, tut mir leid, aber du handelst sehr selbstsüchtig. Die, die dich am meisten brauchen, lässt du jetzt hängen, deinen Hardy, deine Hunde. Sie brauchen auch Zuwendung. Selbst deine Schwester auf der anderen Seite des Globus ziehst du mit runter. Du lebst doch noch! Möglicherweise noch sehr lange! Gib ihnen ein bisschen Liebe und Hoffnung! Bereite ihnen zumindest etwas Weihnachtsfreude, das wird auch dich ablenken. Und ob du es glaubst oder nicht – es wird dir ein bisschen Frieden schenken!«

◆ ◆ ◆

»Danke für den Truthahn, Schatz! Ich finde, du hast ein tolles Weihnachtsessen hingekriegt, und das im Sitzen. Ich bin stolz auf dich!« Hardy kniet sich neben mich und kauert an meiner Sofalehne im Wohnzimmer. »Ich soll dir übrigens im Namen der Hunde ebenfalls danken. Denen hat der Truthahn auch geschmeckt, die laufen alle rum, aufgebläht wie die Kugelfische!«

Ich lache ehrlich. Hardy streicht mir über mein ziemlich schlaffes Haar, ich kann es heute, trotz Feiertagsstimmung, nicht hochfrisieren. Es stört ihn nicht weiter.

»Wein?«, fragt Hardy aufmunternd.

»Ja, gerne!«, stimme ich begeistert zu. »Wein ist dicker als Tranquilizer! Wenigstens brauche ich dieses Zeugs nicht mehr. Prost!«

Wir stoßen lächelnd an.

Louise hat langwierige Geschäfte im Garten erledigt, scheinbar stopft der ungewohnte Truthahn ein bisschen, und kehrt nun im Galopp zurück ins Wohnzimmer, um ihre Gardistenposition vor meinem Sofa wieder einzunehmen. Zu spät! Der Wachwechsel ist voll in die Hose gegangen. Paciencia hat Louises Fernbleiben genutzt und ihre alten Knochen mühsam mit einem langen Anlauf quer durchs Wohnzimmer auf meine Beine katapultiert.

Ich schaue Hardy entsetzt an.

»Soll ich sie runternehmen?«

»Nein, ich spüre sie so selten. Seit ich wieder da bin, bin ich nur noch ein ödes Schattenfrauchen.« Ich wühle in Paciencias wundervoll seidigem, dichten Fell. Sie grinst von einem Ohr zum anderen, wie in ihren Kindertagen, als ich sie nach einem wunderbaren Haus in einem wunderschönen Land am anderen Ende der Welt benannte. Entschlossen stapft sie über mein flammendes Knie, ich fiepe, dann torkelt sie slapstickmäßig auf meine eingeengte Taille, verharrt da fröhlich, während ich mit angehaltenem Atem ihre kurzen Ohren kraule. Hardy hält mir eines von den guten thailändischen Gläsern an die Lippen, und ich nehme einen tiefen Schluck.

»Wir lieben dich alle, auch wenn's ein bisschen wehtut, manchmal ...«

Wir müssen wieder beide lachen und kraulen uns auch gegenseitig die Ohren. Paciencia schaut verwirrt drein. Die spinnen, die Menschen ...

»Ich habe so viele Medikamente im Haus, damit könnte man ein ganzes Gestüt lahmlegen. Warum lasst ihr mich nicht einfach gehen?«, seufze ich theatralisch. »Vielleicht ist meine Zeit eben jetzt um, ich habe doch eigentlich ein gutes Leben gehabt. Warum denn noch klammern, wenn nichts mehr Gutes kommt? Das war doch auch immer dein Problem, ich hab's halt nicht nachvollziehen können. Die Zeit – sie läuft einem davon, wenn man sie nicht nutzt. Es tut mir heute leid, dass ich dich nicht besser verstanden habe.«

»Pscht!« Hardy legt seinen Zeigefinger auf meine brabbelnden Lippen. »Red doch keinen Unsinn! Du hast dich toll verhalten. Du musst schon noch ein bisschen bei uns bleiben. Ohne dich sind wir alle nichts. Du hast mich nie aufgegeben, du hast mir alle Zeit der Welt gegeben. Was glaubst du, wie sehr ich dich dafür liebe!«

Ohne ersichtlichen Grund blicken wir in diesem Moment auf den Wohnzimmerfernseher. Irgendetwas geschieht in Südostasien. Die Meldung erscheint grotesk.

»Da hat einer schon den ›Schwarm‹ von Frank Schätzing verfilmt«, murmele ich verwirrt. »Aber so schnell? Das Buch gibt es doch noch gar nicht so lang. Wie kommt das denn?«

Hardy drückt auf die Fernbedienung und stellt lauter, Paciencia tapst auf mir herum wie Neil Armstrong einst auf dem Mond. Ich lasse sie gewähren, ich habe sie so sehr vermisst. Ein kleiner Schritt für einen kleinen Hund, ein riesengroßer für das Frauchen. Sie dreht sich ein paar Mal um sich selbst, um sich dann in meiner Magengrube niederzulassen.

»Ein Tsunami!«, sagen Hardy und ich wie zwei Idioten aus einem Mund.

Halb Südthailand und andere Regionen des indischen Ozeans stehen unter Wasser. Man vermutet Hunderttausende von

Toten. Die Zahl der Opfer wächst von Minute zu Minute. Selbst ein Enkel seiner Majestät, des Königs von Thailand, ist in den Fluten umgekommen. Aber es ist doch Weihnachten! Kann das überhaupt passieren?

»Du, jeder Einzelne von denen würde jetzt gerne mit uns und mit dir tauschen wollen, Schatz«, flüstert Hardy, und wir verharren reglos vor dem Fernseher.

»Hmmm«, mache ich zum ersten Mal seit langer Zeit wieder in einem aufgeweckten, intensiven Timbre. Ich bin zutiefst berührt und fühle mich merkwürdigerweise sehr lebendig.

Zum ersten Mal seit Wochen denke ich nicht an mein eigenes Schicksal. Was für ein Blödsinn, das Geschenk des Lebens überhaupt zu hinterfragen! Auch wenn es ab jetzt ein neues, noch ungewisses Leben sein könnte. Gleich morgen fange ich richtig damit an!!! *Kap khun maak, kah,* Khun Uschi, vielen Dank! Ich glaube, jetzt habe ich es kapiert. Und das fehlende Werkzeug kriege ich auch noch zu fassen!

Freitag, 9. März 2007

Ich höre Mr Zhang draußen vorfahren. Die Hunde habe ich vorsorglich erst einmal in den Garten verbannt, damit sie meinen Gast nicht aus Versehen umschmeißen. Sie haben mich durchschaut, wissen, dass jemand gekommen ist, und randalieren im jahrelang erprobten, nervtötenden Verfahren.

»Ihr müsst ein bisschen warten. Gleich kommt Tante Grace!«

Ich öffne die Haustür und muss sofort lachen.

Mr Zhang hilft der ehemaligen Miss Zhang aus dem Rücksitz. Endlich steht sie gerade. Sie sieht aus wie eine Tonne, torkelt ein bisschen, fährt verlegen mit der Hand durch nun kurze, freche Haarsträhnen und grinst mich an.

»Grace, schaffst du es überhaupt die drei Stufen hoch, oder soll Mr Zhang …«

»Drei Treppenstufen komme ich schon noch hoch. Es bleibt einem ja nichts erspart«, schneidet sie mir das Wort ab.

Ich gehe Grace entgegen, und zum ersten Mal seit unserer ersten Begegnung vor mehreren Jahren umarmen wir uns. Normalerweise begannen unsere Schulstunden ja etwas förm licher. Diese ist jedoch keine normale Schulstunde, es ist ein Wiedersehen nach langer Zeit.

»Hübsches Umstandskleidchen! Und wie toll das kastenförmige Lederjäckchen über den Bauch passt!«, flöte ich unbarmherzig.

»Die gehört meinem Mann, mir passt ja fast nichts mehr!«, faucht sie zurück.

»Komm rein, Mrs Schewchuk. Habe ich das richtig ausgesprochen? Mein Gott, da musst du ja jetzt auf deine alten

Tage auch noch Ukrainisch lernen! Was tut man nicht alles für die Männer …«

Ich plappere munter drauflos und lotse Grace ins Wohnzimmer. Sie lässt sich dankbar auf das nächstbeste Sofa fallen, nur um sich jäh wieder hochzurappeln.

»Kann ich mal zur Toilette? Ich kann dir sagen, das nervt, alle zwanzig Minuten!« Sie schaut sich nervös um.

»Kein Problem!«, frohlocke ich und ziehe sie um die Ecke zur Gästetoilette.

Ich gehe zurück ins Wohnzimmer und schneide den draußen wartenden Hunden durch die Glastür Grimassen. Verärgert pinkelt Porthos an einen Blumentopf. Ich zeige ihm einen Mittelfinger, und er trottet zum nächsten Blumentopf. Ich zücke den nächsten Mittelfinger.

Grace gesellt sich wieder zu mir. »Sie sehen so aus, wie ich sie mir immer vorgestellt habe. Ich würde sie gerne kennenlernen, aber ich glaube, ich bin dem nicht gewachsen. Sorry!«

»Kein Problem, ich dachte lange Zeit, ich wäre denen auch nicht mehr gewachsen. Jetzt bin ich wieder die Matriarchin!«, verkünde ich voller Stolz.

»Drei Wochen noch, dann bin ich hoffentlich auch die Matriarchin und habe das schwere Teil raus aus mir. Jetzt reicht's wirklich, ich kann es kaum erwarten. Es fühlt sich fürchterlich an! Ich habe einen riesigen Alien in mir!«, stöhnt Grace lachend und hält sich den Bauch. »Sie wird Teodora heißen.«

»Na, dann einen Toast auf Teodora!«, sage ich lachend.

Ich habe grünen Tee vorbereitet und gieße uns beiden ein.

»Und, was macht denn dein Alien so?«, fragt Grace jetzt und schaut mich skeptisch, aber auch offen neugierig an. »Im Gegensatz zu mir siehst du weiterhin aus wie das blühende Leben. Aber ich weiß, der Schein trügt. Du musst Schlimmes erlebt haben. Ich hoffe sehr, dein Alien lässt dich in Zukunft in Ruhe.«

»Das wäre schön. Aber MS ist ein nicht einzuschätzender Gast. Sie wirkt sich bei jedem anders aus. Keine zwei Fälle decken sich wirklich.«

Grace nickt interessiert und ermuntert mich weiterzureden.

»Die meisten Außenstehenden schauen mich an, als hätte ich Ebola und ihnen gerade in den Kaffee gespuckt, wenn ich mich zwischendurch zufällig oute. Manchmal kann ich es gut verstehen, ich hatte noch vor drei Jahren auch keine Ahnung, was MS ist. In meinen Körperzellen geht es häufig zu wie in einem Bienenstock. Normalerweise spürt man diese Aktivität nicht. Aber ich schon. Manchmal mehr, manchmal weniger. Es ist irreparabel, ich kann es nur akzeptieren. Es ist jetzt ein Teil von mir.«

»Ich kann mir das tatsächlich nicht vorstellen«, sagt Grace schlicht. Plötzlich fällt ihr etwas ein. »Übrigens, mein Großonkel Chengbo hat auch Multiple Sklerose, seit dreißig Jahren. Außer Kortison hat der nie Medikamente bekommen und muss jetzt Ende achtzig sein. Neulich habe ich ihn mal wieder getroffen. Ich kann dir sagen, der Mann kann einen zum Wahnsinn treiben!«

»Was, so schlimm steht es um ihn?« Mein Smiley-Lächeln fällt von mir ab, und ich sinke merklich um einige Zentimeter auf dem Sofa in mir zusammen.

»Ja, er meckert den ganzen Tag. Mal ist es zu kalt, mal ist es zu warm, das Essen schmeckt nicht mehr wie früher, alles ist ausländisches Zeug, unter Mao war alles besser, und die Japaner gehören alle windelweich geprügelt!«

»Ach so! Dann ist er ja wie meine Mutter!«, rufe ich erstaunt aus.

»Nein, nein, so schlimm kann sie gar nicht sein!«, erwidert Grace barsch und holt weiter aus. »Er ist Witwer, meine gutmütige Großtante hat er schon lange überlebt. Jetzt hat er seit Jahren diese Freundin, Baimiao. Sie ist stark sehbehindert, gibt es aber nicht zu. Baimiao ist fünfundsiebzig und hat früher illegales Glücksspiel betrieben. Hinterhältig und verschlagen, kann ich dir sagen!«

Grace trinkt etwas Tee und stellt dann die Tasse auf ihrem Bauch ab.

»Morgens ist der Onkel recht fit, kann noch mit der Gehhilfe laufen, wenn er sie nicht gerade benutzt, um irgendjemandem damit zu drohen, und begleitet Baimiao in den Park, damit sie mit den anderen Senioren Tai Chi machen kann. Er langweilt sich da zu Tode und nörgelt die ganze Zeit rum. Sie hingegen blüht auf und turnt wie eine Junge. Am Nachmittag muss sie ihn dann nach seinen Anweisungen im Rollstuhl zu allen möglichen Nachbarn zum Mah-Jongg-Spielen fahren. Die spielen immer um Geld, und sie sitzt dann halbblind daneben, zetert und zetert und kann nicht mitmachen, obwohl sie es so gerne täte.«

»Die müssen sich wohl lieben!«, werfe ich ein, erleichtert, dass nicht die Multiple Sklerose Quengbos Hauptproblem ist, sondern sein eigentümlicher Charakter.

»Ja, das wird es wohl sein!«, erwidert Grace lachend. »Ich hoffe, bei dir und deinem Mann klappt das etwas besser!«

»Ja, es läuft eigentlich ganz gut zwischen uns. Die Karten liegen alle auf dem Tisch, die Endlichkeit haben wir beide vor Augen geführt bekommen. Also machen wir das Beste aus dem, was uns bleibt, dem Jetzt, und zwar gemeinsam. Das klappt natürlich auch nicht jeden Tag, das wäre übertrieben. Aber im Großen und Ganzen muss ich sagen: Ja, wir sind ganz glücklich!«

Draußen vor der Tür ist Ruhe eingekehrt. Die Sonne scheint auf die Terrasse, sämtliche Hunde dösen in Siesta-Formation, auf der Seite liegend, Bäuche in der Sonne garend, und gönnen Grace und mir tatsächlich einen ruhigen Nachmittag.

»Tja, Claudia, da rufst du mich nach all der Zeit nun an und teilst mir mit, dass du jetzt bereit seiest, den Unterricht wiederaufzunehmen. Und ich habe inzwischen geheiratet. Wie heißt das wunderbare thailändische Wort für westliche Ausländer doch gleich? Farang? Ich habe also tatsächlich einen Farang genommen!«

Ich nicke bestätigend und grinse.

Grace fährt fort: »Ausgerechnet ich! Sergej ist nur zwei Jahre älter als ich, er reist gern und wollte wie du die Sprache lernen. Nach dir wurde er mein bester Schüler.«

»Das glaube ich gern«, knurre ich.

Grace lächelt versonnen.

»Hat er für dich auch Filme rezensiert?«, frage ich gespielt eifersüchtig.

»Nein, er hat amerikanische Lyrik für mich übersetzt. Avantgarde-Lyrik. Einschläfernd, teilweise, aber es brach mir das Herz!«

»Was macht er eigentlich beruflich?«, frage ich.

»Er ist Anästhesist in einem neuen internationalen Krankenhaus.«

»Na, das passt ja!«, unke ich.

Wir schauen uns verschwörerisch an und prusten beide los wie in alten Zeiten.

»Autsch! Teodora macht wieder einen Freistoß! Es könnte aber auch eine Wehe sein!«, quiekt Grace und rollt sich lachend zur Seite.

»Sag deiner Tochter bitte, dass sie noch ein bisschen warten soll!«, beschwichtige ich Grace, oder vielleicht eher mich selbst. »Ich habe eine Überraschung für dich! Ich habe sogar eine Hausaufgabe zur Begrüßung angefertigt!«, gebe ich jetzt an und ziehe vier handgeschriebene DIN-A4-Seiten aus einem bereitgelegten Schnellhefter. »Die ist mir nicht leichtgefallen. Ehrlich gesagt, sind nur vielleicht zwanzig Prozent in Pinyin, ein verdammt schlechter Schnitt.«

»Aber ein großer Schritt! Lass hören!«

Grace richtet sich absolut ungraziös auf und ist ganz Ohr.

Um die Spannung zu steigern, hole ich eine Tüte Popcorn aus der Küche und richte sie dramatisch in einer Holzschale auf dem Couchtisch an.

Beide schauen wir atemlos auf das erste Blatt in meiner Hand.

»*Xin shi dai*«, sage ich einleitend. Das heißt so viel wie »eine neue Ära«.

»*Xin shi dai*? Mit dem Begriff ist mein Jahrgang aufgewachsen, und alle darauf folgenden in China auch. Aber ist es denn ein Film?«

»Nein, das war nur als Einleitung gedacht! Eine neue Ära beginnt, für uns alle, auch für James Bond. Ich präsentiere heute ›Casino Royale‹.«

»Ja, ja, ja!«, ruft Grace begeistert und klatscht in die Hände. »Ich liebe Daniel Craig, der ist absolut sexy und jede Sünde wert!«

»Ich denke, du liebst deinen Mann?«, maßregele ich Grace vorwurfsvoll.

»Jaaah, aber das ist doch was anderes!«, wiegelt sie ab.

»Daniel Craig ist der erste Bond, der jünger ist als ich«, doziere ich, »er ist 1968 geboren. Daher: *Xin shi dai* – eine neue Ära hat begonnen. Die Bonds werden jünger als ich, das musste ich erst mal verdauen. Viel hat sich verändert, viel gibt es zu verdauen – aber die Geschichte geht weiter, und siehe da, es läuft viel besser als erwartet.«

»Das kann man wohl sagen«, meint Grace, »das ist der erste Bond, der in den chinesischen Kinos offiziell gezeigt werden durfte!«

Ich beginne zu erzählen, wie abermals ein männlicher Protagonist in einem atemberaubenden Strudel der Ereignisse einem kaltblütigen Terroristen in einem verrückten Pokerspiel finanziell den Garaus macht, nicht ohne vorher noch selbst an die Grenzen seiner selbst und des Machbaren getrieben zu werden.

Der Held wirkt kaltschnäuzig und hart, er ist es aber nicht. Er weiß, was Folter bedeutet. Er verliebt sich, und obwohl ihm seine Liebe genommen wird durch einen dramatischen Tod durch Ertrinken, der Grace und mir selbst einen Moment lang den Atem nimmt, wissen wir: Der Mann hat Zukunft, er wird es packen.

Er ist Bond, James Bond.

Ich fühle mich wie ein »Deutschland sucht den Superstar«-Mitstreiter, der sich von der Jury eine vernichtende Kritik einfangen wird. Fragend blicke ich Grace an, sie lächelt milde. Puh, habe ich etwa noch mal Glück gehabt?

Habe ich.

»Das noch vorhandene Chinesisch war fürchterlich, das Englisch einwandfrei!«

Wir lachen, was soll man machen?

»Deine Betonung ist nach wie vor gut, wenn du den richtigen Ton triffst ...«

Ich winde mich enttäuscht und ziehe ein jämmerliches Gesicht.

»Die Auswahl des Films war Spitze, die Handlung ist toll rübergekommen, die Rolle war ausgezeichnet gewählt! Super Interpretation!«

Ich wippe fröhlich auf dem Sofa auf und ab und klatsche in die Hände. Dummer Fehler! Die Hunde draußen werden aufmerksam und formieren sich neu vor der Tür. Ihr Atem beschlägt die Scheiben.

»Das Bond-Girl stirbt diesmal sogar. Dennoch habe ich den Eindruck, es ist dir nicht schwergefallen, ihre Rolle zu beschreiben. Du hast sie gemocht, sehe ich das richtig?«

»Ja, ich habe sie gemocht!«, bestätige ich. »Wie sagt man so schön? In jedem Haus, in jeder Familie gibt es einen Geist. Man muss irgendwann mit ihm Frieden schließen, dann verhält er sich ruhig und lässt einen unbehelligt weiterleben.«

»Das sagt Michael Caine am Ende des ›Stillen Amerikaners‹!«, stellt Grace fest.

Ich nicke anerkennend. »Auch ein richtig guter Film!«, bestätige ich. Grace und ich lächeln uns an. Wir verstehen uns.

Zwei Stunden später schiebe ich Grace auf Mr Zhangs Rückbank. Wir albern herum, als hätten wir schwer getrunken. Mr Zhang wendet sich höflich lächelnd ab. Schließlich ist Mrs Schewchuk immer noch Chinesin, sie darf ihr Gesicht nicht verlieren.

»Ich habe nette Nachfolgerinnen an der Akademie, soll ich dir die Telefonnummern geben? Für alle Fälle?«, fragt Grace.

»Ja, ich werde wohl einen Neustart wagen. Nur schade, dass er nicht mit dir stattfinden kann!«, erwidere ich.

»Was hast du eigentlich die ganze Zeit über gemacht, damals nach deiner Rückkehr aus Deutschland und die nächsten zwei Jahre?«, fragt Grace mich nun doch geradeheraus.

»Ganz einfach: Ich habe ein Buch geschrieben. Ich brauchte ein Ventil. Hunderte von Seiten über mein Leben, das Gute und das Böse, Lachen und Verzweiflung und so weiter.«

»Verzweiflung, Claudia? Komme ich etwa auch darin vor?«, will Grace schelmisch grinsend wissen.

»Natürlich kommst du darin vor. Du und noch viele andere. Und natürlich China und Shanghai. Hier bin ich zu Hause, in meinem alten und zugleich neuen Leben.«

Nachwort der Autorin

Die beschriebenen und viele andere Gefühlsstörungen hielten in verschiedener Intensität und Erscheinungsform noch mehr als anderthalb Jahre an. Zu einer kompletten Rückbildung der Symptome ist es nicht gekommen. Die Nervenschädigungen in Oberschenkeln, Schritt und Knien bestehen bis zum heutigen Tag. Textilreibung lässt sich nur vermeiden, indem ich entweder eng anliegende, dichte Nylonstrümpfe trage oder Kleidung an den entsprechenden Stellen schlicht weglasse. Das ist mein Werkzeug.

Ein neuerlicher, klinisch nachweisbarer Schub der MS ist bislang nicht aufgetreten.

Ich verwende weiterhin den Wirkstoff Betainterferon und bin immer noch die am weitesten entfernt lebende MS-Patientin von Dr. Horvath. Er freut sich, wie ich, am meisten, wenn ich nichts von mir hören lassen muss. Ich versuche seine Praxis mindestens einmal im Jahr zu einer Rundum-Inventur zu besuchen. Meine Zweitmeinung bei Prof. Dr. Peter Rieckmann in Würzburg habe ich auch bekommen, sie entsprach vollkommen der Erstmeinung. Prof. Rieckmann ist heute in Vancouver, Kanada, tätig.

Die traditionelle chinesische Medizin (TCM) ist bei zahlreichen Erkrankungen eine klassische und anerkannte Heilmethode, die bei sorgfältig diagnostizierten Krankheiten oft verblüffende Wirkung entfalten kann, wenn konventionelle Therapien versagen. TCM kann MS jedoch ebenso wenig heilen wie die aktuell verfügbaren westlichen schulmedizinischen Verfahren. *Wo juede …* – einmal muss ich meine chinesische

Lieblingsfloskel für »ich bin jedoch der Meinung, dass ...« noch verwenden – sinnvoll angewandte Akupunktur auch bei Schmerzsyndromen, wie sie bei der Multiplen Sklerose auftreten können, Linderung verschaffen kann.

Die Zulassungskriterien für Schubprophylaxen, wie ich sie anwende, sind in der Zwischenzeit vereinfacht worden.

Mit Uschi telefoniere ich seit November 2004 regelmäßig an mindestens zwei Samstagen im Monat. Neben der medikamentösen Behandlung bringt mir persönlich die spirituelle Heilung und Lebenshilfe ein großes Maß an Urvertrauen, Hoffnung, Humor und Mut. Die spirituelle Heilung ist weder eine paramedizinische Behandlungsmethode noch eine dubiose Außenseitertherapie. Sie ist eine Weisheitslehre, eine Glaubenssache, die man für sich annehmen kann oder auch nicht. Ein wirklich berufener Heiler ist von einer Fröhlichkeit durchdrungen, der man sich nicht entziehen möchte. Sein Erfolg beruht auf der liebenden Hingabe an den Mitmenschen, auf der Fähigkeit, keine negativen Emotionen in sich aufkommen zu lassen, seine Gedanken absolut zu beherrschen und diese Energie an den Hilfesuchenden weiterzugeben.

Frank, der Lebensgefährte meiner Schwester, ist im Winter 2005 gegangen. Er war schließlich doch beim Arzt. Zwischen der Diagnose inoperabler Lungenkrebs und seinem Weggang lagen zehn Monate. Meine Schwester hat ihn bis zum letzten Atemzug zu Hause gepflegt, und sie sind sich in dieser Zeit zum ersten Mal nach dreißig Jahren wohl wirklich nahe gekommen. Seine Prüfung war ungewöhnlich schwer, ich finde, er hat sie mit Bravour gemeistert.

Auch meine Schwester hat diese schwierige Zeit bewundernswert gut überstanden. Ich weiß nicht, wie sie das im Alleingang geschafft hat.

Meine Mutter weiß bis heute nicht, was sich hinter dem Begriff »Encephalomyelitis disseminata« verbirgt. Ich hoffe, ich muss es ihr nicht doch irgendwann erklären. Sie hat sich auch noch nicht damit abgefunden, dass Deutschland jetzt von einer blonden Frau regiert wird.

Lorna ist im Juli 2006 auf ihre Insel zurückgekehrt, ihr Einsatz in China war beendet. Mein Mann konnte sie nach rund zehn Monaten Arbeitslosigkeit an den quirligen Terence weitervermitteln, der in Qingdao seit Mai 2007 ein neues Ingenieurprojekt leitet.

Herbert hat ein neues Bauleitungsprojekt in Chongqing übernommen, der mit rund dreißig Millionen Einwohnern wohl größten und dennoch unbekanntesten Stadt der Welt. Sie liegt am Oberlauf des Jangtse im Südwesten Chinas, erstreckt sich über ein Areal von zweiundachtzigtausend Quadratkilometern und ist damit doppelt so groß wie die Schweiz.

Hedi ist nach wie vor meine persönliche Assistentin und eine sehr gute Freundin.

Helen habe ich auch nicht vergessen, aber ein Wiedersehen steht noch aus.

Louise rast nach wie vor wie eine Wahnsinnige durchs Haus. Es ist klasse: Sie merkt einfach nicht, dass sie älter wird!

Thelma darf die Gnade einer glücklichen Senilität erfahren. Sie freut sich jedes Mal, wenn sie mich sieht, weiß aber manchmal nicht, wie sie ins Zimmer gekommen ist. Der Einfachheit halber bleibt sie dann meist neben mir sitzen.

Paciencia erlitt Mitte 2006 einen Schlaganfall. Nach einigen Tagen der Ungewissheit und Bewegungsunfähigkeit beantwortete sie meine Frage, ob sie gehen oder bleiben wolle, ganz klar. Sie stand auf und stapft seither etwas krummbeinig, aber entschlossen durchs Haus. Sie hat viel Heilung von Uschi erhalten.

Hundepontifex Porthos I. altert weiterhin in Schönheit und Würde. Er nimmt eine altersbedingte Degeneration des Rückenmarks eher gelassen, läuft ein bisschen langsamer als früher, hat es aber auch nicht eilig.

Mein Mann findet mich nach achtzehn Jahren immer noch attraktiv und ich ihn auch. Ich bin sehr froh, dass ihm bisher weitere Operationen erspart geblieben sind. Und das mit dem Verkehr aufhalten in Xin Qiao klappt auch noch, falls ich das ab und zu mal brauche.

Shanghai, im Sommer 2007

Alternative Leseliste

Für all diejenigen, die noch ein wenig andere Hintergrundinformation wünschen

Einige treffende Einsichten in die Welt der MS-Symptomatik liefert zum Beispiel Remus Lupin in seinen Ausführungen über die Dementoren (Joanne K. Rowling : *Harry Potter & der Gefangene von Askaban,* im Kapitel »Die Karte des Rumtreibers«).

Mehr Verständnis für die Seltsamkeiten der Welt der Atome und eine interessante Interpretation des Begriffs Reinkarnation bietet Bill Bryson: *Eine kurze Geschichte von fast allem* (Kapitel 9 »Das mächtige Atom«).

Einen ebenso unterhaltsamen wie wertvollen Wegweiser durch die verschiedenen Glaubensrichtungen sowie unbezahlbare Tipps für den Umgang mit klobigen und hungrigen Haustieren findet man in Yann Martel: *Schiffbruch mit Tiger.*

Praktische Tipps für das Ertragen des eigenen Egos bei Krankheit gibt es in Eckhart Tolle: *Eine neue Erde.*

Eine Suchanleitung für das Auffinden von verlegter Liebe hat parat: Paul Ferrini: *Die Wunder der Liebe.*

Nachwort

Von Prof. Peter Rieckmann

Dieses Buch ist ein Wagnis. In der fremden äußeren Welt Chinas erlebt die Autorin, wie sich die innere Wahrnehmung ihres Körpers verändert. Sie beobachtet, zweifelt, negiert die Gefühlsstörungen, ist beunruhigt, wird von Ärzten vertröstet und kommt schließlich zu dem Entschluss, die vermutete Diagnose durch einen Neurologen bestätigen zu lassen: Multiple Sklerose (MS). Für viele Menschen bedeuten diese beiden Buchstaben eine Wende in ihrem Leben. Eine chronisch neurologische Erkrankung mit ungewissem Ausgang, plötzlichen Krankheitsschüben und schleichender Behinderung liegt vor ihnen. Niemand kann mit Sicherheit eine individuelle Prognose über den Verlauf stellen. In dieser Situation werden die Erkrankten oft zusätzlich mit Unverständnis und Vorurteilen auf Seiten der Partner, Angehörigen, Arbeitskollegen und Freunde konfrontiert, was die Gesamtsituation noch weiter verschlimmert.

Andrea Zapla ist betroffen. Sie beschreibt die innere Wandlung durch die MS im Kontrast zu den Eindrücken einer fremden Welt, die sie in China und Asien erlebt. Diese doppelte Herausforderung verleiht dem Buch einen ungewöhnlichen Spannungsbogen, der die Ebenen der inneren und äußeren Wahrnehmung immer wieder in einem erfrischenden, ausdrucksstarken Erzählstil miteinander kommunizieren lässt. »Außer mir« ist mehr als die Geschichte zur Verarbeitung einer chronischen Erkrankung. Es ist eine Aufforderung, Krankheit als schicksalhafte Herausforderung anzunehmen, aktiv den Prozess von Diagnose und Therapie voranzutreiben und die inneren Kräfte als wichtigen Co-Faktor einer medikamentösen Behandlung zu mobilisieren. Hierzu gehört neben viel Mut auch Vertrauen zu sich selbst, zu den nahe stehenden Menschen und zum behandelnden Arzt. Dieser Weg ist gewiss ein Wagnis, aber – wie das Buch eindringlich zeigt – eine positive Möglichkeit, Antworten auf Fragen zu finden, die sich durch chronische Erkrankungen zwangsläufig ergeben.

Peter Rieckmann, MD, FRCPC,
Professor für Neurologie,
University of British Columbia, Vancouver,
im November 2007

»Irgendwas hält dich. Doch es tut weh: Dieses Werde und Stirb. Dieses Blüh' und Vergeh'«

Konstantin Wecker

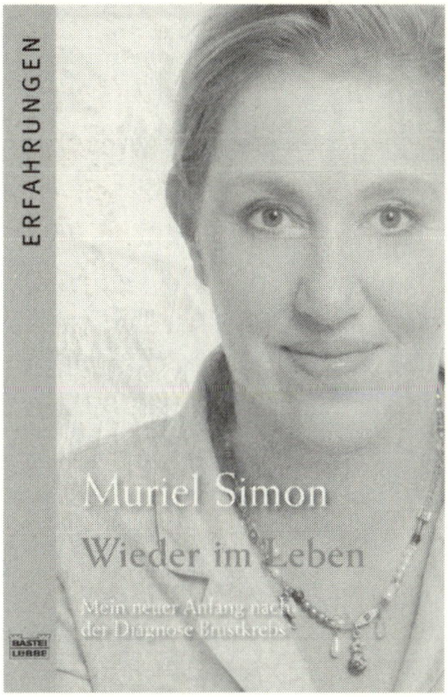

Muriel Simon
WIEDER IM LEBEN
Mein neuer Anfang nach der Diagnose Brustkrebs
Erfahrungen
224 Seiten
ISBN 978-3-404-61601-5

An einem späten Sommerabend, während sich die Arbeit auf und unter dem Schreibtisch stapelt und der Wecker längst auf sieben gestellt ist, weil die Tochter zur Schule gebracht werden muss, ertastet die 40-jährige Muriel durch Zufall einen Knoten in ihrer Brust. Gefangen zwischen Ahnung und Hoffnung, durchlebt sie die folgenden Tage. Schließlich ist sie für die kleine Lara allein verantwortlich ... Aber das Leben hat andere Pläne. Der Knoten stellt sich als aggressiv heraus, schnell wachsend, vermutlich schon streuend. Die Ärzte läuten sofort die Behandlung mit einer starken Chemotherapie ein. Ein ganzes Jahr lang, das für Muriel zur Tortur wird.